中医证候信息学

向 楠 毛树松 主 编

中国中医药出版社
·北 京·

图书在版编目（CIP）数据

中医证候信息学/向楠，毛树松主编．—北京：中国中医药出版社，2018.4

ISBN 978 - 7 - 5132 - 4436 - 7

Ⅰ．①中…　Ⅱ．①向…②毛…　Ⅲ．①辨证－医学信息学　Ⅳ．①R241

中国版本图书馆 CIP 数据核字（2017）第 224122 号

中国中医药出版社出版

北京市朝阳区北三环东路 28 号易亨大厦 16 层
邮政编码　100013
传真　010 - 64405750
山东百润本色印刷有限公司印刷
各地新华书店经销

开本 787×1092　1/16　印张 19　字数 396 千字
2018 年 4 月第 1 版　2018 年 4 月第 1 次印刷
书号　ISBN 978 - 7 - 5132 - 4436 - 7

定价　68.00 元
网址　www.cptcm.com

社 长 热 线　010 - 64405720
购 书 热 线　010 - 89535836
维 权 打 假　010 - 64405753

微信服务号　zgzyycbs
微商城网址　https：//kdt.im/LIdUGr
官 方 微 博　http：//e.weibo.com/cptcm
天猫旗舰店网址　https：//zgzyycbs.tmall.com

《中医证候信息学》编委会

序

　　随着经济全球化、物质日益丰富和自动化盛行，新的概念时代正在兴起。与之相应的是人类更加重视创造性思维、方法论和信息学。"信息"是人类社会的重要资源，专门研究开发、利用这种资源的科学被称为信息学。它具有高度概括性、综合性和广泛的应用性，是对系统实行有效控制和管理的方法性学科。

　　从信息学的角度来说，中医学是一门以信息提取、信息处理和信息调控为主要手段的信息医学；中医临床的核心是辨证论治，"辨证"是根据人体受到病邪侵害后表现出的"象信息"对人体疾病状态的分类过程，即证候类别的辨识过程；"证候"是一种对人体疾病状态类别的标识信息；"论治"则是调控人体状态的一个过程，采用的主要手段是信息调控。目前，中医证候的现代研究受到还原分析等方法学的制约，从实证角度研究的效果不够理想，同时缺乏指标筛选与设计、分析与预测、整体综合与系统评价的有效手段。随着医学的重点由传统的症状治疗模式向以信息为依据的治疗模式转变，生物学研究的重点从还原论研究转向整体论研究。在唯物主义一元论指导下，引领基于生物信息学的中医证候现代研究，尝试证候研究从"实体本体到关系本体"向"信息到功能"的研究策略的转变，是一种创新的探索。

　　中医信息学是在信息科学理论的指导下，应用计算机技术和数学方法（数理统计、数据挖掘等），研究和解决中医学相关课题的学科。它是一门涉及中医学、中药学、信息学、数学、计算机和标准化等多种学科知识的交叉性学科。在 21 世纪，复杂科学和信息科学的发展将对各个学科的发展产生深刻影响，同时也必将深刻影响生物医学和中医药学的发展。中医药要实现现代化，首先要实现信息化，这一点在其他行业中已经得到证实，中医药也不例外。

　　中医证候信息学是中医信息学的一个重要分支。"证候"是其研究核心，标准化是其基础，信息技术是其工具，临床实践是其依据。在中医现代化，特别是在中医临床研究中，中医证候信息学可利用的海量数据资源和快速简洁的数据整合利用能力是其他临床研究方法不可比拟的，与中医基础理论体系和中医证候学的亲和力亦使其具有宽广的前景和潜力。中医证候信息学是在中医学理论指导下，以中医临床实践为基础，应用信息科学理论和技术方法，研究如何构建中医证候信息学体系，科学阐述证候的信息学特征及建立的内涵联系，探索信息技术在中医证候学研究中的应用途径和中医证候数据库、证候信息（数据）处理的共有关键技术方法，为构建中医辨证论治临床和科研一体化信息平台提供依据和基础，为中医临床常见病证规范和疗效评价体系研

1

究提供新的思路和方法。

中医药学植根于临床实践，对众多常见疾病的防治具有明显优势，是现代医学不可或缺的组成部分。然而，任何学科都有其逐步发展的过程，因而相对存在一定的局限性，中医药也不例外。以信息学的有关理论与方法为桥梁，在中医学研究中发展相应的信息分析与整合手段，将有助于深入了解以整体观、辨证论治为核心的中医诊疗规律。另外，对于行之有效的中医药信息分析方法，将为在微观水平上发掘中医药内涵、在系统层次上加深对复杂性疾病的理解提供新的途径。

中医药学经过广大中医药工作者的努力，有了长足的发展，各学科领域均取得了令人瞩目的成就。将侧重于宏观的中医药学及其诊疗特色、丰富资源与侧重于微观的信息学进行有机结合，开展中医证候信息学有关理论与方法的研究，是一个充满挑战和机遇的任务。开展中医证候与复杂性疾病有关病理、生理多层次信息的综合研究，也符合了这一时代的发展趋势。向楠教授领衔的专家群体，对于中医证候信息学进行了系统研究，在全面总结前贤积淀的宏富的临床诊治经验的基础上，重视传承发展，并身体力行，真是难能可贵。本书即将付梓，邀我作序，不敢懈怠，谨志数语，乐观厥成。

中国工程院院士 王永炎

2017 年 7 月

前　言

中医药学几千年来为中华民族的疾病防治和繁衍昌盛做出了巨大贡献。中医临床的依据是"辨证"，"证"是致病因素与机体相互作用的综合反应状态，是对人体疾病过程中某一阶段的病因、病位、病性、病势，以及治疗反应等病理生理状态的高度概括，是一个大量信息的集合，是一个复杂的信息系统。因此，中医学具有信息医学和状态医学的特征。由于中医自身的特点和历史文化的影响，中医临床数据资源缺乏知识层次的统一描述，不规范，具有模糊性，这已经成为有效完成信息交换的瓶颈，给中医药信息的开发、共享和重复利用带来了很多困难。

我们从1990年开始承担国家标准《中医病证分类与代码》和国家标准《全国主要产品（中药部分）分类与代码》的编制，2003年负责起草了《中医药标准化战略研究报告》，2004年负责起草了《中医药标准化建设规划》，2006年承担了"十一五"国家科技支撑计划"中医技术标准分类研究"。近三十年对中医药信息化和标准化的潜心研究让我们认识到，应用标准科学和信息科学的理论和技术方法，是科学阐述中医证候的信息学特征及其内涵联系的有效途径，将为中医/中西医结合临床病证规范、辨证论治的个体化诊疗、疗效评价体系和中医循证医学工作平台的构建提供理论依据和技术方法。中医证候信息学正是在此基础上发展起来的一门新的交叉学科。

本书以中医基础理论为指导，引进标准科学和信息科学的研究方法，共分基础篇、技术篇、应用篇三篇十五章，包括中医证候学概述、现代中医证候学研究、中医临床辨证体系与方法学研究、中医证候信息学概述、标准化技术与方法、中医临床信息采集技术与方法、临床数据库技术与方法、知识发现和数据挖掘技术与方法、数据挖掘在证候信息学研究中的应用、中医四诊信息规范化与量化应用研究、中医药信息分类与代码、证候分布规律研究、证候演变规律研究、证候调控规律研究、临床疗效评价研究等。本书适合中医、中西医结合临床、科研人员和中医信息技术人员阅读参考。

本书付印之际，感谢王永炎院士为本书作序。

由于水平有限，加之中医证候信息学是一门新兴的交叉学科，有些观点尚存争议，所以疏漏和待商榷之处在所难免，敬请广大同道批评指正，以使这门学科不断完善。

编者

2017年8月

目　录

中医证候信息学

目
录

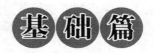

第一章　绪　论

中医证候信息学是在中医学理论指导下，以中医临床实践为基础，应用信息科学理论和技术方法，研究中医证候信息学理论体系，科学阐述中医证候的信息学特征及其内涵联系，研究信息技术在中医证候学研究中的应用途径和中医证候信息收集、处理和利用的共有关键技术方法，为中医/中西医结合临床病证规范、辨证论治的个体化诊疗、疗效评价体系和中医循证医学工作平台的构建提供理论依据和技术方法的学科。

中医证候信息学是在中医证候学和现代信息学基础上发展起来的一门新的交叉学科，是中医信息学的一个重要分支，证候是研究核心，研究基础是标准化，研究工具是信息技术。在中医现代化，特别是在中医临床实践与研究中，其可利用的海量资源和快速简洁的数据整合利用能力是其他临床研究方法不可比拟的，其与中医基础理论体系和中医证候学的亲和力使它具有良好的发展前景和潜力。

第一节　中医证候信息学的理论基础

一、中医证候与证候学的概念

中医证候学是研究疾病的证候本质，证候的发生、发展与转归规律，辨证方法及证候疗效评价的一门学科。

中医证候是中医认识、诊断疾病，据此遣方用药和疗效评价的基本概念。"证"是疾病发生、发展过程中某一特定空间、时间的本质特征，"候"是疾病发生、发展过程中某一特定空间、时间的情状、现象、信息流，"证候"是疾病本质与现象的统一体，藏于内的"证"是通过现于外的"候"而反映出来的。通过辨析疾病外在的现象（候）就能把握疾病内在的本质（证），这一过程即"辨证"。有鉴于此，现代中医临床上，"证候"与"证"又常通用。疾病的本质极其复杂，反映疾病本质的现象变化莫测，加上人们的认识手段、方法和能力总是有限的，故"辨证"的结果通常不是唯一的，其准确性亦须实践检验。证（证候）是致病因素（单一或综合）与机体相互作用的综合反应状态，是对人体疾病过程中某一阶段（空间、时间）的病因、病位、病性、病势以及治疗反应等病理生理状态的高度概括，它反映了疾病变化的个体性、阶段性、动态性和方向性。

二、信息与信息学的概念

信息是形式上可数字化，内容上可知识化，本质上可序位化的未知现象。信息是反映本质的现象，它几乎可指代任何未知的或不确定的东西。其基本类型：形式信息（文）、内容信息（意）、本真信息（义）。广义文本，体现了形式信息（文）的丰富性（如字、式、图、表、音、像、立体、活体），其中，既涉及物（质、能、时、空）的"虚拟映射"并子集（物象信息），又涉及意（静态的"知"和动态的"情、意、行"交融的"个性"化"选择"）的"虚拟映射"并子集（意向信息）。

信息学是一门应用数学（概率论、数理统计等）和计算机技术与方法研究信息如何获取、加工、处理、传输、计量、变换、储存、分析与利用的科学，是对信息系统实行有效控制和管理的方法性学科。信息是人类社会的一种重要资源，信息学专门研究如何开发、利用信息资源，具有高度概括性、综合性和广泛的应用性。

三、中医证候学与信息学的结合

中医传统的疾病信息采集主要通过医生"望、闻、问、切"，疾病信息的分析和处理主要靠医生个人的大脑，即辨证。由于准确的辨证需要临证者具有大量的临床实践经验和反复的思考体会，主观成分较多，随机性较大，临证者个人的学识、"悟性"和经验往往起决定作用，因此辨证的准确率与临证者的理论水平和临床经验关系甚大，即使是同一临证者也难以在不同的情况下把握条件和标准，严重影响辨证论治的准确性、可靠性和可重复性。这也是辨证论治疗效评价难以客观化和规范化的关键所在。随着人类社会和科技的飞速发展，在对证候及辨证论治的客观化和规范化提出时代要求的同时，也为证候及辨证论治的客观化和规范化提供了技术手段和方法。

中医证候信息学是将证候作为一种医学信息，运用现代信息技术加以采集、分析与处理。数据采集技术是信息科学的重要组成部分，已广泛应用于国民经济和国防建设的各个领域，并且随着科学技术的发展，尤其是计算机技术的发展与普及，数据采集技术的飞速发展为中医证候学与信息学的结合提供了可能。

数据采集就是将被测对象（外部世界、现场）的各种参量（可以是物理量也可以是化学量、生物量等）通过各种传感元件做适当转换后，再经信号调理、采样、量化、编码、传输等步骤，最后送到控制器进行数据处理或存储记录的过程。

临床证候数据的采集是指将临床诊疗过程中的证候信息量（包括症状、体征、实验室检查等）收集后储存下来的过程，将证候客观化、规范化和数字化是中医证候学与信息学结合的基础与关键。

随着中医证候采集技术的不断完善，中医证候数据库得到长足的发展。证候数据库是指相互关联的证候数据集合。它是一组长期存储在计算机内，有组织的、具有明确意义的证候数据集合。在我国，用信息管理技术对具有两千多年的中医证候信息资源进行科学的管理和研究，无疑是一件很有意义的事业。

有了中医证候信息数据库，就为中医证候信息学的数据挖掘提供了可能。中医证候信息学的数据挖掘是从大量的、不完全的、有噪声的、模糊的、随机的数据中提取隐含在其中的、人们事先不知道但又是潜在有用的证候信息和知识的过程。其目标不仅是面向特定数据库的简单检索查询调用，而是对与证候相关的数据进行统计、分析、综合和推理，以指导辨证论治等实际问题的求解，发现影响证候发生发展的复杂因素及转化规律，甚至利用已有的数据对未来的活动进行预测。当然，所有发现的证候知识都是相对的，是有特定前提和约束条件的、面向特定领域的，同时还要能够易于被用户理解。

数据挖掘并不只是一种技术或是一套软件，而是一种结合数种专业技术的应用。数据挖掘在中医证候领域的应用是基于证候信息学基础之上的，证候信息涵盖了医学活动中产生的文字、图像、声音以及电磁波、光波、压力、温度等多媒体物理数据，这些数据在计算机和数据库技术的支持下，已成为中医学技术领域实施科学管理和科学研究的重要资源。数据仓库和数据挖掘技术的出现，为医务及其管理人员、科研工作者分析、利用这些数据资源进行科学管理、决策和开展大规模、高水平医学研究提供了有利的技术工具。

证候数据挖掘是计算机技术、人工智能、统计学等与中医证候学相结合的产物，也是提高医疗服务质量和医院管理水平的需要，应用前景广阔。证候数据挖掘是面向整个医学数据库或医学信息集合提供知识和决策，亦是医疗决策支持系统的重要组成部分。随着证候理论研究的深入和进一步的实践摸索，证候数据挖掘必将在疾病的诊断和治疗、中医学科研与教学以及医院的管理等方面发挥巨大的作用。

第二节　中医证候信息学的主要研究内容

证候信息客观化、规范化研究，证候分布规律研究，证候演变规律研究和证候调控规律研究等构成了一个崭新的、完整的中医临床证候信息学研究体系，是中医证候信息学研究的主要内容。

一、证候信息客观化与规范化研究

客观化、规范化是科学的重要特征，辨证论治是中医学术体系的特色与精华，要发展中医学术，证候信息的客观化、规范化研究势在必行。现代中医证候学研究不仅拓宽和加深了传统"四诊"的视野，而且在某种程度上提高了中医临床诊治水平。中医临床疗效的判断绝不能仅满足于整体症状和/或体征层次上的改善，还必须结合现代科学技术（包括生命科学、临床医学、计算机信息科学等）的所有成果，赋予证候的全新内容，扩大证候信息的量，保证证候信息的质，完善证候信息的采集与处理能力，以提高中医临床疗效的客观显示度，使中医学术有突破性发展。

中医证候采集客观化、规范化是建立中医证候信息学的先决条件，传统的"望、闻、问、切"不能满足中医证候信息学的需要。近几十年来，广大学者和临床工作者对证候信息的采集客观化、规范化进行了大量研究，取得了一些可喜的研究成果。但传统的证候概念模糊，可谓"仁者见仁，智者见智"，有的证候概念复杂到无所不包、深不可测、难以真正掌握；有的证候概念和内容又简单到难以令人信服的地步。这姑且算是"直觉"的作用，但"直觉"并不总是可靠的，没有受过在某一方面专门训练人的"直觉"更不可靠。这显然与现代社会对生命质量和医疗技术的"完美"要求不相适应，过去我们可以用反复"试错"的方法去逐渐把握证候，但现代和今后人们就不会充分允许我们这样做。证候是未知的信息，又是复杂的巨系统，要准确捕捉它确非易事。传统的中医主要依靠医生个人的感受能力和智力来把握证候，有一个反复学习、经验积累的过程。尽管这一把握证候的方式目前乃至以后也不能完全被取代，但毕竟效率低下，不便他人学习和传承。现代信息学的人工智能技术为提高证候把握的效率提供了可能，但这除了要解决证候信息采集客观化、规范化的一系列技术问题，也有一个人工智能反复学习的过程。这方面工作量大、难点多，推进是一个缓慢渐进的过程，也正是中医证候信息学首要研究的重要内容。

二、证候分布规律研究

证候分布是中医临床流行病学概念，是指临床上疾病发生、发展过程中不同证候或同一证候在不同疾病中的临床分布情况。分布规律的研究是通过对临床实际存在的证候分布资料进行分类处理和成因分析，归纳总结其规律性分布的条件与特征。

目前，证候分布规律的研究通常采用计算机技术建立临床数据库（采集并存储疾病过程中的相关证候信息），根据研究目标要求从数据库的记录中提取符合条件的证候信息资料形成一个"中间库"，对该"中间库"记录中的中医证候进行数理统计分析，对分布情况的进行分析研究，掌握临床中医病证的分布规律，确定疾病的主要证候类别构成关系及证候成因等。

三、证候演变规律研究

疾病是证候演变的全过程，证候演变规律是中医药学认识疾病发生、发展及转归的重要内容和独特视角，是制定有效的具有针对性的中医药防治策略的重要依据。中医证候信息学技术以其强大的证候信息收集和处理能力，为全面深入地研究证候演变规律提供了理论指导和技术支持。目前，证候演变规律研究较多的是在研究证候分布规律的基础上，研究证候在不同疾病发生发展过程中的动态演变规律。比如，我们以某病的主证候诊断为条件，在临床数据库中搜索符合该条件的病历资料，再确定一个合理的临床观察周期（主要根据病情变化的快慢确定相应的参数），依据选定观察参数（此参数的确定即证候演变规律研究的重要内容），分时段从每一份病历资料中提取出相应的证候诊断信息，形成一个证候"动态数据库"，并对该数据库采用分时段，逐层聚类分析的方法研究其临床动态演变情况和规律。

四、证候调控规律研究

证候调控规律研究是在证候演变规律研究的基础上，对证候动态演变的影响因素进行深化研究，如药物、环境、体质、心理等因素对证候演变的影响。我们可以调用证候演变的相应病历资料，提取其流行病学和临床治疗的数据资料，根据其特征采用不同的数学分析方法进行影响因素和条件的分析研究，明确它们之间的关系和作用规律，构建证候调控模型。一个有效的证候调控模型不仅能预测证候的演变趋势，而且能指导临床遣方用药和评价临床疗效。

第三节　中医证候信息学的研究思路与技术方法

中医证候信息学研究思路，主要是在中医药标准化和统一临床技术规范的基础上、应用计算机技术构筑中医临床数据采集平台，建立中医临床数据库系统（该数据库是依据中医辨证论治的全过程和临床实际需要建立的一个完整的中医电子病历系统），面对这一完整、动态的临床数据库的大量信息，以中医证候为核心进行数据整理和加工形成临床证候知识库，再通过采用相应数学分析方法对其进行知识加工和利用，并通过现代科学所提供的丰富数据挖掘和知识发现手段，实现中医证候知识体系的深化、以最终实现中医证候学研究目标。

中医证候信息学研究采用了信息科学技术的基本方法，依据其信息采集与处理的需求和流程可采用的主要技术方法包括：标准化技术方法、数据采集技术方法、数据库技术方法和数据分析与利用方法。

一、标准化技术方法

标准是为使重复性事件获得最佳秩序，在深入研究的基础上，经有关方面协商一致，由主管机关批准、颁布、实施的规范性文件。标准化是针对标准所进行的研究、制订、发布和实施的一系列活动。标准和标准化的概念，既有区别，又有联系。前者强调结果，后者突出过程，而过程与结果是密不可分的。标准是实践经验的总结，是标准化活动的产物、成果。标准化工作的目的和作用，都要通过制定和贯彻具体的标准来体现。

标准的本质特征是"统一"，是一个被各方所公认的工作或工作成果的"衡量准则"。标准是重复性事物或概念所做的统一规定，它以科学、技术和实践经验的综合成果为基础，经有关方面协商一致，由主管部门批准，以特定形式发布，作为共同遵守的准则和依据。标准化工作是将科学研究的成就、技术进步的新成果同实践中积累的先进经验相互结合，对这些成果和经验进行分析、比较、选择加以综合后纳入标准，奠定标准科学性的基础。它是对科学、技术和经验加以消化、融会贯通、提炼和概括的过程，是将截至某一时间为止，积累的科学技术和实践的经验成果予以法规化，以促进对资源更有效的利用和为下一步发展树立目标和创造稳固的基础。

中医药学是一门历史悠久的科学，其科学性与技术性，决定了对标准化的需求。翻开中医药学文献，可见许多前人标准化实践的纪录和丰富的标准化思想，但由于中国封建社会小农经济模式的局限，中医药的标准化始终缺乏坚实的近代自然科学基础，缺乏统一的标准化管理，而长期的小生产式的师徒相授又削弱了标准化的动力。20世纪以来，不少有志之士为了中医药学的标准化作了可贵的探索和不懈地努力，中医药标准化工作得到了长足进步。

历史已跨越20世纪，现代科学技术的发展速度使中医药学界震惊。随着我国加入WTO，中医药现代化和国际化的呼声越来越高。中医药国际化的前提是中医药现代化，中医药现代化的基础是中医药标准化。近些年来，随着现代中医药事业和学术的飞速进步以及国家标准化建设战略的提出与部署，中医药标准化工作进入快速发展时期。

现代中医药学术和技术的进步已由从个体为单位进入以群体研究为单位运作的时代，由单一学科向多学科合作发展，这给中医药发展带来活力的同时，也给中医药标准化工作提出迫切要求。今天我们面临的中医药学术问题是多学科、多层次、多方位的综合问题，要实现中医药现代化，力争在理论上和技术上有重大突破或进展，必须多学科的通力合作和有效的组织与管理。电子计算机的发明和广泛应用，特别是20世纪90年代以来，信息技术的高速发展和全球信息高速公路的提出，给传统的管理模式带来了巨大的冲击，客观上极大地推动着现代中医药标准化工作迅速向信息化、网络化、自动化、开放化和全球化的模式转变。

自20世纪80年代以来，随着中医药学术建设的发展及临床、科研工作的不断深入，中医药规范化已成为中医药界研究的重大课题。辨证论治是中医药学术体系的特色与精华，证候的标准化研究是证候研究的一个重要方面，也是中医药学规范化的龙头。证是立法遣方用药的依据，法随证立，方依法制。证候标准化的目的是使中医药の科研、医疗、教学都有一个"统一的标准""统一的根据"。证候诊断客观化、标准化是辨证论治规范化的基础，因此，近些年来不少学者在中医证候规范化研究方面做了很多的尝试，在思路和方法上进行了新的探索，取得了一定的成绩，形成了行业标准、国际标准等，为临床诊治提供了许多客观依据。但在这些规范化研究的标准当中，制定的各种证候诊断和评价标准，均来源于历代文献描述和专家个人的经验，虽不乏深厚的实践积累，但终究带有一定程度的主观偏倚，缺乏现代科学研究方法、技术和数理统计学的支持，因此，各标准之间仍然存在着证候分类、证候名称规范及具体内容有明显的差别，使证候的诊断标准不统一，并且将规范后的结果与规范前的资料进行比较时，很难发现它们之间有何本质的区别。从使用的实际效果而言，规范前后的研究结果并没有实质性改变，导致规范化的工作没有达到预期的目的。这说明，研究虽然找到了突破口，但由于研究方法的局限和工作力度的不够，目前，中医药的标准化工作尚未取得突破性成果，许多工作尚处于攻坚阶段。

近些年来，标准化学科理论体系已经基本形成，其技术方法也日趋成熟，并在各个领域得到广泛利用。所以应用这种技术方法处理中医证候信息标准化和信息流程规范化问题不仅是中医证候信息学研究的必然选择，而且在实际应用中更加可行有效。

二、数据采集技术方法

数据采集就是将被测对象（外部世界、现场）的各种参量（可以是物理量也可以是化学量、生物量等）通过各种传感元件做适当转换后，再经信号调理、采样、量化、编码、传输等步骤，最后送到控制器进行数据处理或存储记录的过程。控制器一般均由计算机承担，所以说计算机是数据采集系统的核心，它对整个系统进行控制，并对采集的数据进行加工处理。用于数据采集的成套设备称为数据采集系统。数据采集系统是计算机与外部世界联系的桥梁，是获取信息的重要途径。数据采集技术方法为证候信息学研究提供了甄别和获取信息的工具，是实现临床中医四诊信息化的手段之一，采用这种方法能帮助使用者快速简便的获取信息，并可提高所获取信息的完整性和可靠性。

相应的临床数据采集是指将临床诊疗过程中的信息量（包括症状、体征、实验室检查等）收集后储存下来的过程。目前，对于可以客观量化的证候信息可通过计算机直接采集，尚难量化的证候信息可通过证候量表的方式采集。随着证候信息采集的客观化、规范化研究的不断进步，证候信息采集分别按视觉信息、声音信息和触觉信息的采集进行技术改进。

三、数据库技术方法

数据库是长期储存在计算机内大量的有组织的、具有明确意义的、可以共享的数据集合。数据库技术是数据管理的最新技术，是研究数据库的结构、存储、设计、管理和使用的一门软件学科。数据库技术是在操作系统的文件系统的基础上发展起来的，而且数据库管理系统本身要在操作系统支持下才能工作。数据库技术是计算机科学技术中发展最快的重要分支之一，它已经成为计算机信息系统和应用系统的重要技术支柱。在短短的 30 多年里，它已从第一代的网状、层次数据库系统，第二代的关系数据库系统，发展到第三代以面向对象模型为主要特征的数据库系统。数据库技术和网络通信技术、人工智能技术、面向对象程序设计技术、并行计算技术等互相渗透，互相结合，成为当前数据库技术发展的主要特征。

数据库技术方法是构建中医临床证候数据仓库的工具，可提供对证候信息的整理加工、存储管理和查询检索功能，将保证快速准确地为证候信息学研究提供信息资源。

四、数据分析与利用方法

知识发现被认为是从数据中发现有用知识的整个过程。数据挖掘被认为是知识发现过程中的一个特定步骤，它是用专门算法从数据中抽取模式。数据挖掘方法是由人工智能、机器学习的方法发展而来，结合传统的统计分析方法、模糊数学方法以及科学计算可视化技术，以数据库为研究对象，形成了数据挖掘方法和技术，主要包括归纳学习方法、仿生物技术方法、公式发现方法、统计分析方法、模糊数学方法和可视化技术方法。

数据分析与利用方法是面对中医临床数据库，根据证候信息学研究需要提供数理统计和数据挖掘工具，可用于中医证候知识整合、知识发现等领域，为实现中医辨证规范化，建立临床病证疗效评价体系和辨证论治支持系统的目标提供方法学支撑。中医证候数据库的建立及其知识发现功能的实现，可以为中医药的科学研究和临床医疗提供规律性的依据，通过虚拟现实技术不仅可以简化实验程序，而且在寻找传统中医和现代科学的结合点上起到积极而有效的作用；通过辨证论治支持系统的运行，可以得到有价值的辨证论治虚拟结果供临床医生参考。

五、证候信息学的方法学优势

证候信息学是现代中医学研究体系的重要组成部分，它的方法学具有统一规范，技术先进，可信度、共享性、动态性和可操作性高的明显优势。标准化是中医证候信息学中最为基础性的工作，对于从长期临床实践中形成的传统医学的现代化、信息化具有特别意义和作用。通过对证候和辨证论治流程的规范，为深化中医信息学研究提供了条件，对提高中医临床医疗质量和疗效评价体系的建立奠定基础。

数据库和数据挖掘等高新技术被中医证候信息学所广泛采用，标志着现代中医学研究跨入了一个崭新的阶段。相对于传统研究方法，其科学性、先进性和有效性均有较大提升，是中医学研究技术方法的重大突破。中医证候信息学研究采用建立临床数据库和提供数据处理工作平台的方法，实现了随机提取和分析处理大样本资料的功能，满足了临床医学研究对被研究资料的随机性和大样本的要求，提高了中医临床研究的水平和可信度。同时这种独立的临床数据库还保证了大规模中医临床资料的共享性，可极大地提高数据资料的利用率和使用价值。该方法还可实现数据资料的动态分析处理功能，对中医证候的分布规律、演变规律和调控规律研究具有特别的现实意义。而且针对复杂因素和复杂系统所提供的分析技术和方法也较成熟，具有良好的可操作性。

第二章　中医证候学概述

第一节　证候的概念、源流与历史沿革

"辨证论治"是中医学的核心内容，"证"是中医学最基本、最常用的概念之一。关于证的认识，主要有以下几种观点：①证是疾病的现象。②证是疾病的综合病理概括。③证兼有疾病的现象和病理概括两方面内涵。④证是人体的一种反应状态、病理状态或病理功能态。⑤证既是疾病过程中机体的反应状态，又是综合表现。⑥证即病机；证实为病。⑦其他：如认为中医证的确切概念是一类由于细胞因子网络紊乱的基本病理过程和临床综合征。证实质上是疾病形成和发展某阶段上，体内各种生物活性物质相互作用的综合行为。

人们认识事物，总是从个别和具体的现象开始的。中医对证的认识也遵循这一普遍规律，回顾中医的历史文献资料，我们可以清楚地看出这一发展脉络。了解证的历史沿革，有助于更好地把握证的理论内涵。总体而言，中医对于证的认识大体经历了三个阶段：即个别症状认识阶段、病证组合与病名认识阶段、证候认识阶段。

一、证候形成的历史过程

（一）对个别症状认识阶段

中医对疾病的认识，是从症状开始的，因为症状是疾病的外在表现。据史料记载，殷墟出土的甲骨文，大约有16万片，其中载病的有323片，415辞，包括20余种疾病的名称。文中记载了"疾首""疾育""疾齿"等，主要按人体的不同部位区分。有些疾病还根据其主要特征，给以专门的病名，如疥、疟等；也有一些疾病是根据生理功能失常命名的，如"疾言"。另外，甲骨文中还有对疾病症状的描述，如耳鸣、下痢、失眠等。从这些记载可以看出，当时人们对疾病的认识还是很原始的，仅仅是对疾病的部位和一些简单症状的粗浅认识，虽然出现了专门的病名，但病名所指的内容仍是比较单一的症状表现。

到了西周，人们对疾病的认识有了一些进步，《诗经》《尚书》《周易》等古典著

作中对热病、昏迷、浮肿、顺产、逆产已有初步了解。《山海经》根据疾病的特点，记载了一些病名。从该书记载的38种疾病来看，有23种可以称为固定病名，如风、疟、痈、瘿、狂、痔等；直接记载症状的有12种，如肿、聋、呕等；另外有三种疾病，如肿病、腹病和心腹之病是比较笼统的病名，但这些认识与甲骨文中依据人体部位来区分的疾首、疾目相比有了明显提高。

对疾病的认识与对药物的认识是同步的，因此，从药物的认识过程可以反映出对疾病认识的发展水平。最早药物的记载多只有主治，而少有功能，且主治往往只是针对某个症状有效。人们在反复的医疗实践过程中，经过反复的接触、尝试和摸索，逐渐积累了药物治疗疾病的一些简单的经验。《诗经》是我国现存较早记载药物的书籍，该书记载了许多药物，如临床上常用的车前、葛根、黄芩等。《山海经》所收的药物更多，除了记载药物的主治症状之外，还记载了药物的产地、形状、主治，记载药物性味、功效的较少。当然，这一时期对药物的认识还停留在经验摸索阶段，大都一药治疗一症，对药物的认识停留在主治个别症状阶段。如"象骨，君子服之无心腹之疾""虎蛟，食之不肿，可以已痔"。同时，该书中所记载的药物大部分由于名称古老，很难确切地了解属于现今的何种药物了，只有少部分后世保留了名称，这些药物有一药治一病的，也有一药治多病、多药治一病的，这些只是一些零散的治疗经验，远没有上升到理论认识。

综上，这一时期人们对疾病的认识水平较低，医疗实践还处于直接经验的简单积累阶段，其特点是对疾病单一症状的认识，对药物单一主治的认识，尚没有形成药物的功效总结。由此所积累的经验是单一疗法、单一药物对单一症状的治疗。

（二）对病证的组合与病名认识阶段

在长期反复的实践中，人们发现，许多疾病的临床表现大多不是单一的，有时会同时出现多种临床表现。在《五十二病方》中就记载了许多具有多种临床表现的疾病，如伤痉、婴儿索痉、婴儿瘛、冥病方等，从其中所列疾病来看，很多已不限于个别症状，而是一些症状的组合。对于这些复杂症状，单一药物无法满足治疗的需要，只有将多味药组合成方才能适应。当然，在药物的主治性味功能尚未认识清楚之前，所组合的方剂是很不成熟的，主治也很不合理。人们当时根据单味药的治疗经验，把一些具有相同主治作用的药物组合成方。而且药物组合的方法很简单，没有系统的理论指导，只是按照药物的主治与临床症状相对应，或同类相配而增力，或异类相合而增效。同类药物相配，是指针对某一症状的几种药物的组合，由于疗效不理想促使人们向异类药物组合过渡。尽管《五十二病方》中已有方的出现，但这时的方只是药物的简单组合，没有具体理论的指导，且疗效不详，后人基本不用。如此组方难以奏效，这就不可避免地迫使人们从方药和病证两方面深化认识。一方面研究药物的主治、功能、性味，另一方面探索复杂多样的症状内在本质。从药到方的过渡，标志着人们对疾病的认识轨迹已从个别症状认识阶段向多个症状组合规律阶段延伸。

在临床医疗实践中，人们发现同一种症状，用同一种药物，有时疗效不尽相同，有的人用某药物治疗某种症状有效，有的人用同样的药物治疗同样的症状反而无效，不同的症状应用同一种药物有时同样有效，如有的药物不但能够治疗头痛，还能治疗腹痛，这种现象的差异促使人们寻求原因。同一症状的同一药物治疗效果的差异，必有不同的支配因素，一种疾病之所以会出现多种症状也应该有普遍性的本质，这些只有给出合适的解释时，治疗才能明确方向。实践要求是中医理论体系建立的内在动力。

《黄帝内经》的问世，标志着中医学的发展从单纯经验积累阶段，发展到系统理论总结阶段。《黄帝内经》对疾病的认识，不单纯对其做现象上的描述和经验式的治疗，开始注重探求发病规律。如"今夫热病者，皆伤寒之类也……人之伤于寒也，则为病热，热虽甚不死，其两感于寒而病者，必不免于死。"（《素问·热论》）"阴盛则阳病，阳盛则阴病。阳盛则热，阴盛则寒。重寒则热，重热则寒。寒伤形，热伤气；气伤痛，形伤肿。"（《素问·阴阳应象大论》）"诸风掉眩，皆属于肝；诸寒收引，皆属于肾；诸气膹郁，皆属于肺；诸湿肿满，皆属于脾……"（《素问·至真要大论》）《黄帝内经》中许多精辟论述的出现，标志着当时对疾病的病因病机已经有一定的规律性认识，对疾病表现出来的复杂现象已给予了一定的说明。

《黄帝内经》对于"病""证"的认识有了重大的进展，某些病设专篇来论述，各病都有证候的论述和不同类型的分析。如"风寒湿三气杂至合而为痹也。其风气盛者为行痹，寒气盛者为痛痹，湿气盛者为着痹也"（《素问·痹论》）。"肺咳之状，咳而喘息有音，甚则唾血。心咳之状，咳则心痛，喉中介介如梗状，甚则咽肿，喉痹。肝咳之状，咳则两胁下痛，甚则不可转，转则两胁下满……肾咳之状，咳则腰背相引而痛，甚则咳涎。"（《素问·咳论》）"肾者，胃之关也，关门不利，故聚水而从其类也。上下溢于皮肤，故为浮肿。浮肿者，聚水而生病也"（《素问·水热穴论》）。"癫疾始生，先不乐，头重痛，视举目赤，甚作极已而引口啼呼喘悸者，候之手阳明、太阳，左强者攻其右，右强者攻其左，血变而止"（《灵枢·癫狂》）。"热气淳盛，下陷肌肤，筋髓枯，内连五脏，血气竭，当其一痈下，筋骨良肉皆无余，故命曰疽。疽者，其皮上薄以泽，此其候也。"（《灵枢·痈疽》）《黄帝内经》中，除了专题讨论热病、疟病、咳嗽、风病、痹病、痿病、厥病等病证的病机、症状与治法外，还讨论了奇病、脏腑病、腹中病等多种病证的病机与治疗。据粗略统计，所论病证不下 180 种。上述病证从分类看，不外六淫病证、五脏病证、六腑病证、气血津液病证、情志病证以及其他杂病，基本是以病因和病位作为分类基础的。

（三）对证候的认识阶段

医疗实践是推动理论发展的内在动力，随着医疗实践的不断深入，对于临床上一些复杂症状，人们逐渐有了一些规律性认识，治疗从单味药向复方过渡。单味药的作用被复方的功效包涵，服从于全方的治疗目的，以至人们只知某病某证用某方。《伤寒杂病论》的问世，标志着这一时期的医疗实践已由相对的直接经验上升为对疾病有规律性的认识。该书在论述临床各病时都是以"辨"某某"病脉证并治"作为标题的，尤其是杂病部分（《金匮要略》）更以临床病名为病而予以辨证施治。张仲景第一次提出六经辨证、脏腑辨证理论体系，从而使外感疾病、内伤杂病的治疗有章可循。他第一次将中医学的理、法、方、药综合运用，成为辨证论治的奠基之作。

《伤寒论》对疾病进行了病、证分立的论述，所谓病在《伤寒论》当中是指某一类疾病现象的概括，证是指某一类疾病当中能够反映疾病规律的症状组合。因而《伤寒论》中病和证的概念是相对确立的。如太阳病、阳明病、少阳病等病的概念；"太阳病，发热，汗出，恶风、脉浮者，名为中风"；"太阳之为病，脉浮，头项强痛而恶寒"；"阳明之为病，胃家实也"；"少阳之为病，口苦，咽干，目眩也"、"太阴之为病，腹满而吐，食不下，自利益甚，时腹自痛。若下之必胸下结硬"；"少阴之为病，脉微细，但欲寐也"；"厥阴之为病，消渴，气上撞心，心中疼热，饥而不欲食，食则吐蛔，下之，利不止"。这六种纲领性脉证的确立，既是对外感热病症状的规律性总结，又是某一病中的典型证候，因而它是人们应用六经辨证的主要依据。但仅仅以这六种典型脉证辨治疾病，显然是不够的，所以在每一类病的典型脉证下面便有了与此病相关或是与它病相关的复杂的脉证论述，体现出证候的动态变化特点。如"太阳与（少）阳胆合病，不下利，但呕吐，葛根加半夏汤主之"；"少阴病，吐利，手足逆冷，烦躁欲死者，吴茱萸汤主之"。

《伤寒论》所列的病只有太阳、阳明、少阳、太阴、少阴、厥阴六种，而所列的证有伤寒、中风、中寒、亡阳、脾约、脏结等30余种，再加上113方所治之证，还有言证而无方的记载，有200余种。可见在《伤寒论》中，证已得到了足够的重视，并超过了病的规定。那么，证的内涵究竟是什么？表面上看是一些症状的组合，但仔细推究，这些症状的组合是有一定规律的。这种外在症状的表现实际上是由内在的本质决定的，也就是证候。尽管在《伤寒论》时代，还未能对证候提出理论上的认识，但在实践中，已经是辨证论治了。

《伤寒论》的另一大特点是以方代证。"太阳病，头痛，发热，汗出，恶风，桂枝汤主之""太阳病，头痛发热，身痛腰痛，骨节疼痛，恶风，无汗而喘者，麻黄汤主之"，用方不同体现证候类型的差异。《伤寒论》的另一个特点是广泛使用类方，其类方大致有：桂枝汤类方19个，麻黄汤类方6个，葛根汤类方3个，柴胡汤类方6个，泻心汤类方11个，承气汤类方12个，四逆汤类方12个，从主方到类方的药味变化，体现出方证、药证的变化规律，也就是后来形成的证候的变异性特点。《伤寒论》虽然以病为纲，但相对而言，更重视证，从用方的变化可以看到这一特点，病与证是有联系的，但同时又是有区别的，证与病无论是内涵还是外延都不相同。同一种疾病用同一方剂治疗，同一类证候用同样的方剂治疗，其疗效都会有不同程度的差异。中医强调证同治亦同，证异治亦异。所谓同病异治，异病同治，其根据是证的异同。按照辨证论治的要求，任何疾病在一般情况下都不可能一个方剂贯彻始终，证发生了改变，方药也应随之而改变，这正是中医临床用药的鲜明特点。

《伤寒杂病论》的问世，标志着辨证论治原则已经确立，中医的临床从直接经验转向对疾病规律性的探求。《伤寒杂病论》不仅奠定了辨证论治的思想，同时也确立了中医复方的组合模式。证是由复合因素造成的，只有将多味药组合成方才能解决这一复杂问题，适合辨证论治的要求，方的出现，是证候治疗的必然。辨证是中医对疾病的认识特点和精华所在，治则是中医学体系中连接辨证与方药的桥梁。中医学认为，疾病的临床表现虽然复杂，但其内在的病因病机是可以通过对症状联系的分析而提取出来，从而得出证的认识。证是中医对疾病认识得出的极为独立的概念，具有复杂的内容，病因、病机与症状表现之间的联系就是证。但是应该看出，证是现象的综合，而非本质的揭示，它不同于西医认识疾病，主要着眼于疾病的病因病理。中医的证是多症状的概括，而且内含着复杂的病机。证涉及多脏腑、多环节，更重要的是反映着疾病在不同发展阶段的动态变化。证候的整体性、联系性和可变性，决定着单一的药物无法满足治疗的要求，只有多味药组合又能变化的方剂才能适应。这种对疾病的认识方式，不仅要求方剂组合要针对证的复杂性而有变化规律的特点，同时也约束了对药物认识模式的形成。

辨证论治思想的确立，极大地促进了中医临床实践的飞速发展，晋唐时期，产生了大量的医学著作。其中对中医证候理论形成有一定影响的是《备急千金要方》。该书首先将脏腑病的症状表现规律加以"证"的概括，如"肝实热……息忿忿如怒状""肝虚寒，左手关上脉阴虚……腰腹痛"（《备急千金要方·肝脏》）。"胆实热，左手关上脉阳实……病苦腹中气满……胁痛""胆虚寒，左手关上脉阳虚……目黄失精"等。（《备急千金要方·胆腑》）。对脏腑症状表现规律的寒热虚实进行辨别和概括，并明确提出"肝实热""肝虚寒""胆虚寒"等证，这是最早出现脏腑证候名称的记载。

金元时期是中医学发展的一个高潮时期，在中医证候理论方面也有新的成就。如张元素认为古方不足以治今病，自创新方及归经学说，进一步丰富了经络证候的内容。李杲在《内外伤辨惑论》中详实地分析了内伤病和外感病，发展了辨证的方法。他提出的辨阴证和阳证、辨寒证和热证理论为以后的八纲辨证奠定了基础。此后，刘完素在辨火热病证中又进一步提出了寒热之辨，如"大凡治病必求其所在……中外脏腑皆然。病气热则除其热，寒则退其寒……"（《素问玄机原病式·火类》）。张元素对脏腑辨证有深入的认识，他继承了钱乙以虚实补泻辨治脏腑病的经验，并对其经验进行发挥，使脏腑证候更趋完善。如胃病的辨治："胃，胃实泻之（湿热、饮食），胃虚补之（湿热、寒热）；本热寒之，标热解之。泻实：泻湿热，大黄、芒硝；消饮食，扁豆、神曲；化湿热，苍术、白术……散寒湿，干姜、附子……清本热，石膏、地黄……解标热，升麻、葛根……"（《脏腑标本寒热虚实用药式》）。

这一阶段，证候理论已经确立。尽管在其名称上还没有完全统一，但基本上对证候的表里寒热虚实阴阳的认识是一致的。此后，证候理论在临床实践中得到相当的重视。明清以来的许多权威著作，都以"证"为标题，如《证治要诀》《证治准绳》《脉因证治》《证治汇补》《类证用药》等，由此足以说明"证"在中医理论和临床实践中的重要性。

中医证候理论，经过了漫长的实践积累与理论探讨之后，终于在宋金元时期达到了理论与实践的统一，明清以后的证候理论，只是对中医证候理论的进一步整理、完善。如张三锡在《医学六要》中说："锡家世业医，致志三十余年，仅得古人说病大法有八：曰阴曰阳，曰表曰里，曰寒曰热，曰虚曰实，而气血痰火，尽在其中。"楼英在《医学纲目》中说："故诊病者必先分别气血、表里、上下、脏腑之分野；次察所病虚实寒热之邪，以治之。务在阴阳不偏倾，脏腑不胜负，补泻随宜，适其所病。"张介宾在《景岳全书》中，以阴阳为总纲，以表里、虚实、寒热为六变，都设立了专门论述。《医宗金鉴》也强调"证详表里、阴阳、虚实、寒热，方按君臣、佐使、性味、功能"。程钟龄在《医学心悟》里也专门设立了寒热、虚实、表里、阴阳之辨，并说："论病之原，以内伤外感四字括之，论病之情则寒热、虚实、表里、阴阳八字统之，而论病之方，则又以汗、和、下、消、吐、清、温、补八法尽之。"

至此，"阴阳、表里、寒热、虚实"已成为论治各种疾病的辨证纲领了。有是病才有是证，是证必有阴阳、表里、寒热、虚实的归属，举凡脏腑、六经、气血、三焦等具体辨证内容，均离不开八纲之辨。直至20世纪50年代，随着中医教育的大规模兴起，中医证候理论进一步规范化、条理化，并对证候的名称进行了系统的分类。中医证候理论才从分散的古今医著集中总结表述出来。

二、证定义的确定

当然，在新中国成立后对证的定义也经历了一个逐渐发展的过程。在第二、五版的《中医诊断学》教材中提出："所谓证或证候，既包括四诊检查所得，又包括内外致病因素，全面而又具体地反映了疾病的特征、性质和在这个阶段的主要癥结。"第四版的《中医学基础》则认为，"'证'是'证候'，它是机体在疾病发展过程的某一阶段出现的各种症状的概括。由于它辨证地分析了病变的部位、原因和性质，因而它比症状就更全面、更深刻、更正确地反映着疾病的本质。""是综合分析了各种症状，对疾病处于一定阶段的病因、病位、病变性质以及邪正双方力量对比等各方面情况的病理概括。"其后几版教材在证的定义上虽然文字表述有所不同，但基本意义是一致的，即证是对疾病在某一阶段的病理变化实质的概括，包括病因、病位、病性、病势等内容。

如今证候又被赋予了崭新的含义，如陆广莘教授认为："证候是四诊信息表达的自组织、自适应、自稳态、自修复的目标动力系统"。证候是一种有机整合的功能态，又是人体生理病理的整体反映状态，具有内实外虚、动态时空、多位界面的特征。证是中医诊断和治疗的逻辑起点，是中医辨证论治的核心概念。

然而证与证候的概念至今仍众说纷纭，尚未完全统一。关键是由于"证""证候"

的概念中，包含了病变的本质和现象两种内涵，从而导致理解和应用的混乱。正如刘进等所说："证和证候这两个概念的含义既相同，又有本质区别。从历史上看，它们借以演变的早期概念'证'和'证候'的含义是相同的；而从现实来看，它们的含义是截然不同的"。虽然"证"既可指疾病的现象，又可指疾病的本质，但从"证"与"病"相对而言，作为对病变诊断认识的两大概念，这里的"证"应是指本质。因此，建议从概念上这样区分："证"为病变的本质，"证候"为证所表现的现象。这与"证是证候的病机概括，证候是证的外在表现，两者是现象和本质的关系"，"证是机体在疾病发展过程中某一阶段的病理（包括病因、病位、病性、邪正关系、病势等）概括"，"严格地说，证候应是指每个证所表现的具有内在联系的症状、体征，即证候为证的外候"。"证是从证候出发，经过辨证思维而得出的结论"，"证候，是一种证名相关或相应的症状和体征"等论述相一致。还有学者认为，证候是一个非线性的"内实外虚""动态时空"和"多维界面"的复杂巨系统，包括空间的"证"和时间的"候"两个方面，将"候"理解为"时候"。

根据目前对中医证候的认识水平和研究成果，综合各家观点，我们认为应对证候做如下阐述：中医证候是中医认识、诊断疾病，据此遣方治疗和观察疗效的基本概念。"证"是疾病发生、发展过程中某一特定空间、时间的本质特征，"候"是疾病发生、发展过程中某一特定空间、时间的情状、现象、信息流，"证候"是疾病本质与现象的统一体，藏于内的"证"是通过现于外的"候"而反映出来的。通过辨析疾病外在的现象（候）就能把握疾病内在的本质（证），这一过程即"辨证"。有鉴于此，通常情况下，"证候"又可简称"证"。疾病的本质极其复杂，反映疾病本质的现象变化莫测，加上人们的认识手段、方法和能力总是有限的，故"辨证"的结果通常不是唯一的，其准确性亦须实践检验。证（证候）是致病因素（单一或综合）与机体相互作用的综合反应状态，是对人体疾病过程中某一阶段（空间、时间）的病因、病位、病性、病势以及治疗反应等病理生理状态的高度概括，它反映了疾病变化的个体性、阶段性、动态性和方向性。

第二节　证候在中医学中的地位与作用

一、证候是中医基础理论的核心

证候上可以联系阴阳、气血、脏腑，下可指导辨证论治、处方用药。有关证候的研究，一直是中医研究领域中的热点之一，相关研究取得了一批成果。如"七五"以来，中医证候与治则已列为国家攻关项目，开展了血瘀证、肾虚证、脾虚证等的临床与基础研究工作，取得了大量有关证候的临床资料，总结了证候现代病理生理学变化特点。从整体、细胞和分子水平对"证的本质"进行了大量研究，并建立了数十种中医证候动物模型，使证候的研究有了较厚实的基础。

证候是疾病某一发展阶段病因、病理、病位、病势的综合表现，辨证是中医学独特的认识与诊断治疗疾病的途径和方法。对证候进行深入研究，具有十分重要的理论意义和实用价值。近十几年来，在证候分布规律、证候影响因素、证候诊断标准、证候演变规律、证候客观化等方面已经开展了大量临床研究工作，在引入数学方法来研究证候等方面，积累了一定的研究基础。

二、证候与中医辨证论治

证候与中医的辨证论治是紧密相连的，没有证也就谈不上辨证论治，辨证论治就是综合归纳分析有关患者发病，包括临床表现在内的各种证据，并从而据此做出诊断和治疗。由于证候涵盖了病因、病机、病性、病位、病势等诸多立法处方的有用信息，因而它的特殊作用与地位是不可替代的。中医的治则治法最终要靠辨证论治，法随证立，方从法出。诸如审因论治、审机论治、辨病论治都不能完整的把握临床疾病的本质。因此证候作为中医诊断学中的一个重要组成部分，作为辨证论治不可缺少的部分，它在中医辨证体系中具有极其重要的地位。

既然把证候作为辨证论治不可缺少的部分，而辨证论治作为中医药学的基本特色，实际等于已经确立了证候在中医诊疗体系中毋庸置疑的权威地位，这种权威是在中医临床诊疗实践中自然而然形成的。在临床上，每一个中医师都确信自己是按着辨证论治的原则诊治疾病的；在中医公开出版物中，大量报道的是辨证论治的文章；在临床研究和中药新药开发研究中，人们总是针对确定的证进行前瞻性研究。这一切表明，辨证论治如此深刻地影响到中医临床和科研的各个层面，它的诊疗地位是不会被轻易动摇的。

三、把握证候是临床诊断的关键

中医理论要和临床实践结合起来，主要由证来联系。其作用正如清代医家林之翰在《四诊抉微》中论述的那样，"临河问津，舍梁筏又鸟能飞渡"。"涉江汉者，非舟楫之用，末足以达其源"。证候就是理论和实践之间的"梁筏""舟楫"。清代医家汪宏云："诊法愈疏，治法愈乱""将欲治之，必先诊之。"而诊的过程就是辨证的过程，所谓"有诸内者必形诸外"。"盖乎外者，本于内；见于彼者，由于此"。溯流可以穷源，通过临床症状、证候的分析，可测知体内脏腑的疾患。据此，正确的治疗取决于正确的诊断。正确诊断取决于对病情周密的调查和精确的辨证，没有正确的诊断就不会做出正确的治疗，而对证候的把握则是做出正确诊断的关键。可见，证候在中医临床实践中占有举足轻重的重要地位。

四、证实质研究是中医药学术发展的突破口

中医学对于"证"的研究，要扬长补短，采取以"虚"统"实"的思路。中医的

认识论、科学观，思辨思维是先进的，要加以肯定，作为指导、统帅；将可用的先进技术、方法、指标纳入，规范辨证的内容、方法。

首先必从理念上明确"证"概念的内涵，论证、确定"证"的实质。这里所说"证"的实质，不是指通过客观或微观指标研究证的实质，而是指中医所说"证"的概念，是中医理论、理念，认识论、科学观加上生命科学、医学实际内容。要认识中医辨证的特点（与西医学对"病"的认识相比，强调整体、动态、联系、功能、现象），要掌握临床辨证思维的一般规律，即思维原理、"辨"的思路、科学思维的方法。要明确辨证的具体内容（辨病位、病性、病因、病势等基本要素）。

其次是建立完善的辨证体系。对传统的多种辨证方法进行系统研究、整理，在认识其各自的形成背景、历史沿革、论理特点、适用范围、基本证型、相互关系等的基础上，研究建立完整的辨证新方法、新体系。应当强调，中医辨证是从整体上辨识，一个真正的中医并不是从几个证型中对号入座式的选取一个证，更不是先选定证型然后看其有无这些症状。不真正从整体上进行辨识，不按辨证思维原理而套出来的证型，是削足适履，那不是辨证，而是套证，是套不准的，是不能适应临床实际的。

然后才是制定辨证诊断的标准，包括证的命名原则、方法，常见规范证及其诊断标准等。否则诊断会虚而不实，就会出现随意性，对具体证的诊断标准，应根据患者的主观感觉、生存质量、综合因素、流行病学调查、客观指标、治疗反馈等而综合制定。

最后才是探求实质，这种所谓探求实质，即证候的客观、微观研究，其实只不过是从某个层次上、通过某些物质、从某些方面来论证、阐述某证，并非证的全部实质。中医药学的发展实际经历了最初选定突破口，随后又根据情况予以调整，继而全面铺开的基本过程。概括说来，这个突破口最初选定在证实质研究方面，并以肾本质的研究为先导。在20余年的时间里，肾本质研究从临床研究、临床基础研究和实验研究3个方面不断拓宽和深化，把肾阴虚和肾阳虚分解开来讨论。在中医肾的研究范围内，发现了肾虚诸证比较特异的诊断指标。人们若明若暗地看到了揭示证实质奥秘的曙光，同时印证了把肾本质研究作为证实质研究的突破口的可行性和科学性。以此为契机，学术界顺理成章地进一步扩大战果，相继开展了脾本质、心本质和肝本质的研究，以及与之相策应的阴、阳、寒、热、虚、实本质和血气本质的研究等。这里要特别强调的是要采用整体、动态、联系、综合的观点与方法，不能只用西医学的方法、标准来研究、衡量、验证中医的证，比如大喜或者大悲，往往可以引起心动、血压等方面的改变，如果通过检测常有去甲肾上腺素、儿茶酚胺之类物质的变化，而当检测出结果时机体又可能出现了新的变动情况，生命活动实在是太复杂了、变化太快了！用机械、静止、孤立的方法和观点不可能全面、真实地反映出来。因此不能丢掉和违背中医固有的理念、理论体系、思辨方法而绝对寻求实证实质，否则是本末倒置，甚至将中医学引入歧途，其后果是极其严重的。

第三节　中医证候学知识体系构成与研究领域

一、证候学知识体系构成

证候学是中医理论的核心。证候学体知识体系构成大致可包括以下几部分：证候要素与靶位、证候理论（证候病因学、证候病机学）、证候的实践（临床及实验）、证候文献资料等，其中辨证方法学将在中医临床辨证方法学体系章节中详述，证候文献资料的内容也散在证候形成的历史过程等章节，这里不再论述。

（一）证候要素与靶位

证候是对人体疾病病理生理变化的整体反应状态的概括。任一证候都是由若干证候要素和证候要素靶位组合而成，其中证候要素是对证候病因病机的表述，证候要素靶位是关于证候要素发生部位的厘定。如在"寒湿困脾"证候中，寒、湿是证候要素，脾是证候要素靶位。任一证候要素或证候要素靶位都具有不同于其他证候要素或证候要素靶位的特异性症状、体征及其组合。证候要素及其靶位的特征如下。

1. 内实外虚　对某一证候要素或其靶位而言，临床出现的稳定性与特异性较强的症状和体征常是判断该证候要素或其靶位的主要依据，也是评价临床干预效果的主要依据，称为"内实"症状和体征。相反，对某一证候要素或其靶位而言，临床出现的稳定性与特异性较弱的症状和体征在辨证中仅起参考作用，称为"外虚"症状和体征。例如口眼㖞斜、脉浮是外感风邪的"内实"症状和体征，咳嗽、关节痛则是外感风邪的"外虚"症状和体征。

2. 动态时空　在疾病的发生发展过程中，不同的发病部位（空间）和不同的发病阶段（时间），证候要素及其靶位存在着明显的动态演变规律。如"见肝之病，知肝传脾，当先实脾"是靶位的动态演变；外感病的六经传变、温热病的卫气营血传变和湿热病的三焦传变是证候要素及其靶位的动态演变。

3. 多维界面　界面是对证候要素及其靶位的分类的认识。证候要素常被分为3个界面：①病因：外感病邪、内生病邪、七情内伤、饮食居处、先天不足、外伤、寄生虫。②病性：虚寒证、虚热证、实寒证、实热证、真寒假热证、真热假寒证、寒热错杂证。③病势：虚实夹杂证真实假虚证、真虚假实证。证候要素靶位常被分为脏腑、形体（包括膜原、玄府）、官窍、经络（络脉）等界面。

同一界面中证候要素或证候要素靶位的个数称为维度。由证候要素和证候要素靶位组合成的证候个数称为阶度。证候规范化研究的目的之一就是一方面降低维度，以使学习者容易掌握，另一方面升高阶度，以增加应证组合的灵活性。

4. 非线性关系　证候是由证候要素和证候要素靶位组合而成，但证候的临床表现并非证候要素和证候要素靶位的临床表现的简单组合或线性叠加。证候的特异性症状常常与证候要素及其靶位的特异性症状不完全相符合，而这恰恰表现了证候要素和证候要素靶位之间的非线性关系。如口眼㖞斜、脉浮是外感风邪的特异性症状和体征，鼻流清涕、脉紧、关节肿大是外感邪的特异性症状和体征，干咳无痰、咳嗽、哮喘是肺的特异性症状和体征。但风寒犯肺证的特异性症状和体征却是鼻流清涕、咳嗽、哮鸣。

（二）证候病因学

病因，即疾病发生的原因。中医学认为，人体各脏腑组织之间，以及人体与外环境之间，既是对立的，又是统一的。人体就是在这种对立统一的动态平衡中，保持着正常的生理活动。如这种动态平衡，因某种原因遭到破坏，而又不能立即自行调节恢复时，人体就会发生疾病。这种破坏人体相对平衡状态而引起疾病的原因叫作病因。

中医病因学是整个中医学的组成部分之一，也是前人在长期防治疾病的实践中，不断认识，不断总结，而逐步形成和发展起来的。导致疾病的原因是很多的，为了说明各种致病因素的性质和致病特点，前人曾对病因作过分类。东汉张仲景《金匮要略》中指出："千般疢难，不越三条：一者，经络受邪入脏腑，为内所因也；二者，四肢九窍，血脉相传，壅塞不通，为外皮肤所中也；三者，房室、金刃、虫兽所伤。以此详之，病由都尽。"宋代陈无择由此引申提出的"三因学说"，即六淫邪气所感为外因，五脏情志所伤为内因，饮食劳逸、跌打金刃，以及虫兽所伤等为不内外因。

中医病因学，不仅是用直接观察病因的方法来认识病因，而且更重要的是以疾病的证候表现为依据，通过分析疾病的症状、体征来推求病因，从而为治疗用药提供依据。如感冒后会出现头痛、颈项强直、恶寒发热、脉象浮紧、舌苔薄白等症状，根据这些表象辨证为风寒外袭所致的风寒表证。根据辨证求因的结果，审因论治，采用对应的治法和药物以达到治愈疾病的目的。这种辨证求因、审因论治的方法，是中医认识病因的特有方法。中医学病因分为外感病因、内伤病因、病理产物形成的病因等。

1. 外感病因　外感病因来源于自然界，多从肌表、口鼻侵入人体而发病，包括六淫、疠气等。

（1）六淫：风、寒、暑、湿、燥、火六气发生太过或不及时，六气成为致病因素，侵犯人体发生疾病。这种六气，便称为"六淫"，是属于外感病的一类致病因素。六淫为病，多侵犯肌表，或从口鼻而入，或两者同时受邪，故又有"外感六淫"之说，其所致的疾病，称为"外感病"。

（2）疠气：疠气是六淫之外的具有强烈传染性的一类外感病邪。《温疫论》说："夫温疫之为病，非风非寒非暑非湿，乃天地间别有一种异气所感。"疫疠之气的发现是中医病因学的重大发展，在中医文献中还有"戾气""异气""毒气""乖戾之气"等名称。疠气致病具有发病急骤、病情危重、症状相似、传染性强的特点。

2. 内伤病因　内伤病因又可分为七情内伤、饮食失宜、劳逸失度等。

（1）七情内伤：七情即喜、怒、忧、思、悲、恐、惊七种情志变化。七情与脏腑的功能活动有着密切的关系，七情分属五脏，以喜、怒、思、悲、恐为代表，称为

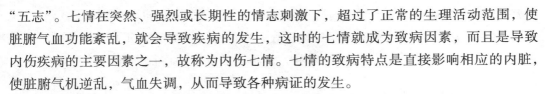

"五志"。七情在突然、强烈或长期性的情志刺激下，超过了正常的生理活动范围，使脏腑气血功能紊乱，就会导致疾病的发生，这时的七情就成为致病因素，而且是导致内伤疾病的主要因素之一，故称为内伤七情。七情的致病特点是直接影响相应的内脏，使脏腑气机逆乱，气血失调，从而导致各种病证的发生。

（2）饮食失宜，劳逸失度：饮食和劳逸，是人类赖以生存和保持健康的必要条件。但饮食要有一定的节制，劳动和休息要有合理安排，否则也会影响人体的生理功能，使气机逆乱，正气损伤，降低机体的抗病能力，从而成为致病因素。饮食失宜主要是损伤脾胃，导致脾胃的功能失常，脾胃受损，又可聚湿、生痰、化热而发生多种病证。劳逸失度是指过度劳动和过度安逸。长时期的过度劳累或过度安逸，都可以成为致病因素而使人发病。

3. 病理产物形成的病因 病理产物形成的病因，包括痰饮、瘀血、结石等。

（1）痰饮、瘀血：痰饮和瘀血不同于其他致病因素，它们既是病理产物，又是致病因素。其形成是由于人体在某种致病因素的作用下，导致脏腑功能失调而产生，这些病理产物形成之后，又能直接或间接地作用于人体某一脏腑组织，导致多种病证。

痰和饮是机体水液代谢障碍所形成的病理产物。痰与饮虽常混称，但实则有别，一般地说，稠浊者为痰，清稀者为饮。痰作为致病因素，传统上一般分为有形之痰和无形之痰两类。一般而言，饮多停留积聚于胃肠、胸胁及肌肤，而痰则随气升降流行，内而脏腑，外而筋骨皮肉，泛滥横溢，无处不到，因而有"百病皆由痰作祟"之说。

瘀血，泛指体内有血液停滞。凡血液运行不畅，或体内离经之血未能及时消散或排出而停滞于体内者，均称为瘀血。瘀血形成之后，有几个共同的临床表现，如疼痛、肿块、出血、面色黧黑、肌肤甲错、舌质紫暗，或有瘀点、瘀斑、脉象多见细涩、沉弦或结代。

（2）结石：凡体内湿热浊邪、蕴结不散，或久经煎熬，形成砂石样病理产物，称为结石。结石形成后有如下特点：多发于六腑等脏器；病程较长，症状不定；易阻滞气机损伤脉络；甚则发生绞痛。

（3）外伤、虫兽伤：在陈无择对病因的"三因"分类是，属于"不内外因"，它们伤害人体不受正气的影响。若一旦受其伤害，正气的强弱对病情的转归和预后，也不无关系。外伤，包括枪弹、金刃伤、跌打损伤、持重努伤、烧烫伤和冻伤等。虫兽伤包括毒蛇、猛兽、狂犬咬伤，或蝎、蜂螫伤等。

（三）证候病机学

证候研究的切入点立足于病机方面。中医认识疾病，主要是"谨守病机，各司其属"。病机研究重在阐明疾病发生、发展和变化的机理，而这正是证候研究的核心问题。中医学一贯将病理变化作为说明生理现象的佐证，并作为辨证论治的依据和前提。因此，研究证候病机既是基础研究的需要，也是临床研究的需要。证候病机学知识层次为：①基本病机：包括阴阳失调、邪正盛衰、气血津液失常等。②系统病机：包括脏腑病机、经络病机、外感热病病机（六经病机、卫气营血病机和三焦病机）等。③症状发生机理：包括症状和体征病机分析等。基本病机和系统病机主要是求同，探求共性的一般规律；症状病机主要是求异，从不同的症状、体征中探求其特异性病理改变。

1. 证候病机学研究方法 理论与实践结合是证候病机学研究的重要规则。必须加强中医证候病机学理论研究，必须遵循"继承不泥古，发扬不离宗"的原则，系统梳理研究中医证候病机学理论，没有对两千年来中医证候病机学理论充分地掌握，就不可能有所发展。与此同时，也要吸收已经取得的临床研究和实验研究成果，补充和完善证候病机学论。理论研究重在创新，提出新思路、新假说、新理论，并在临床研究和实验研究中加以补充和完善，从而提高中医证候病机学理论。

证候病机学重在临床研究。证候病机理论根基在临床，又应用于临床，必须通过临床实践这一重要环节，才能够对其理论有所提高，有所创新。必须注意辨人－辨体－辨病－辨症－辨证相结合，其研究方法优点在于：能够比较规范地界定诊断标准范畴，相对地、动态地分析病理变化机制，比较确切地把握病理变化的规律，比较严格地探索其普遍性和特异性的客观指标，结论可以比较、可以重复，可信性也较大。证候病机学实验研究主要是动物模型问题。应注意保持中医特色，发挥中医优势。具体而言应立足于在宏观、整体研究的基础上，进行微观、超微研究。以定性、定量相结合的综合集成研究方法进行研究。掌握相对、辨证、动态观察分析综合病理机制的方法，对时间、空间、环境等因素予以充分考虑。还要反对把"假说"绝对化或过分追求"理想化"，实事求是地分析研究结果。

证候病机学的多学科研究非常重要。多学科学术思想、研究方法相互交叉、相互渗透，横向综合研究对于更新中医的思维方式、知识结构，使证候病机学研究向纵深方向发展起到了重要作用。

2. 证候的病理变化内涵 若就证候所反映的人体病理变化的本质属性和机能变化的主要特点，大致包含以下内容。

（1）标志着人体对于致病因素的一些最基本的反映状态或类型：如以形寒肢冷、面色苍白、喜热恶凉、静而少言、俯身侧卧、口不渴、尿清长、便稀溏、舌淡润、苔白、脉迟或紧等综合性表现作为诊断依据的里寒证，大体上便标志着由于寒邪等病因的侵袭，或因人体自身阳气衰退而导致的体内"阴盛阳衰"或"阳虚阴盛"等病理变化。所以里寒证的患者乃可出现上述近似于体内阳热不足或部分脏腑功能减退的反应状态，而以神疲无力、声低息短、自汗盗汗、虚烦少眠、尿液难禁或局部隐痛绵绵、按之能减、脉来无力等症状为主要表现的虚证，提示人身之"元气"或"真阴"受到窃夺，或因"精气"大量耗伤，从而导致体内有形物质亏损，脏腑功能衰微，以及抗病或卫外机能低下等为特征的另一组反映状态或类型。

（2）根据中医学理论体系，揭示病理变化的范围、部位和机能异常：如以脘腹冷

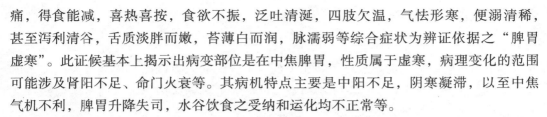

痛，得食能减，喜热喜按，食欲不振，泛吐清涎，四肢欠温，气怯形寒，便溺清稀，甚至泻利清谷，舌质淡胖而嫩，苔薄白而润，脉濡弱等综合症状为辨证依据之"脾胃虚寒"。此证候基本上揭示出病变部位是在中焦脾胃，性质属于虚寒，病理变化的范围可能涉及肾阳不足、命门火衰等。其病机特点主要是中阳不足，阴寒凝滞，以至中焦气机不利，脾胃升降失司，水谷饮食之受纳和运化均不正常等。

（3）反映中医病因学发病论的基本观点或某些特有观念：如以脘腹闷胀或疼痛，口黏泛恶，胃纳呆滞，渴不欲饮，尿短黄，大便溏秽，或发热，舌质红，苔白腻，脉濡数或滑数等综合表现为诊断依据的"湿热中阻证"，往往反映其人或兼受湿与热两种外邪之同时侵袭，或因平日嗜食肥甘，内湿素盛，湿从热化等，致使湿与热合"如油入面"，阻滞困顿，伏郁熏蒸，胶固难移，气机受遏等有关病因学和发病论之基本观点和中医学特有的传统观念。

（4）概括了某些外感性疾病发展过程中固有的阶段性，并在一定程度上提示可能出现的定向演进或动态变化：如以舌质红绛、脉细数、身热夜剧、心烦、口干而不思饮水或口不渴、斑疹隐隐、夜不安寐，以及谵语等综合表现为诊断依据之"热邪入营"证，则大体上概括了某些急性传染病或流行病过程之极期或高潮阶段。说明此时温邪业已化热，并向纵深窜犯，直逼营阴，上扰心神。同时也提示有可能出现"热极动风"之抽搐，或"热入心包"之神识昏迷，以及"热入血分"等动态变化或定向发展的趋势。从而便于医者及时考虑采取"先安未受邪之地"等预防性或阻断性治疗措施，或使其"透营转气"等，以尽可能地制止或减少各种严重的继发性证候。

总之，证候的内容常由一种或多种病机要素所构成，这是一切证候赖以存在的基础。日常所用的八纲辨证，脏腑辨证，六经、六淫、卫气营血和三焦辨证等概念，都从各个不同的侧面反映着证候的内容，它们的巧妙组合和互相补充，便构成各式各样的具体证候。临床所见具体证候，多半以复合的形式出现，它们不同程度地概括着人体病机变化的共性规律和不同患者千差万别的个体差异性。

（四）证候的临床实践

证候理论产生的方法学和经验都来自人体试验。证候理论的主要依据是从望、闻、问、切四诊中得来，尤以问诊得到的主观症状信息最为重要，而这种信息从动物身上根本无法得到。因此，证候研究的主体应该是临床实践，其具体对象为中医药治疗有优势的患者。其实践方法为通过规范的临床设计，收集方剂作用于人体后的相关数据，包括治疗前后通过传统中医四诊收集的信息，借用现代科技手段收集的信息（如 X 线、胃镜等），各种实验室检查指标（包括检查基因组学、蛋白质组学的相关指标）及方剂的疗效等。研究思路为病、证、方结合。理论方法：继承传统中医证候理论的精髓，建立证候研究的数学模型，利用知识发现、复杂系统分析等现代分析方法。重点观察指标：与方剂相关的主观症状的变化规律。其目标为阐明方剂的最佳适应证（证候），为方剂相关证候提供规范化依据。发展动力：众多方剂的与疾病相关证候的不断完善，将进一步充实发展共性证候理论。

（五）证候的实验研究

由于疾病理论是与实验研究密切相关的，证候的切入点既然与疾病相关，那么证候理论发展的重要途径就会包括实验研究。同时，方剂的应用也可以通过实验研究为人体临床提供药效学和安全性的依据。

由于证候依据主要是主观症状，因而主观症状在动物机体上具体表现还没清楚之前，证候模型的建立将非常艰难。证候的动物实验包含以下内容：研究对象：动物。实践方法：规范的动物试验方法。研究思路：一个方剂针对多种动物疾病模型，或一种疾病模型针对多个类似方剂；与方剂、疾病的结合，注意实验研究过程中的整体性、功能性的方法。理论方法：统计分析、复杂系统分析。重点观察指标：整体性、功能性指标，包括系列指标，如基因谱、蛋白谱等。目标：探索方剂的作用机理，为该方剂的证候提供基础，最终找到该方证候的动物研究方面的科学依据。发展动力：众多方剂疾病相关证候的动物研究方面科学依据的发现，从根本上为证候实验研究提供方法学，此时，创建真正的证候动物模型才成为可能。从证候动物模型进行证候实验研究将为证候理论发展提供一个更新更宽的空间。

二、证候学研究领域

证候学研究的重点领域是证的文献学研究、证的规范化研究、证的实质研究等。

（一）证的文献学研究

文献学研究是指运用训诂学、校勘学、版本学、目录学、阐经学和历史学等方法，对历代的医学文献资料进行整理、挖掘和研究。由于其中大多方法源于"经学"研究，故有学者称之为经学方法。历代医学文献浩如烟海，据考现存即有万部之众，大量科学内容蕴涵其中，借助文献研究方法，对历代中医典籍进行系统发掘整理、阐释评价，确为当前继承中医的中心环节，研究中医的前提条件，发展中医的基础工作。

中医文献是历代医家理论研究与临床实践的总结。文献学研究是开展证候研究的重要环节，可帮助我们熟悉证的形成、发展、临床表现、致病特点、治则治法等，启发我们的研究思路，更好地制定研究计划，选择观察指标，为前瞻性调查研究提供依据，以更好地指导临床行为。

自周秦时代开始已有证候的记载。根据张家山汉墓出土竹简，有《病候》一书，是我们最早的病候学专著（即诊断学），其中即有"证候"的有关描述。《内经》为辨病奠定了理论基础，同时可发现已有有关辨病和辨证结合的雏形。"证"字首见于《素问》。汉代张仲景的《伤寒杂病论》最先提出平脉辨证，宋、元、明、清的医家著作，如陈言的《三因极一病证方论》、吴有性的《温疫论》、沈括的《梦溪笔论》等均从各个方面研究和发展了《证候》的临床实践。

证候文献学研究的原则是尊重原著、原貌、原意，力图确切、清晰地再现古代医家的本来认识和经验。其研究结果只能提供可靠史料，给人带来某种启示，或给进一步研究证候提供一定线索、依据，而不是证候学研究的科学结论，对文献学研究的结果必须放回临床实践中加以验证和评判。但其在中医证候研究中的价值仍应得到重视。其原因有以下几方面。

1. 重视中医学术的载体，挖掘其宝库 众多的中医文献以文图的形式，记录下数千年积累起来的中医学术理论和临床经验。这些文字记录，是中医知识的主要载体，离开它就无从谈到中医学术。所以，文献作为中医知识的载体，当然的是中医伟大宝库重要的组成部分。文献研究就是要重视这些载体，然后在浩瀚的文字记录中挖掘、整理相关知识，这是继承中医的基础。

2. 探求中医学理论的渊薮，继承和创新中医理论 中医学理论与其他理论一样，不是靠某些圣人如黄帝、岐伯的天才创造，或是某种先验的东西，它是在大量实践的基础上进行概括、总结、归纳、抽象。前人对中医学基本理论知识的整理研究已做了大量的工作，但并非一次或几次可以终结，我们仍然需要在大量文献研究的基础上，去进行规律的探索和理论的概括，然后在此基础上结合现有的理论知识和临床实践才能达到理论的创新。如基础理论研究的重点《内经》的研究，两千多年来，围绕《内经》的研究，古今的学术著作已有 400 余部，论文何止万篇，涉及的理论问题浩繁、临床技法无数，可谓千头万绪，令人眼花缭乱，目不暇接。我们只有运用文献研究的方法，才能以敏锐的眼光，抓住其中具有规律性的东西，创造性地把千百年来的这些研究成果加以系统化、条理化，获取知识，在继承前人的基础上达到理论的发展和创新。

3. 指导中医临床 在大量中医古籍中，有相当一部分是属临床医学，其中又有两方面内容：一为临床各科理法方药；一为历代医家临床验案与经验体会的实录。此类文献，不仅是临床医学几千年实际经验的全面记录，而且对当前和今后的临床医学，仍有十分重要的指导与启迪作用，是文献研究的重点之一。如临床医籍《伤寒杂病论》自问世以来，其得医家青睐，后世奉之为医学经典，执业医必读之书，流传至今已有 1800 余年，不仅不失其历史文献地位，而且更具有临床应用价值，奠定了中医辨证论证的基础，为中医学术的继承和发展，开创了全新的道路。历代医家研究该书的文献著作非常多，有理论的研究，更多的是结合各个医家自己的临床经验而写的关于临床方面的研究，补充完善了《伤寒杂病论》辨证论治体系，如治法分类体系、方证分类体系、因机分类体系、病证分类体系、阴阳分类体系、六经分类体系等，我们只有在这些浩瀚的著作文献中运用文献研究的方法才能挖掘继承适合现代中医临床需要的证候学知识，用于指导临床工作。

（二）证的规范化研究

规范化是科学的特征之一，中医学的规范化是中医学向现代化和科学化迈进的先决条件。辨证论治是中医学术体系的特色与精华，证候的规范化研究是证候研究的一个重要方面，也是中医学规范化的龙头。中医证候规范化的目的是实现中医证候诊断的规范化，使中医的科研、医疗、教学都有一个"统一的标准""统一的根据"。

自 20 世纪 80 年代以来，随着中医学术建设的发展及临床科研工作的不断深入，中医规范化已成为中医界研究的重大课题。证是立法遣方用药的依据，法随证立，方依法制。证候诊断客观化、标准化是辨证论治规范化的基础，因此，近些年来不少学者在中医证候规范化研究方面做了很多的尝试，在思路和方法上进行了新的探索，取得了一定的成绩，形成了一批行业标准、国际标准等，为临床诊治提供了许多客观依据。但在这些规范化研究的标准当中，制定的各种证候诊断和评价标准，均来源于历代文献描述和专家个人的经验，虽不乏深厚的实践积累，但终究带有一定程度的主观偏倚，缺乏现代科学研究方法、技术和数理统计学的支持，因此，各标准之间仍然存在着证候分类、证候名称规范及具体内容有明显的差别，使证候的诊断标准不统一，并且将规范后的结果与规范前的资料进行比较时，很难发现它们之间有何本质的区别。从使用的实际效果而言，规范前后的研究结果并没有实质性改变，导致规范化的工作没有达到预期的目的。这说明，研究虽然找到了突破口，但由于研究方法的局限，使目前仍在突破口前停滞不前。

证候的规范化研究应当沿着证定义的规范，证名的规范，证的诊断标准、证的分布及演变规律的研究等方向进行，使研究呈循序渐进的递进关系。这样的规范才能言必有据，前后中医证候的规范研究工作，应与当代中医、中西医结合等各方面的专家共同协商，把各自的经验体会、对证候的特色认识渗透进去，发挥专家的群体作用，达成共识。尤其要重视临床工作者的意见，避免中医基础理论的研究与临床实际需要脱节，使我们的研究能够服务于中医临床，满足提高中医临床诊疗水平的迫切需求。

（三）证的实质研究

证的实质研究包括证实质研究中存在的具体问题、证实质研究的思路方法问题和证实质研究难以深入的基本问题三个方面。早期的证实质研究，是在摸索中前进的。人们从单一证型出发，借助比较简单的研究设计探讨证的特异指标。此时暴露的主要问题是，通常不设对照组便进行观察；观察指标多半是单一的。观察指标的选择可以是预见的，但不应是先验的。应当在预见的若干相关指标中通过观察研究进行筛取，而不是研究伊始即把观察指标限定好了。而观察单一指标本身便预先做出了这样的限定。不能说证实质研究的早期不涉及思路方法问题，但真正重视和发现思路方法方面的问题，还是晚些时候的事情。当证实质研究全面铺开，有关研究准备向纵深发展的时候，思路方法问题便非常现实地被提出来了。例如，证实质研究应着眼于一般的证，还是具体的证，证实质研究应设立参比证型进行证的比较研究，那么，参比证型如何选择？即在证的层次和递阶关系上如何符合中医理论和逻辑方面的要求。对具体的证来说，是单指标、单病种还是多指标、多病种进行其本质的探讨？若为多指标和多病种，指标和病种如何选择与限定才是合理的、科学的？是进行以证统病还是以病统证的本质研究？针对不同病证，是由器官水平，抑或是细胞、亚细胞和分子生物学水平进行研究？指标是否越新越精密越好，诸如此类。都属于证实质研究应当明确的思路方法问题。这些问题不明朗，证实质研究便无法深入。应当承认，正是在这些思路方法问题上，学术界还处在捉摸不定、我行我素的状态之中。

当前，解决思路方法问题显得如此重要，正确的证实质研究在于具体问题思路方法，我们期待发现新的突破口，并且深信能够找到理想的突破口。

第三章 现代中医证候学研究

第一节 现代中医证的基本特征

中医证的基本特征是现代中医证候学研究的重要目标，总结分析其研究成果，其基本特征可归纳如下。

一、证具有特异性

特异性即可辨性，不同的证具有不同的临床表现和特有的病理生理特点。如肝郁脾虚证、肝血瘀阻证、肝阴不足证，病位都在肝，但肝郁脾虚、血瘀、阴虚决定了截然不同的证候特征。现代中医对证的病理生理学基础进行了更为客观的探讨，如心气虚证，患者可检测到如下变化：左室射血时间（LVET）缩短，射血前期（PEP）延长，PEP/LVET 比值升高。肝火上炎患者机体则处于应激状态，肾上腺皮质、髓质机能增强；炎症介质增加，血管内质细胞损伤；调节血管舒缩的活性物质变化，呈血管扩张，毛细血管通透性增加。此外，肝火证还存在过敏反应、血清 T3 上升、代谢旺盛、能量消耗增加和贮备减少。

二、证具有多元性

证是疾病过程中某阶段出现的一组在病机上有着共同基础的症状和体征，这些症状和体征在本质上有着内在的联系，是反映疾病在某阶段的病因、病位、机体状态的病变机理，及其相应的临床表现在内的一个综合的多元结构概念。以肝病血瘀证为例，直接病因为瘀血，病位在肝，病变机理为各种原因导致肝血瘀阻，典型表现为肝痛如刺、痛处不移，入夜更甚，胁肋下或见肿块，舌质紫黯，脉象沉涩。实验室检查指标可见：血黏度增高、肝血流图表现为血流受阻、彩色多普勒显示门脉血流量增加、肝纤维化指标增高等。证候的形成过程及其表现形式的信息组成，都具有多元性。此外，在疾病的全过程中，信息的量和质随时都发生着变异。形成一个能够识别的证，一般来说必须有多个信息的组合。各个层次的信息随机组合可以使一个证出现成百上千种动态变化。这样便形成了证的主症、次症及证的合并、兼夹。如表、里证相兼，寒、热证错杂，虚、实证合并等，使证的病理实质的复杂性和关联性得以概括。因此，从证的多元性角度探讨其本质，有助于临床对复杂病情的分析与判断。

三、证具有可变性

可变性也称转移性。证既然是疾病发展过程中某一阶段（时间）或某一侧面（空间）的质与量的反映，故当病情发展时，其内在的病变因素在质与量方面均会发生微妙的变化，证也会发生变化。如肾阴亏损证、阴虚火旺证、阳亢中风证，病因都是阴虚，病理变化由阴虚而致火旺，而致阳亢生风，疾病的证候特征显然发生了变化。此外，在疾病的发展和治疗过程中，邪正斗争的趋势发生转化，证的属性也会发生变化，如《伤寒论》中表、里证的转化，虚、实证的转化等。认识证的可变性特点及规律，对提高临床辨证的准确性和灵活性都非常重要。

四、证的反常性和隐匿性

中医学认为，"有诸内必形诸外"，但疾病的外在表现（症状和体征）受多种因素的影响（如疾病的潜伏期、初期或恢复期，或药物的作用），都会导致临床表现与病理不尽一致，甚至出现某种假象，使辨证结果难以反映疾病的本质，或出现"无证可辨"的情况。如仅以血尿为主诉的患者，无其他症状，舌脉均正常，经检查有泌尿系结石，中医诊断为"石淋证"。医者可以在"辨病"的情况下，或仅根据患者生活习惯，推测为湿热蕴结下焦，煎熬尿液而成砂石，热邪灼伤络脉，故辨证为湿热蕴结证。再如无症状乙型肝炎病毒携带者，多系湿热疫毒内伏证，对这种隐匿证的认识，多源于大量临床病例的反推及现代中医研究的论证。

第二节　中医证候学研究思路

证候学研究是中医学现代研究的一个重要环节，现仍处在百家争鸣时期，其研究思路归纳如下。

一、基本证向复合证研究过渡

证候的现代研究应该以现代疾病为切入点，从基本证候（单证）着手，逐步向复证研究过渡 现代医学对许多疾病都有非常深入的认识，证候的现代研究应该首先选择这些具体的疾病作为研究内容。比如，研究肝病的证候特点就不如研究肝炎或肝癌更容易得出结论，因为肝病是许多肝脏疾病的总称，其内部未知的东西更多。另外，当前中医临床具体证候多为复合证候，名称混乱，且证候的宏观诊断标准不十分规范。从另一个角度看，中医的一些基本证候（如阴虚、阳虚等）还是有公认的基本的宏观标准的。还有一些基本证候（如肝郁证、血瘀证等）的宏观标准在同行中有很高的公认程度，稍加协调就能统一。如果将这些证候与现代各种检测结果挂钩，进行相互之间的关系探讨，就有可能较准确地了解中医某些证候是否包含某些现代指标的变化，最终确定哪些指标能充实到这些证候的现代诊断中去，从而赋予这些证候现代定义。

二、临床与实验研究相结合

证候现代研究首先应该以人为研究对象，取得相当成果后再进行动物实验才有意义。尽管动物实验和实验动物在医学发展过程中具有十分重要的作用和地位，是医学研究不可缺少的，但由于证候概念的特殊内涵决定了要在动物身上模拟人的证候起码在现阶段几乎是不可能的。迄今为止，各种证候的动物模型，在造模方法上似乎越来越进步，看上去也都有这样那样的道理，但仔细推敲都很难符合中医的临床实际，即使被认为制作方法非常稳定、重复性很好、用得也很普遍的中医证候模型是否真正能模拟相应的证候，现在也都还不知道。用这些模型来研究证候又是犯了以未知研究未知之忌，即使研究出看上去很漂亮的结果，最终也是脱离实际的。因此，在证候现代研究过程中首先要实事求是地提倡和鼓励直接以人作为研究对象，在人体研究取得系统性成果之后，再进行动物实验研究才有意义。

三、与自然科学相接轨

证候的现代研究不仅要与生命科学接轨，更要与整个的自然科学接轨。生命科学的发展日新月异，随着技术的进步和研究的深入，人们越来越重视从整体水平认识和把握生命现象，证候从一开始就是在整体水平上进行定义的一个传统医学的概念，因此，生命科学领域的每一个新技术和新发现都有可能也都应该及时地被应用于证候的研究。但这还远远不够，证候是一个十分复杂的生命现象，应该也只有及时运用整个自然科学最前沿的新技术、新方法去研究它，才有可能取得划时代的成果。毫无疑问，数学、物理、化学、信息学等领域的现代技术都从不同角度应用于证候研究之时，必是证候现代研究取得辉煌成就之日。譬如，继基因、基因组学之后，人们又认识到任何基因、基因组都只有在表达蛋白质的前提下才能表现出生命现象，所以蛋白质组学应运而生。尽管从蛋白质芯片的制作到数据处理无不涉及数学、化学、生物学等当今自然科学领域的最新技术，但我们没有任何理由不及时地运用蛋白质组学相关的技术来研究证候的现代特征。如果能发现不同证候患者的血清在蛋白质图谱有任何稳定的可重复的差异，那都会十分迅速地为被研究的证候赋予完全新的且能被所有人接受的现代定义。

第三节　现代中医证候学研究的发展趋势

一、辨病与辨证相结合

病证结合辨证是中西医结合的产物，具体地说就是西医辨病，中医辨证，以病统证的一种辨证方法。西医详于对疾病的诊断和鉴别，对疾病的病因、病位、病理变化较为具体，长于对病因有针对性的治疗。而中医辨证主要是以四诊所收集的资料为依据，相对于西医的检测指标而言，其客观性，准确性，稳定性，特异性等方面更受医患双方主观因素的影响。辨病论治曾经在中医诊断中起过重要作用，如今基本上以成为西医的一大特色，辨证脱离不了辨病。辨病治疗的模式先于辨证，而后者却是高层次的对症处理。有些疾病，没有明显的症状，但经西医检测能发现某些指标出现异常，这个时候，如果按中医的传统辨证，则会出现无证可辨的尴尬局面。而有的时候，很多疾病出现相同的证候，此时如果你用同样的方而不考虑当前病的不同，也不能收到满意疗效。这就要求辨证与辨病相结合。虽然有些患者身兼多病以及处于亚健康状态的病群，让人无法集中于其中的某一病或证，但多数情况下，我们还是采用的病证结合的方法。现代所编的中医临床教材已逐渐循此体例。病证结合辨证在现代中医临床中使用十分广泛，在利用各种方法，包括西医诊断技术对疾病进行全面诊查后得出西医诊断，然后在此基础上进行中医辨证，结合西医辨病指导临床治疗。与传统辨证的不同之处在于：①它不拘于某一种辨证方法，上述各种辨证方法均可灵活使用，甚至综合使用。②它不拘于中医传统四诊，现代医学使用的各种诊断技术也可以作为辨证的依据，并由此产生了微观辨证。③它不拘于中医辨证，也充分考虑疾病的特殊性，是辨病与辨证的结合。病证结合辨证是中医辨证理论和临床理论的发展，虽然还没有形成系统理论，但已经成为中医证及辨证研究的热点课题。

二、拓宽传统"四诊"视野

现代中医证候学研究不仅拓宽和加深了传统"四诊"视野，而且在某种程度上的确能提高中医临床诊治水平。中医临床疗效的判断决不能仅满足于整体症状和/或体征层次上的改善，还必须结合微观指标的变化，方能得出令人信服的结果，以提高中医临床疗效的客观显示度。从科学观和方法论的角度看，只有兼顾整体与局部统一、综合与分化统一、宏观和微观统一，才是自然科学发展的正确方向。同时，通过病证结合、宏观与微观结合以寻求中医证的共性与个性指征。

三、深化中医证候与体质、基因的关系

1. 中医证候与体质的关系　中医证是疾病发生发展过程中对疾病某阶段病因病机

本质的反映，证又是机体作为整体对致病因素做出反应所处的一种功能状态。证所体现的这一功能状态既与致病因素的性质、强弱有关，更与患者个体的体质因素有关。中医所谓同病异证、异病同证的产生可能与体质有关。中医临床除了强调辨证论治的基本原则之外，还非常重视"因人、因时、因地制宜"，说明中医将不同患者的"个体差异"即体质提高到了很重要的地位。如同样感受外邪，根据患者体质之不同，中医学认为有从阳化热、而从阴则化寒之异。体质的形成由先天禀赋（遗传因素）与后天（如环境因素、营养因素、致病因素等）所决定的，在某种程度上，体质因素决定着疾病的发生与证型，决定着证的转归和疾病的预后，体质和证共同反映着人的生理病理状态。因此，体质分析和辨证论治关系密切。西方体质学说源于希波克拉底"四液"说，而有胆汁质、多血质、黏液质、抑郁质四种体质之异。在中医典籍《黄帝内经》相关篇章中有关于体质的论述。如《素问·评热病论》说"邪之所凑，其气必虚"；《灵枢·百病始生》说"风雨寒热，不得虚，邪不能独伤人"；"两虚相得，乃客其形"。《素问·遗篇》强调"正气存内，邪不可干"。可见，体质的强弱与发病密切相关。一般认为，体质包括身体素质、心理素质、心身素质；体质是个体在先天遗传的基础上（内因），在后天各种因素影响（外因）下形成的相对稳定的生理状态。国内匡调元《中医体质病理学》一书代表了中医体质学研究的水平，同时亦有学者开展了"肥人多痰"的体质调查研究。体质的分类有六分法、七分法与十二分法等，有关调查研究资料表明，气虚体质是最常见的体质类型之一。

2. 中医证候与基因的关系　中医学属自然科学范畴，它是研究人类生命过程及其与疾病斗争的一门科学，具有独特的理论体系和丰富的临床经验；是以生物学为基础，与理化、数学交融，与人文哲学相互渗透的科学。由于历史、文化背景的限制，中医学只能靠对生命现象的整体观察，而未能对其进行深入研究。随着人类基因组学研究的进程，人类疾病的诊断、预防与治疗最终将从基因水平上进行，并已展示出诱人的前景，这给以宏观辨证为主的中医学带来了严峻的挑战。现代医学已认识到许多疾病的产生是由多基因决定的（相关易感基因的多基因调控紊乱），而不是单基因决定论。这种多基因论点体现着中医的整体观念，也体现着中药复方的多靶点（包括基因的表达与调控）调节的优势；不同的个体患同一种疾病时，所表现的证是有个体差异性的，而且即使同一患者在不同阶段所体现的证也是不同的。这一现象的根本原因是由于证的差异而造成的，而证的产生归根是由于个体差异性产生。基因组学认为不同的个体具有不同的 DNA 序列，这种 DNA 序列的多态性决定了个体的差异，这正好与中医证不谋而合。这种多态性与中医同病异证、异病同证的证是否存在着某种内在的必然联系？所以我们可以从基因组学的角度出发，找出证的相关基因，通过测序，然后与基因库中的顺序做同源性匹配，找出基因的定位，而且可以更深入地研究基因所表达的蛋白质的功能，完善证的研究。这是摆在中医科研工作者面前的有待探索研究的课题。值得庆幸的是，为促进中医药与现代生命科学前沿——基因组学的沟通，寻求新的研究和发展领域与途径，国家中医药管理局科技教育司于 1999 年 3 月 14～15 日在北京召开了中医药与基因组学研讨会。会议代表一致认为：中医药与基因组学结合研究领域，首先是中医证候学与相关（易感）基因研究。

四、加强临床辨证方法学体系的研究

中医学在长期的临床实践中，历代医家创造、总结了许多辨证方法，如八纲辨证、病因辨证、气血津液辨证、脏腑辨证、六经辨证、经络辨证，以及明清温病学派创立的卫气营血辨证、三焦辨证等辨证方法，以上各种辨证方法各有其特点与应用范围。近百年来，中医学发展相对滞缓，时至今日尚未有新的辨证方法产生。尽管有学者提出微观辨证、体质辨证、抓主症辨证、辨病与辨证相结合，以及络病辨证等，虽然产生过较大的影响，但尚未形成新的学术流派。中医学的生命力在于如何提高临床疗效，而疗效的提高先决条件之一有赖于辨证的准确无误。中医辨证方法迫切需要创新，总体思路为文献研究与临床研究相结合，回顾性研究与前瞻性研究相结合，个案研究与群体研究相结合，传统研究与现代研究相结合，依据临床流行病学/DME 原则、循证医学的规范要求进行总体设计。并开展多中心、大样本的随机临床研究，对现行新的辨证方法加以整理提高，同时确定辨证、辨病各自的适用范围，确定微观辨证、体质辨证的临床价值，揭示抓主症辨证、专科专病及疑难病证的辨证特点与规律。

第四节　现代中医证候学研究综述

一、证的规范化研究

证候是中医立法处方的依据，证候诊断客观化、标准化是辨证论治规范化的基础，因此，近些年来不少学者在中医证候规范化研究方面做了很多的尝试，在思路和方法上进行了新的探索，取得了一定的成绩，对中医证的认识有了进一步的深化，为临床诊治提供了许多客观依据。但也存在着许多问题，有进行总结分析的必要。

因受历史条件限制，中医理论不太重视各种概念的规范化，同一个概念往往有不同的表述方法，缺少规范的术语系统。同时，辨证的灵活性和个体化特点使中医辨证很难精确地定义和表达，导致对同一疾病、同一患者，不同的中医师或者同一医师在不同时间往往有有不同的辨证结果。这使得中医的证仿佛难以捉摸，似是而非，给中医证的研究带来了不少困难。因此要对中医证进行研究，首先要做的就是证的规范化工作。

证的规范化是一项艰巨的任务，它至少包括证名的规范，证定义的规范，证的诊断标准、证的分布规律及演变规律的研究等。

（一）证的定名

证的命名应遵循科学性、实践性、传统性、精炼性的原则。①科学性：能揭示疾病阶段的主要矛盾和不同疾病的共同矛盾。②实践性：能运用于临床、如实描述临床辨证特点。③传统性：要在文献整理的基础上，筛选出科学合理而又临床沿用的证名作为规范的通用名，而废弃那些不科学或生僻难见的证名。④精炼性：证名用词应具有较强的概括力和准确性，力求表达清楚，准确精炼，文字简洁扼要。

中医临证，证虽然变化多端，但并不是没有规律可循，其基本证仍然是有限的，只要对最常见的基本证进行规范，就可以规范变化万千的中医之证。相反，如果以此为理由放弃对证名的规范，就使证规范化的其他工作失去了前提。同时，证名规范还是对中医辨证进行规范化、信息化管理和研究的前提，因此中医证名规范是势在必行的。

虽然如此，证名规范化的工作却是十分繁杂的。证的表述用字以多少为宜，看来是一个简单的数字问题，其实不然。字数的规定不但有美学方面的考虑，更重要的是，证的表述所用诸字是否携带了做出证的判定的足够信息。正是从这个意义上，必须非常慎重地处理这个问题。在字数上是整齐划一，还是允许适当灵活，都要加以考虑。证名所用术语的统一，是证名规范的重要内容。用字相同而排序不同者，应斟酌其宜，立为正名。如称肝郁气滞还是称肝气郁滞，是叫血瘀还是叫瘀血等，均当议定。词义相同而用字不同的术语，应取其雅达者，立为正名。证名的规范，还应注意与其他诸证名称的照应，如用中气还是脾气，称脾胃抑或中焦，只要区别不大，亦应统一称呼。在证名规范的过程中，原有证名的取舍是不可避免的，具体操作时还需要学者们的艰苦工作。

（二）证的定义

中医之证是综合分析了各种症状，对疾病处于一定阶段的病因、病位、病变性质，以及邪正双方力量对比等各方面情况的病理概括。传统上比较重视病、症、证三者的区别，各种教材和相关书籍论述也很多，比较容易理解。但在实际运用中往往证、证候、病机混称，在概念上显得十分混乱，是规范"证"之定义的难点所在。

证和证候这两个概念的含义既相同，又有本质区别。中医学术界曾经将两词通用，如第二、第五版的《中医诊断学》教材中即有"证，即证候"的说法。但随着对中医术语的规范，二者的含义已经大有区别。所谓"证"是机体在疾病发展过程中某一阶段的病理概括，它包括了病变部位、原因、性质以及邪正关系，反映出疾病发展过程中某一阶段病理变化的本质。早期中医"证"所带有的疾病征象的含义已不再属于现代"证"的范畴。而"证候"则是指机体在疾病发展过程中的某一阶段出现的各种症状的概括，是相互关联的一组症状的组合。可见，证是对证候所进行的本质的病理抽象，而证候则是证在患者机体的具体体现。

对中医证的规范化研究，可采用以下几种方法：①文献学方法：对历代中医文献、现代高院校各版本教材（尤其是中医诊断学、中医基础理论）、中医或中西医结合期刊文献资料及国家卫生行政管理部门、各专业学会颁行的诊断标准或证候专著进行归纳、总结，可借助于电子计算机数据处理系统，筛选出科学合理、符合中医理论内涵，为多数人所接受的证的名称与证的概念。②临床流行病学调查方法：对历代名医医案及现代名老中医的临床验案、相当规模的医院住院病人、门诊病人的临床证及其主症进行系统分析统计，找出同一证候不同证名出现的频率及组成某一证候主症、次症的要素，从而确定其证名与概念。③把证放到病、证、方药这一体系中考察研究它的概念、诊断等问题，证是疾病过程中某一特定时期具有特征性病机变化的机体整体反应状态，证出现于疾病过程之中而不能独立于疾病之外，任何离开了具体病的证都是不可思议的。

（三）辨证规范化

1. 诊断标准的确定　中医证的诊断在历史上存在着混乱的局面，这一现象一直延续至今，其诊断方式与方法不一，其中所涵盖的表象繁杂多样或者证候的内涵过于宽泛，不同证之间互有重叠缺乏特异性，或者是缺少对诊断有决定性意义的特异性表象，使证诊断标准难以统一，诊断依据有随意性，诊断标准多样，各标准间差异较多，因此制定一个统一的证诊断标准是当务之急。它除了必须遵循科学性、实用性、继承性原则外，尚应体现辨证的系统性和发展性，突出证的特异性和稳定性，其技术关键是中医证的诊断要素——表象的量化。

2. 表象的量化　表象的量化实际是中医证候标准化的一部分，是实现证的诊断规范化的手段。在临床上表象主要包括主症、兼症、舌象、脉象等。

（1）主症：即该证候的主要突出症状，反应疾病的主要特征，具有一定的特异性。

（2）兼症：即次要症状，是作为主症的补充症状。目前证诊断标准的基本模式是"主症＋兼症"。这种思维和表述方式既不符合中医学理论，又有悖于事物发展规律。单一"主症＋兼症"的证候诊断标准无法概括所有疾病中证候的发展变化情况，诊断标准中主次症的划分有着明显局限性和随意性，不能准确反映疾病本质。因为证候伴随的疾病不同，其主症与次症也随疾病的变化和/或疾病发展阶段的变化而出现动态改变，也就是说恒定的主症和次症是不存在的。

（3）舌象、脉象：是构成证候不可或缺的条件，对某些证候的特异性较高，如苔黄腻、脉濡数是湿热证的主要表现之一。

（4）体征、理化检查指标：是对证候诊断的补充，随着证候现代化研究的不断深化，某些理化检查指标可以作为某个证候的特异性指标，或反映其轻重程度的量化指标。如木糖排泄率和唾液淀粉酶负荷试验已作为公认的脾虚证的诊断指标之一。

针对某一具体病证来说，其所属表象的专属性和轻重程度是两类不同性质的判断问题，两者从不同侧面直接影响病证的诊断。以往，中医临床比较重视相同表象在不同病证的有无，而对同一病证所辖表象的轻重程度不予重视，或者说同一表象一旦有表现程度上的差异，便被划归不同的病证，并用不同的词语来表述，如口微渴、口渴、口渴欲饮、口渴引饮、口渴多饮、大渴饮水不止等，是对口渴程度的不同表述；再如微汗、少汗、有汗、汗出、汗出不止、大汗、大汗淋漓等，是对汗出状况的具体描述。然而，诊为相同病证的患者，其共有表象确有或轻或重之别，这对中医证的诊断有不可忽视的重要作用。表象轻重程度的量化主要涉及三个方面的问题。

一是表象量化分级问题：只要可能，表象量化所分级别越细越分明越好。不同表象的表现形式不同，分级的难易程度也不同，完全按同样的级别量化表象是不现实的。不过，对同一病证所辖表象的量化级别若是千差万别，亦不便于操作。在具体病证之内，应当寻求既统一又分明的折中的量化级别，进而确立各表象相应的量化标准。

二是表象量化的方法：表象量化方法包括考察表象出现的频率；考察表象持续时间；考察表象的性质程度；考察表象与外界刺激的关系。上述四种方法不应彼此孤立开来，而应相互合参，综合予以量化。在对具体症状实行量化时，应尽可能通过转换后采用数字来表达。如失眠，以其具体睡眠时间（小时）进行程度定量；纳呆，以其每日进食量与正常进食量的比值进行程度定量；便尿频多，以持续每夜小便的次数来定量等。当然，还可根据表象发生部位的多少、表象的直径、面积和体积的大小等进行轻重程度的量化处理。

三是结合西医症状标准：对西医疾病症状诊断标准和疗效判定标准的借鉴，已经在一些证规范化研究中有所尝试。这些标准多半是国内外学术界公认的，移植这些标准对确立中医自己的病证症状量化标准具有重要的启示作用和应用价值；有利于两种医学症状量化方法的沟通与互补。

3. 证候诊断的结构层次 确定证候诊断标准还要考虑病、证、症的关系。

（1）证同而临床表现又因病而异，表现为：①同证异病主症与次症不同。②同证异病有特异性表现。③同一证因病不同，其病理表现不一。

（2）同证演变发展趋势不同。因此病种不同，其主症、次症、舌脉表现也有差异，诊断标准亦应因病而异。解决的方法是将证候合理地划分为不同的多级结构层次，既遵循共性法则，又兼顾特异性、个体化原则，以适应临床诊断的灵活性。如气虚证可分为以下四级结构层次：一级结构即属虚证范畴，是阴、阳、表、里、寒、热、虚、实、气、血这些核心证候，在书面诊断中不必写出，或已隐含于下级证候概念中。气虚证为二级结构，是机体脏腑功能衰退，元气不足而出现的全身性证候的总称，临床表现为神疲乏力，呼吸气短，语声低微少气懒言，食欲不振，面色㿠白，舌淡、脉虚细无力等。三级结构即随疾病出现的脏腑部位不同而表现为不同的气虚证，其主症、次症也有区别，如心气虚证以心悸、怔忡为主症，肺气虚证以喘咳气短，自汗畏风、易于感冒为必备症。四级结构即根据病种、病理演变发展趋势、患者的体质、心理、地理、社会环境及西医病理与理化检测指标，在二级证候的基础上加以微调、细化，使证候更准确地反映当前疾病状态的病理本质，使治疗更具针对性。如脾气虚夹湿证反映了脾气虚是主要病理矛盾，又因气虚不能运湿而致水湿内停，且水湿较轻，为次要病理。脾胃气阴两虚证反映了脾气虚又同时存在胃阴不足，后者可以有口燥咽干、舌红、少苔等阴虚症状，也可以胃镜象为诊断依据。脾胃气虚夹瘀证，揭示了脾气虚的基础上兼有血瘀证，可以看作是复合证候。一个特定的证候可能是四级甚至是五级结构系统，也可能是三级或二级结构层次，因证而异。

证候的结构可分为若干级层次，可以阴、阳、表、里、寒、热、虚、实、气、血为一级证候，它是确认任意临床证候和所有临床证候内涵的规范标准，因为它能准确表征和规范人体正邪抗争的状态和趋势，是证候对象本质属性的总和，对疾病现象采用定性和复合时空等范畴进行规范化处理，因而构成诊断证候的总的准则。表里、气血是关于病位的一对范畴，寒、热是关于病性的一对范畴；虚、实是关于病势的一对范畴；阴、阳是关于复合时空的一对范畴。可以用现代数学和物理学的观点分析，证候的一级结构是一个变量系统，具有希尔伯特空间基本性质。临床的任意证候都是在这个函数空间中取某几值域而成，因而所有的临床证候也就可以看成是由阴、阳、表、里、寒、热、虚、实、气、血排列组合而成的统一辨证体系，因而可以利用电子计算机模拟临床试验及病案资料建立数学模型，随机抽样论证，然后根据统计学处理，以验证找出证候诊断的规范标准。中医学比较定型的证候有 300 个左右，处于不同层次中的各种证候之间，不仅具有相邻的关系而且还有相继的关系，使中医证候的层次更加分明，令其结构趋于立体化，有利于进一步探求更加接近于临床的最优化的层次结构模式，如何探求一种为大多数人所接受的理想的分类方法，是辨证规范化的关键。

（四）辨证微观化

辨证微观化是中医辨证发展的必然。中医师在临床工作中同时使用传统四诊和现代诊断技术，新技术对疾病的入微观察是对四诊的很好的补充材料，在这种情况下，如何利用现代诊断技术的结果进行辨证就成为中医师们必须面对的问题，在初步实践的基础上，学术界出现了微观辨证这个新名词。由于微观辨证事实也关系到证实质研究，因此将在下一章里详细讨论。

（五）证的数量规范

证的数量的规范，具体包括证的总量的约定、不同类别证的约定和一病所辖诸证数量的约定。

关于证的总量，似乎将具体的证确定下来，总的证的数量便明确了。但事实上，现阶段各综合性规范中证的总量或相差较大，或相差虽小而各证互相参差者甚多。如《中药新药临床研究指导原则》第 1、2 辑共提出证型 549 个，除外各病互见的 244 个，实际提出 305 证。与赵金铎氏《诊断学》和冷方南氏《轨范》收录的 311 证和 308 证相差不多，但在具体证上则互有参差。因此学术界应通过剔除伪证、统一那些含义相同而称谓不同的证，进而使证的总量大体确定下来。

不同类别证的数量约定，是以证的分类为前提的。凡涉及证的分类问题，都会遇到两种情况：一是各类证之间存在重复现象。这在脏腑证、伤寒六经证和温病诸证中均可见到；二是以证统病还是以病统证的问题。若是以证统病，对证分类或许是必要的，但要妥善解决各类证的重复现象。倘若以病统证，对证进行分类便毫无意义，关键之处应在于某病可辖何证。

病辖诸证的数量问题可分为中医病辖诸证和西医疾病中医分型两类问题，这是对证进行规范需要一并解决的问题，是中医临床和中西医结合的关键性问题。通常在对某病的中医分型进行综述时，少者可达 10 余种，多者竟达 20 余种，呈现出见仁见智、百家争鸣的局面。不过，从证的规范的角度，则显得杂乱无序、毫无定律、各行其是，给人一种中医对证的认识可以随心所欲的感觉，使人们对中医的科学性产生怀疑。因此，必须对中西医病辖诸证进行规范，处理好病辖诸证的确定性与不确定性的关系，即一方面必须通过规范约束和指导人们的专业行为；另一方面允许学术界广泛的学术探索。目前病辖诸证和证的数量尚缺乏统一的比较科学的标准，建立科学统一的考察和修订方法则是重新对病辖诸证进行考察和修订的首要前提。

（六）证的规范化难点思考

中医诊断疗效标准研究的核心内容和难点是中医证候的规范化。它关系到中医药学的各个方面，而且几十年来已经做了大量的工作，取得了不少成绩，有了一定的基础，形成了中医标准化以"证"的标准研究为核心蓬勃发展的大好局面。其主要依据是：证候是中医病证诊断的二要素之一，同时证候规范是中医临床辨证论治的基础和前提。在 1986 年 3 月北京召开的中医证候规范第二次会议上对中医病、症、证的定义和规范进行了认定，自此中医"证"的标准化研究进入了多层面的发展阶段。中医界已经形成一种共识：中医标准化研究是中医学向现代化迈进的先决条件，中医标准化研究要以中医"证"的规范化研究为核心开展。进入 90 年代，多个国家标准、行业标准及高等院校教材的相继颁布发行和病证诊断疗效标准的实施等标志着"证"的标准化研究进入了一个新阶段。1991 年列入国家科委攻关项目的《中风病证候诊断标准》获国家科技进步三等奖，它是以中医理论为指导，高科技，多学科参与，从临床实践中不断总结提高，总结出中医证候诊断学是一个非线性的，多维多阶的无限组合的复杂系统，创造了将证候进行简化分解，临床应用时交叉组合的一种降维升阶工作，为中医证的标准化提供了新思维，新途径。

另一方面，在实践中人们的困惑和忧虑也在增加，一是证候的标准不够标准，在执行中困难很多，二是证候本质的研究进度慢。这二者是互有关联的，证候命名不标准造成证候本质的研究困难，证候本质研究的滞缓，造成证候命名标准缺乏依据而不前，二者虽有密切的关系，但不应因此而认为证实质研究无突破，证的名称、术语标准就无法进行。现在大多数学者都认为是可以同时进行的。正如邓铁涛教授指出："证

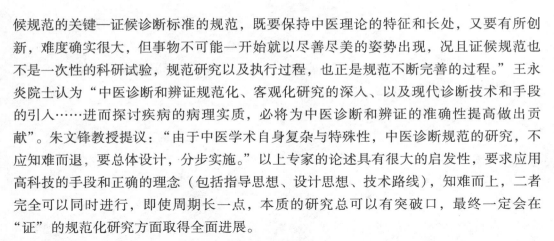

候规范的关键—证候诊断标准的规范，既要保持中医理论的特征和长处，又要有所创新，难度确实很大，但事物不可能一开始就以尽善尽美的姿势出现，况且证候规范也不是一次性的科研试验，规范研究以及执行过程，也正是规范不断完善的过程。"王永炎院士认为"中医诊断和辨证规范化、客观化研究的深入、以及现代诊断技术和手段的引入……进而探讨疾病的病理实质，必将为中医诊断和辨证的准确性提高做出贡献"。朱文锋教授提议："由于中医学术自身复杂与特殊性，中医诊断规范的研究，不应知难而退，要总体设计，分步实施。"以上专家的论述具有很大的启发性，要求应用高科技的手段和正确的理念（包括指导思想、设计思想、技术路线），知难而上，二者完全可以同时进行，即使周期长一点，本质的研究总可以有突破口，最终一定会在"证"的规范化研究方面取得全面进展。

实践也证明，在现有"证"的本质认识基础上，应用信息科学所提供的工具和技术方法，同步开展相关名词术语规范化研究，可以回避那些暂时无法统一认识的学术争议，还可以加快二者的研究进展，缩短磨合期，互相促进，共同提高。因此，当前要突破中医"证"的标准化研究难点，就必须采取二手抓的策略，一手抓相关名词术语规范化研究，一手继续抓"证"的本质研究。

二、证实质研究

（一）证实质研究的进展回顾

证实质研究起始于 20 世纪 50 年代，是中医证研究最先开展的领域，半个世纪以来，几代研究者为此投入毕生的精力和心血，大量的研究机构参与其中，是一个涉及多学科，多层次的大型学术攻坚活动。虽然，至今为止科研工作者取得了一些阶段性成果，其中亦不乏令人振奋，但距离研究的初衷还是相去甚远，最终的胜利仍然需要中医科研工作者的共同努力和创新、不断的追求和探索才能取得。

想要发展中医药学，寻找直接切入点是前提。随着中医院校的组建和中医药统编教材和编写，对中医基础理论的认识逐渐统一，1955 年任应秋先生在《中医杂志》发表了题为"中医的辨证论治体系"的文章，秦伯未、姜春华等先生亦分别撰文，全面阐述和介绍辨证论治体系，获得学术界首肯，确立了辨证论治在整个中医诊疗体系中的特殊地位，为日后把辨证论治确立为中医的两个特点之一奠定了理论基础。20 世纪 50 年代末，由湖北中医学院（现湖北中医药大学）负责开设的全国第二届西学中班集体发表题为"脏腑经络学说是中医理论的核心"的毕业论文，引起学术界巨大反响，从此确立了脏腑经络学说在中医基础理论中的核心地位。这样学术界取得了共识：辨证论治是中医诊疗体系的核心，脏腑证的辨治则是核心中的核心。于是，脏腑证实质的研究就顺理成章地成为中医科学化的切入点，其具体目标首先定位于"肾本质"的研究。50 年代末得以开展证实质研究的另一个历史条件是中医院校的组建和西学中班的成功举办，它们为中医证实质研究做了良好的人员和机构储备。

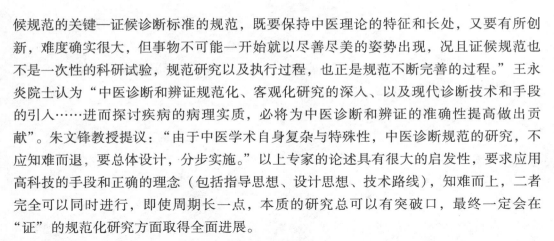
第三章　现代中医证候学研究

60年代初，肾本质的研究初见成效，科学工作者在研究中发现，多种疾病当诊为肾阳虚证时，就会出现同一客观指标的相同改变（24小时尿17-羟皮质类固醇降低），这一消息在学术界引起了很大的震动。与此同时，学术界又开展了八纲证的实质研究，主要围绕阴阳、寒热和虚实对应六纲进行本质方向的探索。总体说来，当时的研究规模较小，局限在几个单位和地区。

70年代中期，证实质研究进入了全面铺开，向纵深发展的时期。一方面，肾本质的研究继续扩大战果，阴阳等八纲证在寻找新的检测指标；另一方面，脾本质和血瘀证实质的研究也相继启动。在70年代的后几年，整个中医界形成了声势浩大的证实质研究的热潮。

中医证的动物模型的研究虽然稍微滞后于证实质研究，但两者实际上是一种孪生的关系。证实质研究向前推进一步，中医证的动物模型的研制便跟进一步。证实质研究拓展到哪个领域，证的动物模型的研制便尾随其后，追踪到哪里。哪个方面证的研究最红火，哪方面证的动物模型自然造得也就最多。如肾虚、脾虚和血瘀证研究最广泛、最深入，3种证的动物模型种类也就最多。从证的动物模型的研究过程来看，有学者将其分为4期，即1960~1976年为散在发生期；1977~1984年为方法尝试期；1984~1988年为初步总结期；1988~1990年为实用期，四期之间不是截然分开的。可以看到，证实质研究与证的动物模型研究彼此照应，互相利用，互相促进，在80年代前后，共同代表着中医学研究与发展的主流。

进入20世纪80年代后，伴随着证实质研究的呼声越来越高，某些证的本质揭示得越来越深刻，人们的忧虑也与日俱增。这种忧虑主要来自两个方面：其一，现实的一切研究都是在中医学尚未进行规范的情况下进行的，具体说来，证实质研究和中医临床研究等都是在未对中医诸证进行规范的情况下展开的。由于证的称谓不尽相同，构成证的症状不尽一致，证的诊断标准也有所区别，因而证的相关性研究（包括基础和临床）可能出现某些差异。故而认为，加速规范化建设，是中医学向客观化和科学化迈进的先决条件。随后，中医规范化研究以证的规范化研究为龙头，并成为证的研究的另外一翼。其二，人们开始对证实质研究能否在中医理论体系的框架之内继承和发展中医药学产生怀疑。甚至认为，证实质研究是把中医学放在从属位置上，用现代医学的方法和手段验证和改造中医学。证实质研究前进一步，中医传统的学术领地便丢失一分，如此持续下去，只能使中医学日趋丧失自主发展的学术地位。坚持这种认识的人，对证实质研究持否定的态度，且断言：用现代医学的方法和手段研究中医的证，只能使中医西医化，此外不会有其他结果。面对批评，证实质研究并未停顿，在各级招标课题对藏象学说研究、证实质研究和中医证的动物模型研究的资助下，证的研究向更广更深更新的领域进展。此间证实质研究的基本趋势是：

（1）证实质研究触及的病种越来越多，五脏诸证的实质研究全面铺开。

（2）参与观测的客观指标遍及不同层次和类别，追逐高新指标成为时尚，开始由单指标研究过渡到多指标研究。

（3）提出"微观辨证"新术语，对其内涵进行界定，并开始在临床尝试推广这种辨证方法。这标志着对证实质的探讨似乎转入初步应用阶段。这一状况显示，证实质研究处于继续发展的良好势头。

然而，进入90年代，证的各类研究急转直下，对各种证研究，包括证实质研究出现了越来越多的反思和诘问，一时之间从研究方向到具体方法都遭到质疑，曾经期待的美好前景日趋渺茫。中医证研究经过前期高速发展的蜜月期之后，七年之痒使研究者们心浮气躁，难觅出处。始于80年代的追求高、新指标的研究传统在这个困难时刻终于显现出巨大的破坏力。相比起经济迅速发展而愈显微薄的经费已承受不起高、新指标的天价，中医证研究陷入追求高、新指标以期获得更多资助，再将来之不易的经费投入高、新指标的无底水潭的怪圈。

（二）证实质研究的对策分析

中医证候实质研究进行了许多的工作，研究者在各项具体的局部的工作中，都获得了预期的结果，找到了某些反应中医证实质的客观指标。但是，如果把这些结果放在一起，汇总起来，从整体上对一个证进行考察、总结时，就会发现结果并不乐观。根据各个局部的结果不能找到某一个或某一组对于某一个证非常特异的客观指标，反而发现许多指标在不同病的同一证中的变化趋势是不一样的，而在同证候中又存在着共同的病理状态。比如，细胞免疫功能下降是脾虚证研究较为一致的结果，但与肾虚证、肺虚证难以区分，其他占绝大多数的指标其特异性更弱。反思这些研究成果，归纳起来，其原因应归结于中医证候实质研究中存在着弱特异性这一特征。特异度是指一项筛检试验能将实际无病的人正确地判定为非患者的比例。证候实质研究的传统目标是追求指标的高特异性，而研究结果的特点恰恰是弱特异性。

通过对中医证候实质研究的思考，可以得出结论，单纯用直观、线性的方法去把中医证候和西医学的理化指标进行一对一的对应，已经不能实现中医证候实质研究的目标。只有综合运用现代研究成果，从多方面着手，找好着眼点，努力探索中医证候的实质。

1. 中医理论概念规范　围绕中医的临床实践，遵循标准化、规范化的有关要求，对中医理论概念进行规范。首先是证名的规范。传统中医理论中的概念多具有模糊性，属于思辨性的概念，缺乏清晰的内涵和外延。应根据中医学理论和临床实践的需要使证的名称能在最大限度内揭示疾病的本质特征。其次，要证候进行规范。每一组证候的临床表现，应该能大体准确地反映出病因、病性、病位和病机这几个方面，这就要求对某一证候的临床表现和诊断标准进行统一描述。再者，证实质的研究不能脱离疾病而孤立进行，在前期的工作中已经知道不同的病，即使是相同的证，其理化客观指标也可能是不同的。所以只有结合病证研究，才有可能真实揭示证候的实质。

2. 继承发掘古代文献精华内容与当代专家的系统调研相结合　首先应该重视发掘

古代中医临床家、理论家对中医学认识的精华，以完善其内容，不能挂一漏万。研究文献在于整理前人的思路，从中再次挖掘出对于发展当代中医有用的东西，拓宽我们的思路。其次是当代中医、西医各方面专家的共同协商，把各自的经验体会、对中医症状的特色认识渗透进去，发挥专家的群体作用，达成共识。这中间尤其要重视临床工作者的意见，不能使理论研究的方向和临床实际需要脱节。这二者的结合，使我们的研究既坚持了中医理论的基本指导思想，又顺应了中医学发展以及现代社会对医学发展的需要。

3. 采用临床流行病学/DME 方法，进行大样本的临床研究 流行病学从宏观或群体的角度，采用人群对照设计方案，研究疾病的分布特点、流行因素以及消长规律，从而探讨疾病在人群中发生和流行的原因。常见病中医证候临床流行病学调研应以中医辨证理论为核心，借鉴现代医学病例对照研究和流行病学人群对照研究及横断面研究的设计方法，收集特定时间内疾病中医证候及其脉症的描述性资料，为疾病辨证分型、辨证标准及证候演变规律的阐明提供依据。这样可以较好的消除地区环境、体质、合并病证等多因素以及调研者主观因素的影响，并有助于研究探讨证候与上述因素的相关性。

4. 要积极、合理地应用现代科学技术 中医学作为一门科学，应该不断吸收、采纳现代科学技术的新进展，并进行多层次、多学科的研究，使中医学的发展具有更为强大的生命力。现代科学技术包括科学的研究方法、现代的先进设备、先进技术等，如模糊数学、多元统计分析等。中医学在脏腑形体结构与功能活动、临床症状等方面都明显的呈现着"亦此亦彼"的模糊性，再加上中医理论的抽象性、思辨性和模糊性，不可能用精确数学来寻求"非此即彼"的确定性规律，所以只能用模糊数学来在不确定性中寻找确定的规律，用确定的概念和方法描述不确定性。模糊综合评价能在更高意义上把握事物的本质特征。跨学科的研究易于找到学科之间的交叉点，也有助于拓宽思路。结合中医特点正确运用这些方法，可能会为证实质的研究提供一些依据。

综上所述，中医学的证候是一个复杂的系统，面对这样一个复杂系统，不可能找到一种方法，轻而易举地将其本质揭示出来。我们应该运用相关领域的成果，在中医理论的指导下，找好着眼点，利用专家和群体的经验，运用处理复杂系统的方法，如定性判断与定量计算相结合，微观分析与宏观分析相结合，还原论与整体论相结合，科学推理与哲学思辨相结合，搞好中医证实质的研究。

（三）证实质研究的新方向

证候是中医基础理论的核心，它上可以联系阴阳、气血、脏腑，下可指导辨证论治、处方用药，近几十年来一直受到重视，开展了较广泛的研究，取得了一批成果。如"七五"以来，中医证候与治则已列为国家攻关项目，开展了血瘀证、肾虚证、脾虚证等的临床与基础研究工作，取得了大量有关证候的临床资料，总结了证候现代病理生理学变化特点。从整体、细胞和分子水平对"证的本质"进行了大量研究，并研制了数十种动物模型。使证候的研究有了较厚实的基础。但是由于证候临床表现的复杂性、发生机制的多样性，证候病理生理及生化等微观检测指标缺乏特异性，证候客观化研究的局限性及困难日益突出。由于缺乏反映中医特色的研究思路和技术支撑，致使证实质的研究长期徘徊，难以取得突破。

20世纪中叶以来，分子生物学渗透到医学的各个学科，推动了生命科学的深入发展。尤其是20世纪末，人类基因组研究取得了重大进展，其研究的技术和方法也日益普及。人类基因组学研究的方法和内容与中医学整体观、辨证观有许多相似之处。在微观水平的基因调控与修饰，反映着生命机体的整体功能状态。基因组学研究充分认识到基因之间的相互联系的复杂性，即一种疾病可能由多个基因的改变所致，而同一个基因不同的表达状态又可能造成多种疾病。特别是从结构到功能研究方式的转变，对基因之间的相互联系、相互作用的日趋重视，反映出基因组学与中医学这两个学科在思维方法上的趋近特征，显示出研究思路与方法相互渗透可能性。

人类基因组计划解决了基因形态结构问题。生命科学将进入后基因组时代，即功能基因组学时代。以人类基因组学为大背景，研究疾病状态和发病过程的基因型的变化规律，将是揭示基因组功能奥秘的关键，同时也给中医证的研究深入发展提供了思路和技术支撑。

依据证候发生和多基因致病的关联特性，用基因组学和蛋白质组学的理论和方法，特别是从基因表达谱或表达产物的差异性比较分析来研究证候发生的基因表达及调控规律，探索证候表现的基因特性，基因表达调控的变化及其规律，探索证候表现的基因特性，基因表达调控的变化及其规律；探讨疾病证候、亚健康状态证候与正常生命活动三种状态基因表达的差异性；总结证候发生的基因组学特征，探索证候发生学的遗传学背景，形成证候基因诊断的基础，并建立证候疗效评价体系的指标。

以证候为背景，从细胞增殖、分化、衰老与凋亡等细胞生命活动的特征、调控特点、调控规律及信号传导的层次，探索证候发生、演变的细胞分子学机制是今后证实质研究的新方向。

1. 证候与相关（易感）基因研究　现代疾病的发生已由单基因病的研究，转向常见病多发病的相关（易感）基因的多基因调控紊乱的研究，疾病发生过程是相关基因与内外环境相互作用的结果，表现为多基因复杂性状和动态演变过程，这与中医学以证候概括发病过程的认识方法有显著的相似之处。

多种致病因素作用生命机体，能否发病以及产生的症状及病理损害，常常受相关（易感）基因的影响而决定其转归，突出了内因在疾病发生发展过程中的重要作用，即所谓"正气存内，邪不可干"。

中医学认为，"有诸内必形诸外"，疾病证候既然是有规律的病理表现，就必然有其规律性的物质基础。开展证候与相关（易感）基因研究，探索证候的相关（易感）基因型及其表达，寻找证候差异的遗传学基础，从基因多态性为证候学研究提供现代基因组学依据，丰富和发展中医学理论。

人体生理上的不同类型和病理上的不同表现状态，是基因型与内外环境综合作用的产物。中医证候表现的多样性，并不一定完全由基因表达谱控制，探索研究证候的基因（或基因组）以外的遗传学基础，将对基因组学、遗传学、环境医学等当代生命科学做出创新发现。

从生命活动不同状态出发，用比较学方法，采用分子探针和生物芯片等技术手段，进行疾病证候、亚健康证候与健康三种状态相关（易感）基因表达谱的差异比较研究，进而开展证候的个体差异与基因及其表达多样性研究，探索证候发生的分子生物学基础。

从基因缺陷和调控紊乱研究比较清楚的疾病入手，采用病证结合方法，分析基因突变或异常表达与疾病和证候的关系，从同一疾病不同证候和同一证候不同疾病的基因表达谱差异比较中，寻找证候的共性和个性，为中医异病同治、同病异治以及病证相关提供了分子病因学依据。

2. 证候与蛋白质组学的研究　真核细胞生物基因功能复杂，但基因总要表达为相应的蛋白质才能产生生物功能，而且一般情况下，基因组只表达一部分基因，其表达类型与表达程度均受到生存环境及内在状态变化的影响而有较大差异。因此，采用对一个基因组的全套蛋白质、一个细胞乃至一个组织的全套蛋白质的蛋白组学研究方法进行证候研究具有更重要的意义。目前，高分辨率的双向电泳分离、图像数字化及质谱分析等蛋白质研究技术上的突破，为证候与蛋白组学的结合研究奠定了基础。

3. 证候与细胞重大生命活动的研究　细胞不仅包含了生物有机体的全部遗传密码及其表达系统，而且囊括了生命代谢的核心结构，生命现象的全部奥秘必然通过细胞研究才能得到正确答案。以证候为背景，将细胞作为整体，系统研究决定基因有序表达的细胞信号传导、染色体聚散等在细胞生命活动中的作用。如细胞增殖周期调控、细胞分化规律及调控机制、细胞衰老与凋亡、细胞信号传导等。

以临床证候或动物细胞病理模型为研究对象，采用共聚焦显微分析、时间飞行质谱、膜片钳等技术，研究受体、信使通路的功能改变，尤其应重视细胞信号的传导，这些研究可以加深对各种复杂生命现象及调控机制的理解，有助于对证候发生复杂机制的认识。

综合分析以上高通量信息，在高层次上整合、归纳，探索证候发生、演变的细胞分子生物学机制，揭示体质、遗传等对外来致病因子反应的本质特征，形成证候及病机现代化理论的科学基础。

三、证的客观与微观特征

证的微观特征是指某一特定证的微观的特异性改变，通常包括组织水平、细胞水平、分子水平的改变。而微观辨证是相对传统四诊而言的一种辨证思路，并不一定指针对微观改变的辨证，所有超出传统四诊以外的辨证指标如影像学检查、实验室检查、电生理等均归属于微观辨证范畴，这其中当然也包括了对传统四诊的现代阐释。证的微观特征和微观辨证并不是简单的互为逆命题，它们事实上代表证实质研究的两种不同思路：微观特征研究以寻找证的客观检测指标并最终达到对中医证进行定量诊断为目标，可以说是证实质研究的代名词；而微观辨证则产生于临床实践，以充分利用现代诊断技术，弥补传统四诊之不足，提高临床疗效为目标，是不以证实质为目标而进行的证实质研究。

证实质研究的近期目标是寻找和确定中医证的客观检测指标，对证进行定量的表达；远期目标是用客观检测指标对疾病做出定量的证的诊断。可见，证实质研究的过程就是寻找中医证客观与微观特征的过程。它包括三个方面的工作，一是寻找传统四诊所能获得的客观指标如舌象、脉象、面色及各种体征等，这与证的规范化研究有部分重合；二是利用现代科学手段作为四诊的延伸，寻求各种现代仪器及实验检查的辨证意义以确立它们在证实质中的地位，其成果应用于临床就是微观辨证；三是以动物实验作为临床研究的基础和补充，通过复制某一特定证的动物模型来观察该证型的各种客观变化。第一种情况在辨证的规范化研究中已有论述，我们将重点讨论后两种情况。

证实质的研究开展较早，近年来，研究得最多的是脏腑证实质或者说脏腑证微观特征的研究以及八纲证实质研究。其重点是对肾虚证、脾虚证、血瘀证、血虚证、痰证等的研究，并取得了一定的成果。

（一）肾本质的研究

肾本质的研究包括肾虚证、肾阳虚证、肾阴虚证等。首先入手的是肾阳虚证，发现肾阳虚证患者 24 小时尿 17 - 羟皮质类固醇（17 - OHCS）降低，提示肾阳虚证肾上腺皮质功能低下。经过 6 个阶段对下丘脑 - 垂体 - 肾上腺皮质轴、下丘脑 - 垂体 - 甲状腺轴、下丘脑 - 垂体 - 性腺轴内分泌系统的研究，先后涉及呼吸系统、消化系统、循环系统、内分泌系统、神经精神系统等多个系统，支气管哮喘、冠状动脉粥样硬化性心脏病、神经衰弱、红斑狼疮、妊娠毒血症、功能性子宫出血、溃疡病、结肠炎、风湿病等多种疾病，并针对具体证通过补肾药物治疗进行佐证。证明只要符合肾阳虚证诊断，其尿 17 - 羟皮质类固醇（17 - OHCS）含量均普遍低于正常人；肾阳虚证 ACTH2 日静脉滴注试验会出现延迟反应，并证明这是垂体 - 肾上腺皮质系统兴奋性低下的结果，性腺、甲状腺也观察到类似的功能减退变化，进一步的实验证实这些靶腺功能减退与下丘脑功能紊乱有关。基于这些实验，最终得出肾阳虚证下丘脑 - 垂体 - 肾上腺皮质、甲状腺、性腺三轴系统在不同层次、不同环节上有功能紊乱，其中下丘脑功能紊乱起主导作用的结论。

看起来这个结论似乎是较为肯定的，但令人困惑的是其他的研究者在五脏虚证中亦观察到尿 17 - 羟皮质类固醇（17 - OHCS）降低，说明这一指标可能不是特异性的，动摇了其作为肾阳虚特异性诊断指标的地位。出现这种情况与早期研究设立的对照组大都不够完善有关。如在肾阳虚证研究中，设立了正常人、老年人、老年人无肾虚见证、性功能减退及肾阴虚证等对照组。其研究结果，只能说明采用的指标与无证型及相对应证型组间的差别。由于未设其他各脏虚证对照组，因而不能确立这些指标在五脏虚证中的特异性地位。

除了内分泌系统之外，研究者还发现肾阳虚者免疫系统、生殖系统、造血系统都有一些相对特异的改变，但与内分泌系统的改变一样，都存在与其他证重合的现象，不能作为肾阳虚证的特异性诊断指标。

（二）脾本质的研究

脾本质主要集中在诸如生化学酶学指标、脏器的形态学与功能活动（胃、肠及腺体的形态、结构、运动等）、分子生物学与细胞生物学（环核苷酸、线粒体超微结构、生物膜结构等）、分子生物学（核酸含量、DNA合成、RNA转录及蛋白质合成等）、免疫学（细胞免疫与体液免疫）、微循环、血液流变学及微量元素等方面。单就生化学酶学指标就有唾液淀粉酶、胰淀粉酶、乳酸脱氢酶（LDH）及同工酶、胃蛋白酶、异柠檬酸脱氢酶（ICD）、溶菌酶、乙酰胆碱酯酶（AchE）、多巴胺－β－羟化酶（BβH）、酸性酯酶（ANAE）、超氧化物歧化酶（SOD）、碱性磷酸酶（AKP）、磷酸肌酸激酶（CPK）、醛缩酶（ACP），以及内分泌学中多种生化学指标几十项。但对同一指标，不同研究者的结论却大相径庭。

生化酶学方面，有学者观察到脾虚证唾液淀粉酶在酸刺激后活性低下，与正常组有显著性差异，提示脾虚证患者消化腺分泌唾液淀粉酶的储备力不足，化学消化功能低下。而另一研究者对脾胃虚弱者的测试结果则显示该酶在酸刺激后与正常组相比活性并不低下得出了相反的结果。胃蛋白酶也是如此，一些研究者发现脾虚证患者胃蛋白酶活性低下，另一些研究者则观察到脾胃气虚者胃蛋白酶不降反升。对脾虚证患者AchE的测定结果也不尽一致。有的测定结果是该酶活性增高，有的测定结果则无明显变化。更有研究者在胃阴虚证的研究中也观察到AchE的活性增高。这样在脾气虚证与胃阴虚证中AchE的活性均出现了增高的现象。胃泌素、尿17－羟皮质类固醇等均存在类似现象，不同的研究者观察到截然不同的结果。

免疫学方面，采用不同方法测定细胞免疫水平，多半得出细胞免疫水平下降的结论。而体液免疫的观察却有不同的结论，采用同一方法检测脾虚证患者IgG、IgA、IgM含量，或发现IgG低于正常组，IgA、IgM无明显变化；或观察到IgG、IgM均降低；或观察到多数病例IgG水平升高。同一证型之间，不同研究者对同一指标的观察不尽相同，完全无法相互印证，运用上述方法寻找脾虚证实质的研究遇到了难以克服的困惑。

（三）血瘀证的研究

血瘀证通常是指因气虚、气滞、寒凝、血热等原因，导致血瘀而血行不畅，或外伤或各种急、慢性病导致出血未能及时消散而引起的病证。现代研究认为，各种致病因子所造成的全身或局部组织器官的缺血、缺氧、血循环障碍，以及血液流变性和黏滞性异常而导致各组织器官水肿、炎症渗出、血栓形成、组织变性、结缔组织增生等一系列的病理变化，都可以概括在血瘀证的病理实质中。

1. 对瘀血致病及血瘀证的研究

（1）微循环障碍与瘀血：微循环异常主要表现在血管周围有出血或渗出，血流速度变慢，毛细血管祥变细，数量减少，还可见血管内弥漫性凝血。中医"久病入络"理论的病理基础是血瘀证，而病理实质可能就是微循环障碍。运用舌诊对血瘀型心脑血管病患者与健康者进行了比较，发现无论舌象异常与否，血瘀型患者的微循环障碍均极显著地高于对照组，从而证明血瘀证是与微循环障碍相联系的病理生理过程。又发现血瘀证的发生与体内纤溶系统失衡有关，纤溶系统指标的检测对血瘀证的诊断、药物疗效观察均具有一定的实用价值。氧自由基增加和红细胞铜锌超氧化物歧化酶活力不足是血瘀证患者具有微循环瘀滞障碍的重要因素。寒凝所致血瘀证动物模型的血液流变学、微循环、血凝、血栓素、血流量均有显著改变，显示血沉加快，压积下降，纤维蛋白原、血浆黏度、血栓素均增加，血流缓慢、微循环障碍。有关血瘀证与微循环障碍关系的研究报道较多。

（2）血管内皮细胞与瘀血：随着细胞、分子生物学研究的深入，目前已注意到血瘀证病理变化的中心环节可能在于血管内皮细胞的变化。血管内皮细胞是一个十分活跃的代谢及内分泌器官，许多血管活性因子都是由血管内皮细胞所分泌。各种诱因引起血管内皮细胞激活，从而引起了机体微环境中血管内皮细胞的腔面内与血管周围的变化。从血瘀证患者一氧化氮（NO）及内皮素（KT）水平揭示了血管内皮细胞内分泌功能异常可能是血瘀证发病的病理基础之一。观察了非胰岛素依赖型糖尿病、心血管疾病的 ET、血浆 CMP－140 水平，发现这些疾病皆存在血管内皮细胞功能的损伤和较高的血小板活化状态，也提示这些病理变化是血瘀证产生的病理、生理基础。

直接观察了血瘀证兔模型血管内皮细胞培养的形态学改变，于光镜下发现血管内皮细胞呈多角形镶嵌状紧密排列，细胞质中可见有暗色颗粒，极少数细胞形状巨大及混杂有一定数量的平滑肌细胞。电镜检查发现胞体内液泡数量增多，少数细胞核形状扭曲，线粒体结构肿胀欠清晰，内质网扩张呈空泡状。提示模型兔原代培养的血管内皮细胞出现了病理性损伤。其结果直接从形态学证实了血管内皮细胞在血瘀证发病中的重要作用。

（3）高黏滞血症与瘀血：高黏滞血症由一种或几种血流黏滞因素升高造成，是以血液流变学参数异常变化为特征的综合征。血瘀证与高黏滞血症之间关系的研究也受到重视。有研究者检测了 2 型糖尿病病人的血液流变学指标，发现其全血比黏度（高切、低切）、血浆比黏度、血细胞比容、红细胞聚集指数均明显高于健康对照组，说明2 型糖尿病明显地存在着高黏血症和血瘀证。临床可见在冠心病血瘀证患者中，血清脂蛋白（α）显著高于非血瘀证患者，提示冠心病血瘀证形成与脂蛋白（α）有着一定联系。对血瘀证患者进行了一系列血细胞参数的测定，结果表明平均红细胞体积、红细胞体积分配宽度、平均血小板体积及血小板体积分配宽度4项指标，血瘀证组与健康人组相比差异非常显著，表明平均红细胞体积对血瘀证具有一定的诊断价值，4项指标的联合检测更有助于血瘀证的筛选与诊断。这些报道均不同程度地证明了血瘀证与高黏滞血症相关。

（4）炎症反应与瘀血：研究已证明，致病因素常导致炎症细胞的激活和渗出，炎症细胞（如中性粒细胞、单核性吞噬细胞）和血管内皮细胞的激活可产生和释放大量的氧自由基，刺激单核吞噬细胞产生和分泌大量的细胞因子如 TNF－α、TGF－b、PDGF－B、PAF 等，在炎症病理和纤维化发生发展中起重要作用。这可揭示出血瘀证的部分病理生理机制。通过实验发现氧自由基与血瘀证关系密切。检测自身免疫病患者红细胞超氧化物歧化酶活性、全血谷胱甘肽过氧化物酶活性及血浆丙二醛含量，结果表明，自身免疫病血瘀证患者自由基损伤程度严重。

各种细胞因子刺激脏器中的血管内皮细胞、血小板、白细胞，引起其表面黏附分子如颗粒膜蛋白 GMP－140 表达增强，这进一步导致吞噬细胞、淋巴细胞、血小板与血管内皮细胞之间的黏附与聚集，引起脏器纤维化病变。细胞因子还作用于内皮细胞引起内皮素（ET－1）的合成和分泌。ET－1 可引起小血管和毛细血管收缩与闭塞，同时可以刺激胶原形成细胞增殖，最终造成组织脏器纤维化形成，即出现血瘀证的病理表现。从慢性肝病肝血瘀阻与血清肝纤维化标志物之间关系着手，发现肝血瘀阻的程度与肝纤维化密切相关。也有研究认为肝纤维化的中医本质主要是肝血瘀阻，肝血瘀阻的程度可以反映肝纤维化的程度。

（5）老化与瘀血：老年前期和老年期可有血液流变学性质的改变，表现在血液流动性较差，血液凝固因子处于高凝状态，血小板的寿命较短，从而新生血小板较多，血小板的功能与活性则有明显增强，同时还存在血管的随年龄硬化，这些变化说明正常老年人血液可能处于高黏、高凝和易于血栓形成的倾向。这也证实了中医"老年多瘀"的说法。这种倾向是否会转入病理状态则取决于血液、血流与血管间的相互作用。有研究发现：随着年龄增长，血液呈现高凝倾向，并与血栓素 B_2、6－酮－前列腺素 F1a 相关。老年大鼠的血液流变学指标变化与人类血瘀证一致，这从动物实验角度验证了衰老时的血瘀样体质。因此考察血瘀证实质的时候，患病机体的年龄因素似乎也应该有所考虑。另外有作者从甲襞微循环角度对老年血瘀证与中青年血瘀证进行了比较后认为，老年血瘀证组与中青年血瘀证组在红细胞聚集、微血流流态、综合判断方面异常发生率及程度均无显著性差异，从而说明血瘀证不论年龄大小，具有共性。

（6）动脉粥样硬化基因表达异常与瘀血：随着分子生物学技术的发展，血瘀证与基因调控的关系也受到了重视。不同证候的基因表达谱应有差异，生物体不同的组织细胞所含的基因组是相同的，但是基因表达的格局是不同的，不同基因表达的调控有

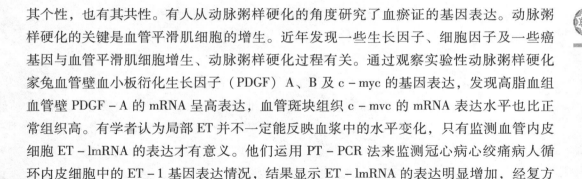

其个性，也有其共性。有人从动脉粥样硬化的角度研究了血瘀证的基因表达。动脉粥样硬化的关键是血管平滑肌细胞的增生。近年发现一些生长因子、细胞因子及一些癌基因与血管平滑肌细胞增生、动脉粥样硬化过程有关。通过观察实验性动脉粥样硬化家兔血管壁血小板衍化生长因子（PDGF）A、B 及 c－myc 的基因表达，发现高脂血组血管壁 PDGF－A 的 mRNA 呈高表达，血管斑块组织 c－mvc 的 mRNA 表达水平也比正常组织高。有学者认为局部 ET 并不一定能反映血浆中的水平变化，只有监测血管内皮细胞 ET－lmRNA 的表达才有意义。他们运用 PT－PCR 法来监测冠心病心绞痛病人循环内皮细胞中的 ET－1 基因表达情况，结果显示 ET－lmRNA 的表达明显增加，经复方丹参滴丸治疗后其表达明显减少，由此认为冠心病心绞痛血瘀证与该基因有关。

2. 瘀血致病及血瘀证病机变化实质研究的思考　王阶、张兰凤、姚魁武等对血瘀证的研究进行了总结，明确了研究现状和存在的问题，分析了其研究前景、并提出了深入研究的方法，现将其摘录如下：

瘀血有其物质基础，不同证型的血瘀证应具有不同的生化物质基础。目前血瘀证实质研究主要趋向于血液流变学、血流动力学、微循环、生化检查、免疫功能，主要集中于血液的理化指标上，但中医的"血瘀"不仅仅是血液本身的改变。因此，将血瘀证与血液高黏状态等同起来，认为高黏状态就等于血瘀证，以单一的理化指标代替整体血瘀证，将会导致"血瘀"泛滥。因此认为深化血瘀证证候实质的研究，需要通过基础、临床及应用研究逐步完成。血瘀证证候实质研究作为中医证候关键问题之一，有必要选好切入点，拓宽思路，深化相关研究。

（1）整理文献与当代专家系统调研相结合，确定研究方向：研究文献在于整理前人的经验，从中再次挖掘出对于发展当代中医有用的东西，拓宽我们的思路。其次是当代中医、西医各方面专家共同协商，把各自对中医的特色认识渗透进去，发挥专家的群体作用，达成共识，确定血瘀证研究的未来方向。"血瘀证"在中医概念中其本质是一组特异的"病象"，要避免对血瘀证存在一种语义学上的附会与混淆。不同学科概念可以互相参照，但必须遵循相互参照的科学的逻辑判断方法。此外，还要重视临床工作者的意见，要使理论来源于临床，并能使理论研究的成果回到临床得到检验。

（2）采用临床流行病学/DME 方法，进行大样本的临床研究：流行病学从宏观或群体的角度，采用人群对照设计方案，研究疾病的分布特点、流行因素以及消长规律，从而探讨疾病在人群中发生和流行的原因。对血瘀证进行流行病学调研应以中医辨证理论为核心，借鉴现代医学病例对照研究、流行病学人群对照研究及横断面研究的设计方法，收集特定时间内中医血瘀证的描述性资料，为其辨证标准及证候演变规律的阐明提供依据。同时，全国多中心协作、大样本的临床研究，可以避免低水平的重复，减少资源浪费。

（3）积极合理应用现代科学技术，开展跨学科研究：现代科学技术包括科学的研究方法、现代的先进设备、先进技术，如模糊数学、多元统计分析等。中医学作为一门生存于现代社会的传统医学，应该广泛吸收现代先进的科学技术手段，运用现代科学技术来研究中医、发展中医。另外，跨学科的研究易于找到学科之间的交叉点，也有助于拓宽研究思路。

（4）探寻具有特异性的血瘀证症状和理化指标，将诊断定量化：只有严格血瘀证的诊断标准、纳入标准、排除标准，用反映检验准确性的敏感度、特异度等来评价对证的诊断价值，才能提高血瘀证诊断的特异性，从而为血瘀证实质研究提供可靠的临床资料。

（5）采用分子生物学技术研究证候相关基因：目前运用分子生物学技术研究血瘀证多是涉及个别基因产物如受体、酶类、细胞因子等的功能，而少有从整体上来揭示证的实质。基因的生物学功能最终由编码蛋白质在细胞水平上体现，病理过程是改变了正常细胞表达谱所致。根据血瘀证特征我们可以推出，血瘀证是一组多系统组织细胞病理改变在整体表征上的归类描述。人类基因组工作草图完成以后，研究便进入了后基因组时代，其主要工作是阐明一些已知基因的功能，并进行基因组序列变异研究，这可以作为中医血瘀证实质研究的方向之一。

采用以下几种思路，应用基因芯片技术对血瘀证进行研究：一是应用基因表达谱芯片检测特定证动物模型或疾病模型的病变组织，比较在治疗前后及与正常组织在基因表达谱上的差异，然后进一步研究相关基因及其网络在血瘀证形成中的意义；二是应用基因芯片技术研究与血瘀证相关的体质、病因、药物反应差异的遗传多态性基础。

王阶等指出，血瘀证是一个复杂的系统，面对这样一个复杂系统，应该运用处理复杂系统的方法，结合相关领域的成果，在中医理论的指导下，找好着眼点，进一步深化血瘀证证候实质的研究。

（四）血虚证的研究

血虚证是气、血、阴、阳四大亏虚证之一。近年来，中医证候的研究主要是肾虚、脾虚、血瘀证的研究。就虚证而言，以阴虚、阳虚、气虚的研究较多，而血虚证研究较少，通过对血虚证的研究，可以补充虚证研究之不足，促进证候研究的深入发展。研究中医学血虚证应该在中医理论指导下，密切结合临床实际，充分运用现代科学（包括现代医学）的理论、方法与手段，做到继承与发扬相结合，临床研究与基础研究相结合，借鉴与创新相结合，在血虚证的理论、临床、实验研究等不同方面，探索更多更好的途径，更好地继承发扬祖国医学遗产，丰富现代医学内容，不断提高临床诊疗水平。

无论从中医学角度还是从西医学角度，血虚证不单纯类属某一疾病，而是表现于临床各科的多种疾病，为了深入研究血虚证的实质，可以运用某一种或多种检测指标，研究不同疾病血虚证的变化规律。既可一个病一个病进行系统观察，也可在不同疾病之间进行对照观察。中医学认为，血的病变的证候有血虚证、血瘀证、血热证等不同情况，可以选择血虚证、血瘀证、血热证三种不同证候，在同一疾病或不同疾病之间，进行纵向或横向的对比观察研究，如功能性子宫出血，有的病人可以表现血瘀证出血，有的病人则因失血过多而出现血虚证，这样既可以在同种疾病功能性子宫出血中进行血的不同证候之间的研究，也可以选择慢性再生障碍性贫血的血虚证、冠心病中的血瘀证、流行性出血热中的血热证等三种不同疾病的不同血的证候进行对照研究。在临床实际中，既可见到单纯的血虚证，也可见到血虚证兼夹的不同证候，如血虚兼寒凝证、血虚兼气虚证、血虚兼血瘀证等，故了解单纯的血虚证与血虚证兼夹证的客观指标变化情况也大有研究的必要。

中医血虚证的研究，应以中医理论做指导，从人体到动物，运用现代科学方法，深入阐明与血虚证有关的一系列理论观点，揭示中医基本理论观点的实质，如中医学十分强调血和脉的关系，认为脉为血之府，血与脉互为依存，密切相关，脉为容血和行血的器官，血是血脉中循行的一种红色液体，血液亏虚（血之质和量）必然影响到血液的流量、流速与流态，血脉的形态与功能亦受到影响。这样，我们一方面可以应用血液流变学检测技术，测得血液的流动性与黏滞性，另一方面可以应用微循环、超声多普勒等仪器设备与检查技术，观察血脉的形态。肾藏精，精血同源，血虚证患者可多兼有精气不足现象，这就可以运用放射性核素、生化、分子生物学等方法，测定性激素、酶学等方面指标的变化，从一个侧面了解血虚证的生理病理变化状况。

血虚证模型的研究是促进血虚证实质研究的深入和发展的一个重要方面。近年来研制了一系列血虚证的模型，如失血性血虚证模型、失血加限量营养的血虚证模型、乙酰基苯肼溶血性贫血血虚证模型、白消安骨髓损伤血虚证模型、苯中毒再生障碍性贫血血虚证模型、环磷酰胺与丝裂霉素 C 骨髓损伤血虚证模型等。血虚证模型的研制必须以中医药理论做指导，结合血虚证的不同原因、不同表现，以及现代医学生理病理的认识，进行综合研究，不可能用某一种造模方法代表临床各种原因引起的血虚证，也不大可能找到某一个或几个特异性的实验指标来判定血虚证。

生物机体的复杂性与多面性，使近代生物学与医学研究逐步向多学科配合方向发展，从不同角度、不同方面、不同层次，全面、系统地认识事物的本质与内在变化规律。因此，生理、病理、生化、药理、生物物理等多学科配合，已成为当前医学研究的发展趋势。在血虚证的实质性研究中，采用形态与功能相结合，定性与定量相结合，宏观与微观相结合，分析与综合相结合，多学科、多途径、多方法的互相配合，进行探讨与研究。随着分子生物学技术的迅猛发展，转基因技术、克隆技术等在医学领域的运用，对中医证候的实质研究、探讨病证规律，甚至寻找敏感的特异性反应指标，将会起到积极的推动作用。

血虚证的研究，先后对人体、动物，动物中又对小鼠、大鼠、家兔、家猪进行研究，采用流行病学研究、临床研究、动物研究、模型研究、病证药结合研究等多种方法。从学科看，对血虚证进行了生物学中的医学、材料力学、光电等方法探讨；从实验方法看，采用了放射免疫技术、核医学技术、电镜技术、细胞凋亡技术、分子生物学技术等多种先进技术综合研究。通过这种多层面交叉综合探讨，对血虚证实质进行基本研究，既有系统性，也有鲜明的个性特色。

中医血虚证的研究，必须在临床实践中进行探索与研究，中医的证候是通过望、问、闻、切四诊合参而得出的综合性诊断概念，它是从宏观入手，从病人的各种临床表现去推断疾病的病因、病机、病位、病势、病性，综合分析得出疾病的证候。因此，血虚证的实质研究，必须以中医药理论做指导，结合临床实际，结合实验研究，提高血虚证的诊治水平。

（五）对痰邪致病及痰证的研究

临床上可因病生痰，亦可因痰生病，互为因果，乃至发生各种复杂的病理变化。其主要病理机制，在于痰邪阻碍经脉气血运行，阻滞气机升降出入，致脏腑功能失调而病。但关于痰邪致病本质的研究目前尚欠深入，从整体－细胞－分子水平系统上研究痰的机理，进而揭示痰与痰病的本质，乃是今后痰病研究中医现代化的发展方向之一。结合现代医学及科学技术，一般认为，痰邪致病与正虚邪实相关，正虚主要表现患者免疫功能低下，邪实主要表现在组织细胞与血细胞的生理功能与结构、三大能量物质的功能代谢等异常。

1. 痰邪致病的机理及痰证实质的研究

（1）免疫功能与痰邪：痰与免疫密切相关。"邪之所凑，其气必虚"。人体一旦出现免疫机能异常，则可在体内形成病理性痰邪。人体免疫系统的正常生理功能，与构成免疫系统各要素环环相扣。发生于人体免疫活性细胞及其生理活动中任一环节的病理变化，都可影响免疫细胞的结构、机能及其相互关系的协调，使杀灭靶细胞等功能活动失调，从而产生病理性痰浊之邪，进一步还可引发其他病理性痰邪性疾病。故人体免疫系统的生理活动中，客观存在痰邪形成和产生的条件。

在人体非特异性免疫和特异性免疫应答活动异常中可能形成痰邪。前者，最典型的表现在细胞吞噬功能方面。后者，在特异性细胞免疫中，最能说明痰邪生成的是肿瘤免疫；在特异性的体液免疫中，与痰邪最有可能紧密相关的是 IgE 球蛋白。有学者认为，免疫复合物，因其大小、性质、浓度的改变，或因机体病理产物、代谢产物清除率下降，沉着于某些器官组织，则引起新的病变，如肾小球肾炎、类风湿性关节炎、红斑狼疮等。免疫复合物不但是痰邪产生的病理基础，其本身亦是构成痰邪的病理物质之一。

李小兵等发现，心脑血管病痰证患者临转率（LBT）低于非痰证患者和正常人，免疫球蛋白 IgC、IgM，补体 C_3、C_4 均高于非痰证患者和正常人。T 淋巴细胞亚群亦有变化，痰证组 CD_3、CD_4 的值低于非痰证组和对照组，CDs 则高于非痰证组及对照组，CD_4/CD_8 比值亦较非痰证组和对照组低。方永奇等亦发现，痰证病人免疫球蛋白增高，而补体减少。可见，痰证与免疫功能紊乱密切相关，其主要表现为细胞免疫功能低下，体液免疫功能亢进。

（2）细胞功能结构与痰邪：痰既是一种病理产物，又是一种致病因素。细胞的形态和结构正常，是细胞维持正常生理功能的物质基础。其生命活动，亦通过恒定的生化反应实现。活细胞中含有水、盐、三大能量物质以及具有催化反应的酶。细胞功能低下则为"虚"，功能亢进则为"实"，都可在细胞内外形成病理性痰邪。异常生理反应的代谢产物都可能导致痰邪产生。细胞结构和功能、各种受体、酶的活性及通透性异常是产生痰邪的病理基础。细胞表面结构，特别是质膜，在物质运输、代谢调控、细胞识别及细胞膜受体方面，出现功能失调亦可导致痰邪产生。细胞液的状态与功能，以及线粒体的作用、内膜系统及溶酶体的功能、细胞核的功能等，均与痰邪的发生密切相关。细胞的自然衰老，可使细胞本身成为构成痰邪的一部分。有研究证实：嗜酸细胞及其阳离子蛋白在哮喘发病中具有重要地位，从痰、肺泡灌洗液中均可检测出其水平。

（3）血液、循环异常与痰邪：痰浊流注血脉、经络、脏腑，易使气机升降失常，气血运行受阻，而致气滞血淤痰结，气机逆乱，脏腑受损并功能失常。血液在流动过程中，其特性的不稳定、成分的变化，影响其速度、流向、方式、程度和性质的改变，可能与"津液不循常道便成痰浊"有关。血小板的聚集性、粘附性和释放功能呈病理性改变时，必然影响血液的正常流态：红细胞压积过高，聚集性增强，变形能力低下，造成血黏度增加，使血液运行失常。由于血黏度增加，微循环亦发生障碍，甚至出现微血栓，这是痰邪在血液流变中形成的结果。有研究认为缺血性中风病痰邪实质与血液流变学具有统计学上的关联性。观察到，痰湿体质者有全血黏度、红细胞压积、血沉、血小板聚集功能、纤维蛋白原增加及红细胞电泳减慢等表现，痰湿体质者血液处于"浓、黏、聚、凝"的高黏状态。可见，痰证患者有血液流变学的异常改变。

王琦等发现，痰湿体质者甲襞微循环的异常发生率明显高于正常人，表现为异形管襻增多，毛细血管扭曲、扩张，管襻模型周围渗出，流速减慢，流态异常呈粒流、粒线流；痰湿体质者与非痰湿体质者比较，表现为痰湿体质者的异形管襻及流态异常增多，管襻周围渗出增多。痰湿体质者确有微循环障碍。

有关血脂水平与痰证关系的研究，是痰证现代研究中最早开展的内容之一。徐济民等发现，冠心病痰浊型患者胆固醇（TC）、甘油三酯（TG）、低密度脂蛋白 – 胆固醇（LDL – C）的含量明显高于非痰浊型患者及正常人。也有研究表明，脑梗死患者中痰证组载脂蛋白 aPoAI 低于肝肾亏虚组，而 aPoB 则高于肝肾亏虚组，该两组 aPoAI 都低于正常对照组，aPoB 水平高于正常对照组，提示痰证的形成与血脂及载脂蛋白有一定的关系。

（4）微量元素异常与痰邪：微量元素是人体酶的活性中心，并形成载体，将体内的常量元素运送至全身各个器官组织和细胞，参与维生素、激素的合成及核酸的代谢。微量元素不足和过多，均容易使机体产生痰邪。因许多微量元素是酶的激活剂或直接参与其代谢，这些元素的不足，常常促使酶的活性下降、功能失常及一些载体的功能障碍，而致阴阳平衡失调。阳虚则气血运行无力，阴虚则煎熬津液，而致津液成痰。

（5）淀粉样蛋白变性与痰邪：淀粉样蛋白来源于降解后的免疫球蛋白（Ig）。当这种代谢产物在组织中沉着时，病理学上会出现一些嗜伊红性的玻璃样无定形的细胞外物质，称为淀粉样变性，颇似中医"痰"或"痰湿"证。过多的免疫球蛋白的产生，必然导致多量的 Ig 的代谢产物，这是形成淀粉样蛋白的物质来源。淀粉样蛋白存在于细胞外组织间隙中，多见于心肌、舌、胃肠和小血管壁的中层。淀粉样蛋白形成后可干扰正常的细胞功能，阻滞细胞间的信息传导。这和中医所说的"痰阻经络之中，阻碍气血运行"的理论不谋而合，淀粉样变性存在于心肌、胃肠道和舌等组织时，可见心律不齐、传导阻滞、充血性心力衰竭、呼吸不良、巨舌症等，临床常表现出"脾气虚"的症状。

（6）能量物质代谢异常与痰邪：能量物质包括糖类、蛋白质、脂类。三大能量物质的功能与代谢异常，亦是痰邪产生的病理因素和构成痰邪的病理物质。异常糖类和糖复合物，包括异常的单糖及其衍生物、寡糖、多糖和糖复合物；过多、异常沉积的脂蛋白等脂类物质（血浆脂蛋白实质上是糖脂蛋白，亦属糖复合物）；结核病之干酪样变物质（可能部分亦属脂蛋白类）；异常增殖的细胞、组织。这其中以异常的糖类和糖复合物为首要。慢性支气管炎、动脉粥样硬化、肾小球肾炎等疾病过程中产生并对疾病的发生发展起重要作用的痰性病理产物，异常糖蛋白含量所占比率较高。有学者认为，癫痫、神经分裂症等病似乎与因异常糖复合物产生后直接或间接地影响大脑的正常代谢和功能有关。有专家认为，吸收、消化、生殖道的黏液腺（包括混合液）、黏液细胞黏液分泌功能的异常，是脾虚有形痰湿证的病理实质之一。黏液的主要成分是糖蛋白，其病理性改变不仅导致其作用异常，更反映了其相关组织器官的病理改变及其他指标如酶、血型物质的变化。研究表明，慢性阻塞性肺病与其痰液中痰弹性蛋白酶活力及血清 X1 抗胰蛋白酶密切相关。血脂（血浆胆固醇和甘油三酯）在正常情况下是人体生命物质之一，而病理情况下即是"微观之痰"。血浆胆固醇及甘油三酯增高，气血津液运行迟缓，津液凝聚为痰。在外则为形体肥胖，在内则可见血液黏度增大，血行迟缓，动脉壁因脂质沉着而变性，甚至累及心、脑等脏器而出现脂肪肝、高血压、冠心病等疾病。程小曲研究认为痰浊型冠心病血脂、脂蛋白、载脂蛋白明显升高，并与痰邪形成机理相关。

（7）致病性病原微生物与痰邪：生理分泌性痰具有多种微生物，一旦痰液中内外环境发生变化，部分微生物将具有致病性。有研究表明，采用 HEP－2 培养呼吸道感染者新鲜痰液中，83.4% 的患者肺炎衣原体 IgG 抗体阳性，统计学差异提示，呼吸道感染中肺炎衣原体可能起较大作用。检测结核患者痰液呼吸道念珠菌分布特征，证实痰中致病性微生物发病的主要危险因素与细胞免疫水平严重下降或结核抗体水平高度上升等有关。也有研究认为，痰中抗体包裹细菌与痰中致病菌（浓度）密切相关。大量研究表明，生理性与病理性痰在菌种分布谱、分布比率上具有显著性差异。病原微生物

中
医
证
候
信
息
学

亦是构成痰邪的物质基础之一。

（8）黏附分子代谢失常与痰邪：中医学诊断痰证的重要依据之一是腻苔。王剑等依据腻苔的形成机理，设想正常水平表达的黏附分子属于中医学所说"津液"范畴，而病理性表达升高的黏附分子则属于"痰浊"，并从黏附分子代谢失常和多系统疾病关系说明痰证致病的广泛性和复杂性。认为局部炎证介质、高血脂、高血糖等黏附分子生成诱导因素可能在引起全身病变的同时，通过血液循环或唾液分泌作用于舌苔上皮微环境，使舌苔上皮间黏附分子表达增多而表现为腻苔，在相同的黏附分子表达诱导因素作用下，可能痰证体质患者敏感性高于非痰证患者。

（9）神经、体液因素与痰邪：采用多因素综合评定法测定了心血管痰证患者植物神经功能，结果表明心血管痰证患者植物神经功能紊乱，主要表现为交感神经兴奋性异常亢进。进一步的研究发现，心脑血管病痰证尿素氮（BUN）、肌酐（Cr）、心钠素（ANF）增高而醛固酮（ALD）降低。BUN、Cr升高说明其肾小球滤过率下降，水钠潴留，代谢产物堆积；ANF增高或 AID 降低则表明由于水钠潴留，机体调节机制起作用（分泌较多 ANF 并减少 ALD 的分泌），以促进水钠的排泄。

通过观察痰浊证、非痰浊证患者空腹血糖、血脂、血浆胰岛素（FINS）及胰岛素敏感性指数，并与正常组对照。结果痰浊证组胰岛素敏感性明显降低，仅为对照组的33%；非痰浊证组与对照组比较 HNS 增高，但却明显低于痰浊证组，胰岛素敏感性可达对照组的64%，反映了痰浊证胰岛素敏感性下降，存在胰岛素抵抗。结果还显示，痰浊证组有明显的糖、脂代谢紊乱。

（10）自由基损伤与痰邪：有研究者观察到中风痰证组患者血清丙二醛（MDA）含量显著高于非痰证组和对照组，而痰证组血清超氧化物歧化酶（SOD）含量显著低于非痰证组和对照组。亦有发现，心脑血管病痰证患者 SOD 及谷胱甘肽过氧化物酶降低，过氧化脂质增高，说明痰证与机体抗氧化能力下降和脂质过氧化有关。

（11）肥胖与痰邪：有学者对冠心病痰浊型患者测定其体重指数（BⅧ）、腰围/臀围值（WHR），结果显示冠心病痰浊型患者 BMI、WHR 值均显著高于非痰浊型和对照组，提示痰浊型冠心病人形体明显趋于肥胖。

2. 痰邪致病的现代研究分析、问题与展望　痰邪致病理论是中医学的重要组成部分，随着中医证候客观化研究的不断深入，近年来有关痰证微观指标的研究报道日益多见。上述痰邪致病的特征，总的来说，是指在人体生理或病理变化过程中，应当排出体外而未排出，从而在体内堆积起来的代谢产物或病理产物，以及虽属正常范畴，但蓄积过量的物质。痰属有形的客观存在，"有形之痰"与"无形之痰"的认识局限，主要是基于感官认知能力的限制。深入研究痰邪的理化性质、病理特性及其致病机制，对于提示"微观之痰"的本质，提高中医现代化理论和临床认识，将具有重要的现实意义。

目前主要从痰证的微观指标研究了痰证的本质。近年来许多学者在这方面作了一些有益的探讨，取得了一定进展。但研究仍然存在一系列问题：一是研究缺乏统一的痰邪致病的客观标准；二是尚无满意的、具有特异性的动物模型；三是尚未找到能反映痰证实质的特异客观指标。必须尽快统一规范痰证的辨证标准。目前由于各家采用的辨证标准不同，样本大多偏小，有的结论不一，有待今后进一步规范或完善设计。此外，还可根据痰证的临床见症复杂、多变，涉及全身各系统的特点，可以从多系统入手、选择多指标进行研究，运用现代科学手段从整体、器官、细胞、分子等不同水平对痰证进行全方位的探讨，才能深入了解痰证的内涵，逐步揭示痰邪致病的特点以及痰证的病机变化实质。

四、诊法客观化

在诊法研究方面，国内学者侧重于脉诊与舌诊的研究。在脉诊研究方面，主要针对将脉象可视化、客观化和科学化的目的，进行了形式多样的脉象仪的研制。从心血管功能、血流动力学角度探讨了脉象的形成机理，建立了一些脉图的分析方法，基本确定了临床常见单一典型脉象的脉图特征与参数。探讨了常见病证与脉象、脉图的关系等。在舌诊的研究方面，从现代医学角度，基本阐明了正常舌象与异常舌象的形成机理。探讨了临床常见疾病的舌象变化及演变规律，并将舌象作为某些疾病的重要诊断指征，研制了舌色检查仪等。此外，国外对腹诊研究较多，已形成独特的汉方腹诊；并通过对皮肤电阻等的研究，形成了以良导络为代表的经络诊断方法。在诊法的客观化研究方面虽然做了很多工作，但与临床实际运用还有较大的差距，主要体现在舌诊仪、脉诊仪、腹诊仪等仪器本身获取的信息量不够、欠灵敏，有待进一步的深入研究。国内外不少学者认为，中医诊断学的研究内容应逐步转向以研究辨证为主。在辨证研究方法上，一方面应注意密切联系中医临床实际，另一方面研究思路应有所创新、突破，通过辨证的规范化及证实质的研究以促进中医理论体系的发展。

五、计量诊断

传统的中医诊法包括望、闻、问、切四诊，主要依靠医生的视觉、触觉、听觉、嗅觉等感觉器官收集病情资料。但依据人体五官收集的资料，其分辨率低、信息量少，难以合参；模糊性大，有很大的主观性，且量化与客观化不足，缺少定性与定量结合的综合分析。将中医思辨性的经验描述和宏观性概括过渡到高层次的分析与综合相结合，是中医学现代化的必由之路，其实质是解决客观化与定量化问题，而计量诊断是实现证候标准化的重要方法之一。计量诊断是以统计学概率论为理论，依据有关的医学理论，将症状、体征及各种化验检查结果量化，通过概率运算，使其成为诊断和鉴别诊断的重要依据，并可用以判断病情的发展趋势，评价治疗效果，做出预后诊断。通常就是先将已知的一定数量的确诊病例（参照组）的症状和体征，按照一定的数学模型，经过统计计算归纳成为一定的数学公式。当待诊患者就诊时，将其症状体征存在与否和/或轻重程度，按事先规定的计量标准转换成为变量，代入公式即可得出以数量或概率大小表示的诊断结果。其主要包括四诊指征的计量诊断和病证的计量诊断两个方面。

（一）四诊指征的计量诊断

四诊指征的计量诊断主要指通过望、闻、问、切四诊所获得的舌象、脉象和症状体征的客观化、定量化。对于舌诊、脉诊的计量诊断已做了大量的工作，如从病理形态学、细胞学、生理学、生物化学、微生物学、血液流变学、微循环检查、舌活体检查及电镜检查等，并利用舌象仪、舌色仪等，对舌色、舌质、舌苔进行综合研究。日本学者岛田丰等提出舌苔计分法，根据评分方法，分别给舌尖、舌中、舌根的舌苔厚度和颜色评分，然后分别计算舌苔厚度、颜色的总分，对舌苔的变化进行评价。利用统计方法对脉图资料进行分析，对于弦、滑、细、紧、浮、沉、迟、数、洪等脉象进行了计量诊断研究。

（二）证候的计量诊断研究

目前在症状体征等软指标量化的研究中，对于能够分级的症状主要有两种分级的方法，一种是分为不出现、轻度、中度、重度 4 级，分别记为 0、1、2、3；一种是分为轻度、中度、重度和严重 4 级，分别记为 1、2、3、4。而难以分级的症状体征分为不出现、出现，分别记为 0、1。徐迪华等制定了中医问诊信息模拟定量（级）参考标准，除将症状分为轻、中、重 3 级外，还分别对每一个症状的轻重信息程度进行了较具体的描述，从而使对症状的轻重程度判断的可操作性增强。症状体征是辨证的依据，症状的等级计量是基础，而中医对于症状的描述、记录和分析主观性强，不利于辨证的定量。但目前仍未找到很好的解决办法，因此这方面的工作尚需进一步加强。

（三）证候计量诊断的方法

1. 半定量方法　作为向计量诊断的过渡，半定量方法在诊断中有一定的可行性。将中医临床症状分级记分，采用相加计数法、累积记数法、分类记数法等进行指征积分的记数，然后根据指征的出现率和指征积分数的高低，并适当考虑临床实际，进行辨证、诊断、治疗和疗效评价。病证的计量诊断，既要考虑症状多少，又要结合症状程度。

2. 多元分析方法　多元分析方法是定量分析事物间复杂相互关系的一种数理统计方法，对于中医证的诊断与鉴别诊断，对于寻找灵敏度高、特异性强的中医实验资料具有一定的应用价值。它是实现中医证候定量化、规范化的重要手段。在众多临床资料中，有些对中医辨证诊断价值较大，有些则较小。因此，必须首先评估各症状、体征、实验室指标对中医辨证诊断的价值，逐步筛选出诊断意义较大的指征以作进一步的量化研究。目前，常用的方法有出现率、x^2 法、Ridit 分析法与条件概率法等。经过初步筛选的指征，就可以采用多元分析方法进行定量分析。常用的分析方法有判别分析、相关分析、回归分析等。相关分析主要是分析变量间的相关关系，主要有主成分分析、因子分析、典型相关分析等。其中主成分分析应用较多。回归分析主要有多元逐步回归、Logistic 回归分析等。

3. 模糊数学方法 模糊数学是研究和处理模糊现象的数学。模糊性主要是指互为中介的客观事物在相互联系和相互过渡时所呈现出来的"亦此亦彼"性。根据模糊数学的原理，认为"证"的实质是一个模糊概念，可以使用模糊数学中的"隶属度"来刻画，进行量化分析，确定"证"的模糊集合中某些症状隶属于某证的程度，从而建立起"证"的数学模型，并使之客观化、精确化。

（四）临床科研设计、衡量与评价（DME）

临床科研设计、衡量与评价（简称 DME）是将流行病学、医学统计学、卫生经济学、社会学、运筹学等学科的原理和方法与临床医学相结合而发展起来的一门边缘学科。它以群体为研究对象，对群体进行描述、分析、实践、理论，是用动态的、定量的、群体的思维方法考虑问题。目前，DME 方法正受到重视，并得到越来越广泛的应用。今后中医证候规范化的研究工作应严格遵循 DME 的原则，采取病证相结合的方法，开展多中心、大样本、前瞻性的临床研究，同时注意交叉学科的渗透，进一步运用先进的数学方法和电子计算机，对资料进行数理统计分析，使研究结论更具有普遍性和可重复性，提高证候规范化研究的强度。

六、"证素"辨证新体系

朱文锋教授提出了"证素辨证"新概念。"证素"即辨证的基本要素。证素是通过对证候（症状、体征等病理信息）的辨识，而确定的病位和病性，是构成证名的基本要素。证素主要包括心、肝、脾、肺、肾等病位证素和寒、热、气滞、阳虚等病性证素。辨证就是在中医学理论指导下，根据证候而辨别证素，并由证素组合成证名诊断的思维认识过程。

1. 证素的概念与意义 "证"，本义为证据、证验。"素"，始也、本也。证与素合为一词——证素，属于中医学新近产生的一个概念。证素就是证的基本要素，即辨证所要辨别的本质性内容。证素一词，言简意赅，体现了辨证的实质意义。如同构成各种物质的化学"元素"，证素就是构成证（名）的要素。把"证"区分（或包括）为证候、证素、证名，能对"证"的概念起到规范作用。

2. 证候是辨别证素的依据 关于证候，主要可有两种理解，一就是指"证"，如我们现在所说的证候规范就是指证的规范，证即证候，证候简称证。一是指证所表现的外候，如《灵枢·师传》"候见其外"，所以"证候"应是指症状、舌象、脉象等证的外候。

证候是现象，证素是本质。证素是通过对证候的辨识而确定的病变本质，即证素是对病变本质所做的判断，而不是现象。因此，证素不是指症状、体征等病理表现——证候。但证素的确定，必须以病理表现为根据，即以症为据，从症辨证。

3. 证名由证素组合而成　证素是构成证名的要素。临床上常见而规范的"证（名）"，都是由病位证素与病性证素相互组合而构成的。如风寒束表证的病位证素是表，病性证素是（外）风、寒；肝郁脾虚证的病位证素是肝、脾，病性证素是气滞、气虚。证素虽然是辨证的要素，但它是具体、基本的诊断单元，还不等于完整的证名诊断。一个完整、规范的证名，一般应当有病位证素、病性证素，以及必要的病理连接词，如壅、束、阻、亏等，不能只有病性而没有病位，更不能只有病位而无病性。病位、病性要素总计才50项左右，但其相互间的组合则极为复杂。中医的证名可能是数万个，但其证素则只几十项，有纲领在握，不同的证素构成不同的证，能辨清证素则较易组成完整证名，所以辨证素是辨证的关键。

4. 病性证素包括病因、病势的内容　病因即致病因素，包括六淫、疠气、七情、饮食失宜、劳逸失度等。由于中医学的辨证，是"审（辨）症求因"，即主要是根据证候而"辨"得性质、"审"得其"因"。所以辨证所确定的病因，实际上就是病性，这个病性就是病变当前的病因，病性的概念中包含了病因的辨别。

"证"的形成并不是单纯由致病因素决定的，而是与体质等的关系尤为密切，"证"体现了体质与病因的相互作用，邪、正决定着证的形成和发展。所以，辨证所说的证素，既不宜单言体质，也不宜单言病因，称病性比称病因为好。

朱文锋曾对病势有过专门论述，其所研制的"中医数字辨证机"将气陷、气闭、气不固、阳亢、阳浮、亡脱等，在病机上表现出向上、向下、向内、向外等动态之势的7项内容称为病势。同时，许多病性本身都有"势"，除上述所列外，如气滞（郁结）、血瘀（不畅）、寒（束）、火热（炎上）、湿（下注）、虫积（阻塞）、食积（停积）等，不能说其中没有"势"的含义，"性"与"势"难截然区别。因此，"病势"可作为病性证素的主要内容，而将病势合于病性之中，不必将病势与病性并列。

5. 证素应包括对病位的辨别　有人主张辨证要素不应包含病位，甚至认为一讲病位则不如西医学的具体。但是证素不包括病位是不对的，比如《素问·至真要大论》的"病机十九条"，就列举了心、肺、肝、脾、肾、上、下等7条病位概念。其次，临床辨证不可能不辨病位，肝的阴虚抑或心的阴虚，肺火抑或小肠火等，其表现可有不同，方药治疗亦有差异，所以田代华指出"体质、病因、病位是形成证候的三大要素"。第三，近代研究证候规范的中医学家都主张应当辨病位，如方药中的《辨证论治研究七讲》。第四，认为西医的病理解剖精细，中医的病位概念笼统而视为不科学，因而主张中医不用病位概念，则是对中医辨证是注重机体整体反应状态的辨别体会不深的反映。

6. 证素与病机的关系　《素问·至真要大论》强调要"谨守病机，各司其属"。据此，后人将其总结为"病机十九条"。因而有人认为病性证素当称病机为妥。其实，病机重在阐释疾病发生、发展和变化的机理并揭示其规律。病变的机理复杂，有种种可能，如阴盛阳虚、肝气郁结而犯脾胃等。证素则是对病理本质所做的判断，即根据对当前证候的分析而确定的病理性质，有是症便有该证素，自然就会有一定的病机，证素的确定完全以症状、体征作为依据。证素是诊断结论，病机是机理分析，病机虽为病之机要，为疾病之关键，故应"谨守病机"，但它毕竟不是对当前证候本质所做的直接判断。

七、证候的动物模型

中医与中兽医近似相同的理论基础，决定了中医证候动物模型的可行性，而中医证候的非量化现实又使得具体操作难度较大。研究中医证候动物模型必须在中医传统理论的指导下进行，这就需要明确关于中医"证候"的三个特点：①包括了病因、病位、病性、病势等多方面信息。②由一种或多种因素所致。③不一定有西医的病理学指标或形态异常。明确上述特点并结合疾病动物模型的制作过程，提出中医证候动物模型的制作流程。

中医的动物模型可分为证的模型和病的模型两大类，另有一类是病证结合模型。目前，已建立了百余种证的动物模型。如陈小野主编《实用中医证候动物模型学》详细记载了每一种中医证候模型的造模型方法。在动物模型上，有采用动物剥夺睡眠的小站台法建立心气虚证模型。国内有分别采用钳夹鼠尾之激怒法、艾叶制成注射液注射入小白鼠与束缚大鼠四肢限制其自由活动等造模方法以塑造肝郁证动物模型，用皮下注射 10% CCl_4 糖油溶液方法塑造肝郁脾虚证动物模型，用大肠杆菌内毒素复制家兔实验性肝火证模型，用乙酰苯肼造成大鼠溶血性贫血的血虚动物模型并认为多属于肝血虚证模型。在脾虚证动物模型方面，采用单一或多因素（如苦寒泻下、饥饱失常、劳倦、破气等）方法造模。用二氧化硫吸入或烟熏法造成肺虚模型。日本学者在中医证候动物模型方面，则不是采取过去用过量给药或毒物造成的病态模型。其基本思路是培育出遗传上对药物有高应答性的动物，对这种动物给予病因所得到的病态模型，即为某种证候的模型动物。模型制造方法是通过遗传性疾病和自然发病两种选择方式，其遗传背景均与健康动物不同。已报告了六味地黄丸、小檗碱、灵芝等三种证的模型小白鼠的制作及实验效果。由于证候的诊断主要从宏观外在的表象进行，而由于对动物难以从传统中医四诊收集这些外在表象，因此复制证候的动物模型难度较大。

证病结合模型是依据现代中医临床辨证与辨病相结合的特点，复制动物的证候与疾病模型，如溃疡病脾虚证模型、肾阴虚型高血压模型、脾阳虚型腹水型肝癌模型等。证病结合模型的意义在于它能探讨证候在某一具体疾病上的表现，探讨同病异证机理和同一方药在单纯治病、单纯治证、证病同治中的药物作用，证病结合模型具有单纯证模型、单纯病模型所没有的优点，在中医临床与基础之间架起了桥梁，使临床病理药理得到直接、明确的阐述，为中医证候研究注入了新的活力，也为中西医结合研究开辟了新的途径。

目前病证相关性研究已经取得一定成果，可以考虑以某一疾病模型为基础施加复合因素来制作与其关联最为密切的证候动物模型。尽管是以偏概全，但在整个中医证候动物模型研究处于探索阶段下，是值得采用的。同时也提示我们对中医动物模型的评价应遵循"先宽后严"的原则，这符合学科发展先扩散后收敛的规律，有助于中医证候动物模型研究度过起步阶段。

总体而言，中医证候动物模型研究的难点依旧是"证"的客观化，目前的动物证候模型不过是一种外延法的间接研究，只可能在一个局部或几个方面与人类证候相似。但应该肯定的是通过这些动物模型，已经在研究探索中医证的含义和生理、病理、病因的实质及为中医临床诊疗提供客观依据方面取得了一定进展。事实上，没有一种动物模型能完全复制出人类疾病的所有表现，动物实验的结论正确与否，最终还必须在人体上得到验证。中医证候动物模型作为中医基础研究的重要组成部分，将与中医临床研究相互促进，共同提高中医现代化水平。

第四章 中医临床辨证体系与方法学研究

第一节 中医临床辨证方法体系

中医临床辨证方法体系在研究中医学长期临床实践中，历代医家创造、总结了许多辨证方法，如八纲辨证、病因辨证、气血津液辨证、脏腑辨证、六经辨证、经络辨证，以及明清温病学派创立的卫气营血辨证、三焦辨证等辨证方法，以上各种辨证方法各有其特点与应用范围。

一、八纲辨证

八纲是分析疾病共性的辨证方法，是各种辨证的总纲。在诊断过程中，有执简驭繁，提纲挈领的作用，适应于临床各科的辨证。无论内、外、妇、儿、眼、耳鼻喉等科，无不应用八纲来归纳概括。在八纲的基础上，结合脏腑病变的特点，则分支为脏腑辨证；结合气血津液病变的特点则分支出气血津液辨证，结合温病的病变特点，则分支出卫气营血辨证……任何一种辨证，都离不开八纲，所以说八纲辨证是各种辨证的基础，是纲中之纲。

二、病因辨证

病因辨证是运用病因学的基本理论，综合分析各种病因侵入人体所致疾病各种证候的辨证方法。人之有病，或染六淫，或伤饮食，或感七情，皮肤脏腑，经络肌肉，受其邪即成病。故此在辨别其表里、寒热、虚实、阴阳的同时还有必要详究其由，明辨其病因。病因辨证包括六淫病辨证、疫疠病辨证、七情病辨证、饮食劳逸病辨证和外伤病辨证。

三、气血津液辨证

气血津液辨证是运用脏腑学说中有关气血津液的理论，分析气血津液的病变，辨认其所反映的不同证候。

由于气血津液都是脏腑功能活动的物质基础，而它们的生成及运行又有赖于脏腑功能活动。因此，在病理上，脏腑发生病变可以影响到气血津液的变化；气血津液的病变也必然要影响到脏腑的功能。所以气血津液的病变是与脏腑密切相关的。气血津液辨证应与脏腑辨证互相参照。

四、脏腑辨证

脏腑辨证是根据脏腑的生理功能、病理表现，对疾病证候进行分析归纳，借以推究病机，判断病变的部位、性质、正邪盛衰情况的一种辨证方法，是临床各科（特别是内伤病）的诊断基础，是辨证体系中的重要组成部分。

脏腑之间以及脏腑与各组织器官之间是相互联系的，因此在进行脏腑辨证时一定要从整体观念出发，注意脏腑间的联系和影响，才能全面而正确地做出诊断。

五、经络辨证

人身内而脏腑，外而经络毛腠，不过一气一血，相为流贯，故病者有内有外，有由外及内，有由内达外，循环无端，息息相通。故辨证、察脏腑以辨内在之病，审经络以明外显之疾。能够明辨脏腑经络之相为表里，则脉络交会起止，气血的生死出入，如抵诸掌。经络辨证就是运用经络学原理，以推求疾病发生的原因、性质及其部位所属证候的诊断方法。

六、六经辨证

六经辨证是汉·张仲景《伤寒论》用以论治"伤寒"的平脉辨证纲领。六经，即太阳、阳明、少阳、太阴、少阴和厥阴。六经辨证认为伤寒的发病，乃人体感受六淫之中风寒之邪，开始从皮毛、肌腠，渐循经络，由表及里，进而传至脏腑。因此，它的病理变化，当病邪浅在肌表经络，则临床上表现为表证；若寒邪入里化热，则转为里证实热证；而在正虚阳衰的情况下，寒邪多易侵犯三阴经，出现吐利、肢厥、脉微、但欲寐等一系列阳虚里寒的病理现象。因此，六经辨证实质上是经络、脏腑病理变化的反映，其中三阳病证以六腑的病理变化为基础；三阴病证以五脏的病理变化为基础。但是六经辨证的重点，在于分析外感风寒所引起的一系列病理变化及其传变规律，因而不能完全等于内伤杂病的脏腑辨证。

七、卫气营血辨证

卫气营血辨证是清代名医叶天士论治温病的辨证方法。卫气营血辨证是在六经辨证的基础上发展起来的，同时弥补了六经辨证的不足，从而丰富了外感辨证学的内容。就卫气营血的生理功能而言，卫和气具有"温分肉，充皮肤，肥腠理，司开合"的作用，而营和血的主要作用是滋润和营养全身。卫和气属阳，二者虽然同属气机，但其间又有先后表里之分，卫主表而气主里，故卫是气的浅层；营与血同源于水谷精微，但生成又有先后，营为血中之气，故营又是血的浅层。正因如此，所以卫气营血的作用范围虽然有内外浅深的不同，而在生理活动中，四者之间又是相互密切联系着的。

八、三焦辨证

三焦辨证是吴鞠通《温病条辨》论治温病的辨证方法。这种辨证方法是依据《内经》关于三焦所属部位的概念，在《伤寒论》及叶天士《外感温热篇》卫气营血分证的基础上，结合温病传变规律的特点而总结出来的。

九、病证结合辨证

病证结合辨证是中西医结合的产物，具体地说就是西医辨病，中医辨证，以病统证的一种辨证方法。现代所编的中医临床教材已逐渐循此体例。病证结合辨证在现代中医临床中使用十分广泛，在利用各种方法，包括西医诊断技术对疾病进行全面诊查后得出西医诊断，然后在此基础上进行中医辨证，结合西医辨病指导临床治疗。与传统辨证的不同之处在于：①它不拘于某一种辨证方法，上述辨证方法均可灵活使用，甚至综合使用；②它不拘于中医传统四诊，现代医学使用的各种诊断技术也可以作为辨证的依据，并由此产生了微观辨证；③它不拘于中医辨证，也充分考虑疾病的特殊性，是辨病与证的结合。病证结合辨证是中医辨证理论和临床理论的发展，虽然还没有形成系统理论，但已经成为中医证及辨证研究的热点课题。

第二节　中医临床辨证体系研究的思路与方法

一、研究思路

1. 注重辨证方法学研究　近百年来，中医学发展相对滞缓，时至今日尚未有新的辨证方法产生。尽管有学者提出微观辨证、体质辨证、抓主症辨证、辨病与辨证相结合，以及络病辨证等，虽然产生过较大的影响，但尚未形成新的学术流派。中医学的生命力在于如何提高临床疗效，而疗效的提高先决条件之一有赖于辨证的准确无误，前述9种辨证方法在临床上至今仍发挥着重要的作用，但也暴露出如下缺陷：如运用气血津液辨证方法，将临床表现有乏力、少气懒言、自汗、舌边有齿痕、脉虚无力者诊断为气虚证，若结合脏腑辨证可进而确定为何脏气虚证，然而中药复方中却难以寻找具体针对补某脏气虚证的药物。不难看出，中医存在着诊断的细化与用药的矛盾性。

中医诊断注重体质、气质、情绪及心理状态、时间等因素在辨证论治中的作用，它们与证的关系究竟如何？如"据质辨证"是否就说明体质因素可以决定证？体质的划分与证的功能状态关系如何，为什么临床几十味药物的变化组合可以调整机体状态，是否表明人体功能状态的有限性？名老中医对疑难病证，以及专病专科抓主证的辨证方法与思维是否有别传统的 9 种辨证方法？新的病种不断出现，而中医证似乎凝固不变，故现行教科书中所列常见证，是否能满足临床辨证的需要？是否需要创立新的辨证方法？辨证论治被公认为中医的特色与优势，中医整体、动态的观念体现在诊断上的重点在于辨证（对机体状态的分析），显示出中医学的卓越思想。但亦有不少著名中医学者认为中医不能唯辨证论治独尊，而应是辨病、辨证、辨证论治三位一体。古人认为病有外异内同、内异外同，所以有专病、专方、专药，不要有唯证观点。当病不同而证同时，例如痔疮与肠癌均以便血为主要症状，肺癌与上呼吸道感染都出现咳嗽等，单纯依靠辨证论治恐非易事。发育异常、遗传病、一些新的理化、生物因子引起的病也难以通过辨证论治来治愈。因此，辨病论治与辨证论治各有其适应范围，病证结合已成为不可抗拒的潮流。

综上，中医辨证论治方法迫切需要创新，应首先对现行新的辨证方法加以整理提高，使其成为科学的方法学体系，同时确定辨病、辨证各自的适用范围，确定微观辨证、体质辨证的临床价值，揭示抓主症辨证、专科专病及疑难病证的辨证特点与规律。并以文献研究与临床研究相结合，回顾性研究与前瞻性研究相结合，个案研究与群体研究相结合，传统研究与现代研究相结合；依据临床流行病学/DME 原则、循证医学的规范要求进行总体设计，开展多中心、大样本的随机临床中医辨证论治研究。

2. 深化证候规范化研究　目前在证候分布规律、证候影响因素、证候诊断标准、证候演变规律、证候客观化等方面已经开展了大量临床研究工作，并开始引入复杂体系理论及数学方法来研究证候，开创了一条崭新的现代中医证候学研究之路。如对中风病的证候诊断、分类、演变规律等方面的研究已取得可喜成果。但是，总体而言，现代研究仍处于起步阶段，存在许多问题，首先，很多病证尚未建立公认的诊断标准；其次，关于证候的分类、影响因素、演变规律的研究缺乏多中心、大样本的临床研究，影响了研究结果的可信度；再次，有些宏观证候研究的诊法不客观、不规范，微观证候研究的指标无特异性等。实践表明，中医证候规范化是一个提高中医临床水平的关键，也是中医辨证论治的基础，从证候在临床中所体现出的复杂性和动态性，反映了证候规范化研究的系统工程属性，在临床中应首先着重于常见病证的研究，只有研究常见病证，才可能获得完整的和丰富的各层次、各阶段的临床一手资料，这对证候规范化和客观化研究，具有重要价值和现实意义。

3. 开展微观辨证和辨证微观化研究　中医学长于宏观而略于微观变化，沈自尹氏于 1986 年发表的"微观辨证和辨证微观化"，首次明确提出微观辨证。沈氏"所谓微观辨证，即是在临床上收集辨证素材的过程中引进现代科学，特别是现代医学的先进技术，发挥它们长于在较深入的层次上，微观地认识机体的结构、代谢和功能的特点，更完整、更准确、更本质地阐明证的物质基础。简言之，是试用微观指征认识与辨别证"。至于辨证微观化，则是"综合了多方面微观辨证的信息，结合中医传统的宏观标准，并通过临床方药治疗的反复验证，以期逐步建立辨证的微观标准，并用以进一步指导临床实践。简言之，是探寻各种证的微观标准"。

二、研究方法

中医临床辨证论治的研究主要内容在于证候研究。其研究方法是，把证候研究建立在整体规划基础上，针对症状、舌脉、证候因素、基本证候、证候组合、影响因素、不同病程、不同病理属性，以及选择哪些微观指标、怎样与宏观研究相结合，采用不同治法将获得怎样的结果等问题，首先制定符合中医辨证理论方法与临床流行病学调研方法的统一的、客观的、规范的、量化的研究方案，并结合多种研究方法，如文献整理法、调查法、对照干预法、模型法、模拟法、前瞻性队列法等方法，再开展大规模、多中心的研究。各临床或研究单位根据自己的专业技术优势，集中解决某一个或某几个方面的问题，最后集中广泛的资料，进行数理统计，这样的研究结果才更接近证候的实质与证候的本来面目。

第三节　中医临床辨证方法学研究新动向

充分利用各种现代科学成果提高辨证的准确性和科学性，从而提高中医临床疗效，这一工作既包括对传统辨证的继承和发扬，也包括对各种新技术在辨证中的运用和研究，是辨证方法学研究新动向的标志。主要体现在以证的规范化为基础的量化辨证、模糊数学辨证、规范化辨证、辨证微观化和辨证循证化等中医临床辨证新方法的研究。

一、量化辨证

量化辨证是数理方法在中医辨证学中的运用，主要是进行症状、体征等辨证客观化指标的量化过程。

在症状体征的量化研究中，核心问题是症状的量化分级。对于能够分级的症状主要有两种分级的方法，一种是分为不出现、轻度、中度、重度四级，常用0、1、2、3分值表示；一种是分为轻度、中度、重度和严重四级，以1、2、3、4分值表示。对难以分级的症状体征分为不出现、出现，分别记为0、1分值。针对症状出现的多参数特征，有人提倡进行多参数的综合量化。其量化方法包括考察症状出现的频率，以症状频繁出现，反复发作者为重，偶尔出现者为轻；考察症状持续时间，以持续时间长，不易缓解者为重，持续时间短，缓解快者为轻；考察症状的性质程度，如疼痛难忍者为重，隐痛且可忍耐者为轻；考察症状与外界刺激的关系，以未经感触而发者为重，接受较强刺激才发作者为轻。而症状的中度表现则介于轻重之间。各症状所赋分值的总和即是该病证的总体症状水平积分值。权重概念的引入形成了等级计量诊断，也称为半定量诊断，不仅考虑以不同权重反映不同症状体征的主次，还考虑以不同记分反映症状、体征的轻重程度变化，形成了原有定量与定量、定性相结合的综合分析方法。实验室检验指标本身就具有量化和半定量化的性质，因此对于量化辨证具有重要辅助意义。

二、模糊数学辨证

模糊数学是一门新兴学科，目前模糊数学研究的主要内容为模糊关系、模糊逻辑、模糊语言、模糊综合评判、聚类分析、模糊自动控制、模糊决策等。其中模式识别、聚类分析、综合评判等均适用于中医的辨证论治。但目前相关研究关要用于专家系统的开发和中医计算机管理等领域，实际临床运用较少，还需更多研究支持模糊数学在科学辨证中的应用。

三、规范化辨证

规范化辨证是证规范研究的实际运用。为促进中药新药临床研究的科学化、标准化和规范化，提高中药新药的研制水平，卫生部先后两次下发了《20 个病证中药临床研究指导原则》和《29 个病证的新药（中药）临床研究指导原则》。它们的颁布，作为中药新药临床研究和中药新药审评的标准，正在发挥其规范化指导作用。

国家中医药管理局于 1994 年颁布了《中医病证诊断疗效标准》（以下简称《标准》），成为第一部国家中医药行业标准。其中收载各科病计 397 个。规定了各病证的名称、诊断依据、证候（即证）分类和疗效评定标准。为中医临床医疗质量评定、中医科研和教学提供了统一操作的范本。

四、辨证微观化

辨证微观化是微观辨证带来的新的辨证特点。微观辨证来源于临床实践工作，是临床工作的实际需要，因此微观辨证存在以经验运用为主，缺乏理论支持的问题。不同地区、不同医院甚至不同医师使用不同的微观辨证思路，而其依据多为个人经验尤其是该区域内学术带头人的经验，即使有所依据，也以回顾性资料分析为主，缺少可信度。在这种情况下，有目的的，具有前瞻性的研究就显得十分有意义。

微观辨证既涉及证规范研究，又是证实质研究的一部分，在临床亦被广泛运用，但是学术界对微观辨证的概念却有较多争议。

五、辨证循证化

循证医学是指将病人自身的临床征象和通过系统研究所得到的外部临床证据有机地结合起来，将当前能够获得的最好证据较为精确地用于个体病人的照顾和临床决策。其精髓在于寻找可信的临床证据并将其及时运用于临床。中医辨证依据来源于几千年的临证经验，巨大的样本量弥补了其没有科学的研究方案的缺陷，从而具有较高的可信度。虽然效率低下，但是有效。很明显现代中医研究已经不可能继续沿用这种效率低下的方法，新的研究方法是中医临床研究的难点。循证医学的出现为我们提供了思路。循证医学方法还是微观辨证研究、量化辨证研究、证实质研究的利器，通过引入统计分析方法并在其指导下周密地设计实验方案，中医研究者可以用较少的代价获得更具说服力的结论。同时，由于循证医学要求判断标准的同一性，其成果将更有利于同行交流，减少低水平的重复性工作，促进区域间的协作，是中医辨证研究的最佳助力。

第五章　中医证候信息学概述

第一节　信息学与医学信息学

一、人类文明社会发展的新阶段

几千年来，人类社会经历了几个重要的发展阶段，从原始社会到现代社会，其辉煌的发展成就谱写了整个人类社会文明发展史。近年来，人们提出许多种观点，力图以科学技术发展的不同阶段为原则，把人类文明社会的发展史划分为几个历史阶段。下面所叙是被大家广为接受的两种观点：其一，所谓的"四次工业革命观"，这种观点认为人类文明发展史应以四次工业革命阶段来划分，即第一次工业革命——工具革命阶段；第二次工业革命——动力革命阶段；第三次工业革命——能源革命阶段；第四次工业革命——信息革命阶段。其二，所谓的"三次浪潮观"，这种观点认为人类文明的发展经历了三次大浪潮，即第一次是农业革命浪潮；第二次是工业革命浪潮；第三次是信息革命浪潮。

综观上述两种人类文明社会发展阶段的划分观点，都认为目前世界已进入了信息社会，人类正经历着一场信息革命的冲击。人们处处在议论"信息""信息革命""信息技术"，"信息"一词已成为当今社会最时髦、使用频率最高的词汇。社会各行各业，甚至人类的各种活动都离不开它，因而可以这样断论：人类文明社会已经进入信息革命发展阶段，它将是人类文明发展史中取得最为辉煌成就的新阶段，毫无疑问它将对人类的生存与发展产生极为重要的作用和影响。

二、信息社会的主要特征

信息革命创造了信息社会，它的社会特征主要是将"信息"作为一种资源，如同工业上把煤、电、钢铁作为其宝贵的资源一样。因而从宏观的角度，可以把物质社会中的各种活动概括地归纳为两种资源流，即物质流和信息流。

物质的开发、传输、加工和利用，乃至物质的再生产过程中"物质资源"被作为处理对象，物质在这一过程中按社会的需要传递流动形成物质流。而信息的收集摄取、传输处理和反馈控制这三大环节，则构成了信息流的主体。在世界范围内所掀起的新技术革命浪潮中，信息化社会是其发展目标，"信息"是信息流的基本粒子。

综观世界各国各地经济的发展，不难看出物质资源有贫有富，但经济的发展却不是与物质资源的贫富成正比关系的。物质资源丰富的，经济可能落后，反之物质资源不太丰富的，经济发展速度却很快。分析一下原因固然很多，但从经济技术角度来看，究其关键，则在于对信息占有率之多寡。信息业发达、新兴科学技术的采用、好的经济管理模式的运作乃至新材料的开发和新工艺的实施都会加大经济发展的速度。实践证明，"信息"通过教育、传递、加工和服务等活动直接或间接地创造了巨大的经济社会效益，尤以工业为基础的经济结构比以农业为基础的经济结构，将更强烈地依赖信息资源的开发和信息业的发展。信息的占有率已成为当今社会发展的标志，社会的发展将越来越多地依赖于"信息"的收集加工和流通利用。

三、信息科学与信息技术

"信息"是人类社会的一种重要资源，一个专门研究开发、利用这种资源的科学被称为信息学。它具有高度概括性、综合性和广泛的应用性，是一门应用概率论和数理统计方法研究信息如何获取、加工、处理、传输、计量、变换和储存的科学，是对系统实行有效控制和管理的方法性学科。

它研究的信息处理理论、方法和技术覆盖着人类所有行为学科领域。在人类学科之林中它已成为一门共通性基础学科，几乎所有别的学科都必须应用它的理论方法和技术成就，来求得自身更好、更快地发展。信息科学研究所涉及的基本环节和问题简略关系见图 5-1。

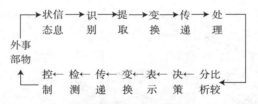

图 5-1 信息科学研究所涉及的基本环节和问题

通过对这些基本环节和问题的研究，便随之形成了一个专门技术——信息技术。它具有特别的概念规范，即：它仅指那些可以扩展和延伸人的信息处理功能的技术。其最典型的代表是传感技术、通信技术和电子计算机技术。

1. 传感技术 传感技术主要包括信息识别、信息检测、信息提取、信息交换及某些信息处理技术。它是人的感受器官（耳、鼻、眼、皮肤等）功能的扩展和延伸，是信息获取的重要手段。

2. 通信技术 通信技术包括信息检测、变换、传递、存储及某些信息调节控制技术。它是人的信号传送控制系统（神经系统）功能的扩展和延伸，还包括信息传递通道的管理控制技术。

3. 计算机技术 计算机技术包括信息存储、重组、加工、分析、控制及输出处理技术。它是人的信息处理器官（大脑）功能的延伸，是信息加工控制、智能化工具技术。

四、医学信息学

医学信息学应用信息科学的理论和技术方法研究和处理医学领域所提出来的问题，如研究医学管理、过程控制、医学决策和对医学知识整理与挖掘的科学。

它不仅仅是应用性学科，还拥有一个适于理论发展的领域，开发用于演示和理论证明的模型，并有步骤的解决问题，具有应用性和理论性两个方面。

医学信息学研究具有多学科性质，它不仅面对各种自然科学的知识综合，而且包括专门知识或临床经验，还包括对知识的整理和规范化。其主要任务是借助医学科学研究所获得的知识，建立和评估各种有关获取、处理和解释医学数据的方法和系统。其研究对象是生命系统的信息和知识，以及与之相关的知识系统和语言系统，这些系统具有极高的复杂性。其研究内容包括基本理论，数据存储、分析和处理，数据、知识传输和交换，远程医疗与 INTERNET 技术，知识交换和共享，临床技术支持的原理和方法学，系统的规划、设计、实施、应用和评估等。

国际医学信息学会（IMIA）主席 J. H. van Bemmel 教授（荷兰）和美国 Stanford 大学医学院 M. A. Musen 教授主编的《Handbook of Medical Informatics》（医学信息学）详尽的探讨了医学信息学领域的理论、方法、应用、评估方法、发展方向及其问题，是当前最权威的医学信息学论著，是值得我们关注的一本专业参考书。

第二节　中医信息学

一、中医的信息学属性与特征

中医是通过四诊获取人体表象，在诊治过程中，不轻易将现象视为假象，不太研究"实体"，特别注重关系（人体各种功能相互间的相关性和相对性、协调与合作等），认为病人临床所表现出的表象信息（体征、症状等）可以诊断疾病的状态和反映疾病的本质，并通过独特的信息分析处理手段——"辨证论治"，完成对疾病的诊治。从信息学角度审视这一过程，中医学是一门以信息提取、信息处理和信息调控为主要手段的信息医学；中医临床的核心是辨证论治。辨证是依据人体受到病邪侵害后表现出的"象信息"对人体疾病状态的分类过程，即证候类别的辨识过程，证候是一种对人体疾病状态类别的标识信息。论治则是调控人体状态的一个过程，采用的主要手段是信息调控，经络是其信息传输通道，其中针灸治疗是公认的信息调控疗法，而中药学的性味归经理论揭示了中药的信息学特征，并决定了中药治疗也是一种信息疗法。相对于西医是物质医学、对抗医学，中医则是信息医学。

二、中医信息学及其研究领域

中医信息学是在信息科学理论的指导下，应用计算机技术和数学方法（数理统计、数据挖掘等），研究和解决中医学相关课题的学科。它是一门涉及中医学、中药学、信息学、数学、计算机和标准化等多种学科知识的交缘性学科。

中医信息学研究领域主要包括基础、临床和文献资料三大领域，其信息学基础研究方向是标准化，其主要目标是制定中医药数据共享元数据标准、数据分类与编码标准、数据元标准、数据模式标准与数据交换标准等。提出中医信息处理的基本原则和方法，构建中医信息学体系和中医药标准信息平台；信息学临床研究方向是中医临床"辨证论治"信息化，其主要目标是设计中医临床信息基本数据集，提出临床数据采集技术方法、构建中医临床数据库系统和临床科研一体化工作平台，通过数据分析研究建立中医辨证规范和临床疗效评价体系；信息学文献资料研究方向是数字化，其主要目标是制定中医药文献资料数字化技术标准及其数据库管理技术规范，构筑中医药文献数据库系统和中医药文献资料信息研究工作平台。

三、中医信息学的学术价值与作用

目前复杂科学研究越来越受到重视，人们普遍认识到人体是一个开放的复杂巨系统，只有用复杂科学的方法才能够解决复杂巨系统的问题。因而现代医学在原有还原论的基础上，正在向分析与综合的方向发展，越来越重视从人体整体的角度去认识和解决问题。中医学由于其整体观、动态观，以及建立在辨证论治基础上的个体化诊疗方法，对由多种因素共同作用而导致的"心身疾病"有较好的疗效，因而越来越受到人们的关注，呈现出良好的发展前景。

在 21 世纪，复杂科学和信息科学的发展将对各个学科的发展产生深刻的影响，同时也必将深刻地影响生物医学和中医药学的发展。中医药要实现现代化，首先要实现信息化。这一点在其他行业中已经得到证实，中医药也不例外。广义的中医信息学亦可进一步分为中医信息学和中药信息学。前者主要解决中医学信息处理的方法学和技术问题，后者主要解决中药研究及生产过程中出现的信息的处理问题。因而前者更多地与信息科学本身的思维方式、方法及信息处理技术相关联；后者则更多地与生物信息学中的计算科学相关联，更需要创新算法及其软件的支持。

1. 中医学的优势及制约其优势发挥的关键问题　中医学是中国人民在防病治病、养生保健的长期实践中积累、总结而形成的一种医学体系，面对开放的复杂巨系统——人体及其疾病，与西方医学和其他传统医学相比较，独具特色和优势。它的理论体系和诊疗方法能够适应复杂巨系统的要求，因而是21世纪新兴起的复杂性科学在生命科学领域中的前沿，可以与基因组学这个前沿学科并驾齐驱，必将深刻地影响生命科学的进展。

（1）中医学的优势与特色：①系统的生命科学理论。②个体化的诊疗体系。③综合调节的医疗手段和方法。④系统而丰富的养生保健理论和实践。⑤浩瀚的古典医籍文献信息资源。⑥融自然、人文科学于一体的学科特色。

（2）制约其优势发挥的关键问题：①技术手段落后，现代科技含量较低。②缺乏现代社会可以接受的评价标准和技术标准。③学科的现代科学基础薄弱。④"以病为本"的办医院观念和模式的束缚。

因此，要实现中医现代化，就要以解决制约中医药学优势发挥的关键问题为突破口，以多学科参与和融合为推进中医现代化进程的首要条件，面向科学前沿，实现跨越式发展。

2. 利用中医信息学解决制约中医学优势发挥的关键问题　中医学的发展是建立在长期医疗实践基础之上的，它强调注重观察个体外在表现的变化，强调注重人体整体功能的变化，强调注重人与自然的整体关系，强调治疗的重点应放在人体产生器质性病变之前。因而对于现代社会的心身性疾病以及人体亚健康状态的治疗有着较好的疗效。但由于几千年来中医学的诊断方法主要是依靠人体感觉器官，通过四诊方法进行，因而虽然较好地解决了定性诊断问题，但定量诊断的问题却始终未能很好地解决，导致作为医生个体提高中医学知识的水平需要经过一个漫长的经验积累过程，成为中医学发展的"瓶颈"。近年发展起来的信息科学研究方法，及其研究所依赖的整体准则和功能准则，与中医学的研究方法之间存在着惊人的相似之处。由于信息技术的飞速发展使得利用信息科学的方法与准则不仅能够进行定性研究，同时也能够很好地进行定量研究，因而为中医学的跨越式发展创造了良好的条件。充分合理地利用飞速发展的信息技术，必将使人体的感觉器官功能得以扩充，从而使中医诊断的传统方法得以突破，并极大地促进中医学诊断技术的发展。

与此同时，充分利用信息技术，建立中医药基础与临床信息数据库，对海量数据进行分析处理，必将使经验转化为概念和知识的速度大大提高，大大缩短中医医生积累经验的过程。信息技术的发展对促进中药走向世界也具有重要的意义。长期以来，始终困扰中药走出国门的一个关键问题是中药的质量控制问题。由于中药源于天然，又是以复方的形式出现，因而其化学物质基础及药物在体内的作用机理十分复杂，质量控制难度很大。利用感测技术、信息处理技术和控制技术，对中药材进行定性及定量分析，对中药的生产加工过程进行控制，同时将这些数据存储于中医药科技信息数据库中，利用信息处理技术对其进行深度挖掘和再次开发，必将促进中药质量控制技术的发展，使其早日实现与国际的双向接轨。由此可见，数字中医药的实现对于中医药学的跨越式发展具有重要意义。

3. 构建数字中医药体系   所谓数字中医药，就是通过现代信息技术，进行各种中医药数据的采集，建立数据仓库，并进行数据挖掘；通过海量的数据建立中医药信息平台。数据库建设是信息数字化的基础，信息数字化是有效开发和利用信息资源的技术手段。要实现中医药现代化，其科技发展战略目标之一便是通过古代文献数据库、智能化数据库以及虚拟专业网络技术的建立与应用，使中医药的知识和信息在充分利用现代信息技术的基础上飞速更新和发展。因此，建立完整的中医药科学基础数据库系统受到国内外有关部门的高度重视。

四、中医信息学研究简介

1. 中医信息学基础研究   中医信息学基础研究目标是中医药信息及其技术的标准化、规范化，包括中医药名词术语、分类与代码、计量单位等信息标准和相关信息技术规范研究。

中医药名词术语规范化是中医信息学的基础工程，中医药学历史悠久，加上我国地域辽阔，方言众多，中国传统文化特色浓厚，以及少数民族医学、外来医学的影响，中医药名词术语常有一词多义、一义多词、同词异义、同义异词、词义演变等复杂现象。据初步统计，中医药名词术语有数万条之多，有时确定一个中医学名词的正名就是一个课题。

中医学名词术语的规范化研究受到行业主管部门和学术界的高度重视，主要制定了国家标准《中医基础理论名词术语》《中医临床诊疗术语》和全国科学技术名词审定委员会颁布的《中医药学·基本名词》等，在此基础上，目前正在重点开展临床各科名词术语标准的制定工作，并已取得较大进展。与此同时在国家标准《中医病证分类与代码》的推动下，中医药信息的分类与编码技术研究深入开展，分类编码技术由简单的信息标识代码研究，发展到属性分类代码和较为复杂的语义分类代码（SNOMED－TCM）研究。由信息输入代码研究，发展到专业信息传输代码（HL7－TCM）研究。

中药名词术语的规范化，是中医药成熟度的标志之一。新中国成立以来，我国的中药名词术语规范化工作，主要从三个方面展开：第一是组织编纂全国高等中医院校中药学系列教材；第二是编纂出版多种中药工具书；第三是进行中药名词术语规范化研究，制定了相关行业标准、国家标准。如，由国家技术监督局颁布的国家标准《全国主要产品（中药部分）分类与代码》就是一部中药的基础标准，它提供了标准的分类规则和统一代码，体现了中药的基本属性和主要应用属性，该标准的制定使中药分类和信息处理有了全国统一的标准，使中药名称在规范化、系统化方面向前迈进了一大步。

在中医药信息管理领域，国家中医药管理局制定和颁布了《中医医院信息化建设基本规范》，它是用以指导中医医院信息化建设工作。这些标准的颁布和相关研究填补了中医信息学领域的技术空白，是中医信息学的基础，为中医信息学发展创造了条件。但由于当今科学技术迅速发展的要求，用现代标准来衡量，目前所做的这些工作还存在很多问题和差距。即使是适应现实的科研、医疗、教育、管理、生产、经贸等方面的需要，也不尽如人意。特别是信息技术的高速发展，世界性"中医热"不断扩大，中医药交流的范围、速度前所未有，名词术语规范等中医药基础标准的现状在某种意义上成为影响中医药现代化、国际化的瓶颈之一。因此，这项工作比以往任何时候都显得重要和迫切。

2. 中医信息学应用研究 随着计算机和人工智能技术的快速进步，中医信息学应用研究不断向纵深发展，从 20 世纪 70 年代应用计算机技术开展的中医专家系统开始，至今已覆盖了临床医疗、教学、科研和管理各个方面，如中医医院信息管理系统（HIS）；以数字化经络人为典型的中医临床教学实验系统；以中医临床资料和质量管理的病案统计信息管理系统；为中医临床科研提供数据资源和数据挖掘平台的中医临床数据库管理系统等。

（1）中医专家系统：专家系统是一种计算机程序，是一个处理知识的智能系统，内部具有大量人类专家水平的领域知识与经验，能使用它们解决领域问题，能提出人类专家水平的解决问题的方法或建议。它以专家的水平完成专门的，一般是困难的专业任务。

在我国中医专家系统研究始于 20 世纪 60 年代，真正意义上的计算机中医专家系统程序是 70 年代末期开发成功，在这个领域具有代表性的研究，有湖北中医学院（现湖北中医药大学）的《中医控制论研究》、北京的"关幼波中医肝病专家系统"及湖南中医学院的"中医辨证论治电脑系统"研究等，至 90 年代初期，全国相继有上千个中医专家系统的研究报道。但由于当时计算机技术的局限，不能为构建一个具有巨复杂性的智能化的中医辨证论治专家系统提供技术支撑，同时也由于中医学在规范化和客观化方面存在的问题，许多简单和低水平的项目均停止了研究，致使该研究进入了一个全面调整和反思阶段。近年来，在经验总结的基础上，由国家立项，统一规划和组织实施了以继承名老中医学术经验为目的的"全国 100 名名老中医专家系统"研究。这个项目的启动和实施将扎实有效的推动中医专家系统的研究与应用。

（2）中医临床数据库系统：所谓中医临床数据库系统是指基于信息高速公路网络，应用数据库技术构建的一个大型中医临床数据资料管理的计算机系统。在系统标准信息平台的支撑下进行数据资料的采集，其资料包括中医临床辨证论治过程中，收集到的与患者相关的全部信息和数据资料。其系统具有存储、处理、检索和传输数据的功能，是临床科学研究和质量管理、数据挖掘的工作平台。由于该系统的技术复杂性和海量的数据规模等系统工程属性，致使在目前条件下，还无法实施，但对系统构建的理论与技术方法的研究，已受到重视。并开展了医院病案数据库、临床病例观察表（CRF）数据库、电子病历和计算机医生工作站、护士工作站等相关信息系统研究，为构建真正意义上的中医临床数据库系统作了很好的铺垫和技术储备。

（3）中医医院信息管理系统：医院信息系统是对医院信息执行分散收集、统一管理、集中使用、全员共享的计算机网络系统。把医院产生的各种信息输入计算机网络系统，由计算机完成信息的储存、处理、传输和输出，在院内形成信息共享，以提高医院工作质量及工作效率。它是一个完整的基于数据库的系统。在我国，其发展过程大体可分为四个阶段：第一阶段是独立的、单个的应用程序。第二个阶段是多个项目的综合信息管理程序。第三个阶段是各个部门共享的信息管理系统。第四个阶段是大规模一体化的医院信息系统，实现了包括 HIS、PASC、数据检索等功能。至今在全国有 70% 的县级及县级以上医院建立了规模大小不同的各类医院信息管理系统，其发展势头还在不断增强。

（4）中医信息学文献研究：中医信息学文献研究包括文献标引及检索技术研究、中医药科技情报检索系统研究、医史文献数字化技术研究、中医经络人的研究。

第三节　中医证候信息学

中医证候信息学是中医信息学的一个重要分支。"证候"是它的研究核心，它的基础是标准化，信息技术是它的工具，临床实践是它的依托。在中医现代化，特别是在中医临床研究中，其可利用的海量资源和快速简洁的数据整合利用能力是其他临床研究方法不可比拟的，其与中医基础理论体系和中医证候学的亲和力使它具有特别的发展前景和潜力。

中医证候信息学的研究目标是在中医学理论指导下，以中医临床实践为基础，应用信息科学理论和技术方法，研究如何构建中医证候信息学体系，科学的阐述证候的信息学特征及建立其内涵联系。探索信息技术在中医证候学研究中的应用途径和中医证候数据库、证候信息（数据）处理的共有关键技术方法，为构建中医辨证论治临床和科研一体化信息平台提供依据和基础，为中医临床病证规范和疗效评价体系研究提供一种新的思路和方法。

一、研究思路与技术方法

中医证候信息学研究思路，主要是在中医药标准化和统一临床技术规范的基础上，应用计算机技术构筑中医临床数据采集平台，建立中医临床数据库系统（该数据库是依据中医辨证论治的全过程和临床实际需要建立的一个完整的中医电子病历系统），面对这一完整、动态的临床数据库的大量信息，以中医证候为核心进行数据整理和加工形成临床证候知识库，再通过采用相应数学分析方法对其进行知识加工和利用，并通过现代科学所提供的丰富数据挖掘和知识发现手段，实现中医证候知识体系的深化，以最终实现中医证候学研究目标。

中医证候信息学研究采用了信息科学技术的基本方法，依据其信息处理需求和流程可归纳为四个主要类别。

1. 标准化技术方法 随着世界社会经济的全球化，为标准化学科提供了巨大的舞台和需求，促使其快速发展。近年来，标准化学科理论体系已经基本形成，其技术方法也日趋成熟，并在各个领域得到广泛利用。所以应用这种技术方法处理中医证候信息标准化和信息流程规范化问题是中医证候信息学研究的必然选择。

2. 数据采集技术方法 数据采集技术方法为证候信息学研究提供了甄别和获取信息的工具，是实现临床中医四诊信息化的手段之一，采用这种方法能帮助使用者快速简便的获取信息，并可提高所获取信息的完整性和可靠性。

3. 数据库技术方法 数据库技术方法是构建中医临床数据库的工具，可提供对证候信息的整理加工、存储管理和查询检索功能，将保证快速准确地为证候信息学研究提供信息资源。

4. 数据分析与利用方法 数据分析与利用方法是面对中医临床数据库，根据证候信息学研究需要提供数理统计和数据挖掘工具，可用于中医证候知识整合、知识发现等领域，为实现中医辨证规范化和建立临床病证疗效评价体系目标提供方法学支撑。

二、研究内容与基本步骤

证候信息学研究内容与基本步骤是依据证候信息学特征和研究目标而制定的，主要包括证候信息规范化研究、证候分布规律研究、证候演变规律研究和证候调控规律研究四个基本步骤。它们构成了一个崭新的、完整的中医临床证候信息学研究体系，其各阶段研究任务明确，具有连贯的序列研究特征。

1. 证候信息规范化研究 证候信息规范化研究首先是确立信息的定名、定义原则和方法，在概念层次的统一。其二，确定信息的属性分类和编码，即根据不同的需要，制定不同的属性（如医学属性和语义属性）分类原则和编码方法，完成对"证候信息"的分类与代码编制，实现信息传输和共享层次的统一；"信息流程"的标准化主要是分别对各个"证候信息流"的流程的规范，以此实现信息动态过程控制层次的统一。

2. 证候分布规律研究 "证候分布"是中医临床流行病学概念，指在一个相对的时段内，临床上中医病证诊断中的证候按照出现频度编排的序列，即证候的临床分布情况。"分布规律"的研究则是通过对临床实际存在的证候分布资料的分类处理和成因分析，归纳总结其规律性分布的条件与特征。

证候分布规律研究首先采用计算机技术建立临床数据库，将临床病历资料录入数据库中。其二，根据研究目标要求从数据库的记录中提取符合条件的诊断信息资料形成一个"中间库"。其三，对该"中间库"记录中的中医病证诊断进行聚类与频度统计和统计结果的图表输出。其四，对分布情况的分析研究，掌握临床中医病证的分布规律，确定疾病的主要证候类别构成关系。

3. 证候演变规律研究　证候演变规律研究主要是根据被研究的中医病证诊断的分布规律和其主要证候类别构成关系，以其主要证候为对象，研究它们在临床中的动态演变轨迹和规律性。其基本方法是，以某病的主证候诊断为条件，在临床数据库中搜索符合该条件的病历资料，再确定一个合理的临床周期（天数范围），并以此周期为准，分时段从每一份病历资料中提取出相应的证候诊断信息，形成一个证候诊断"动态数据库"。之后对该数据库采用分时段，逐层聚类分析的方法研究其临床动态演变情况和规律。

4. 证候调控规律研究　证候调控规律研究是在证候演变规律研究的基础上，对中医临床病证动态演变规律的深化，目的是揭示影响证候演变的相关因素和条件，如药物、环境、体质和心理等，主要是调用证候演变的相应病历资料，提取其流行病学和临床治疗的数据资料，根据其特征采用不同的数学分析方法进行影响因素和条件的分析研究，明确它们之间的关系和作用规律，构造"证"的调控模型。

三、方法学优势

中医证候信息学是现代中医学研究体系的重要组成部分，它的方法学具有明显的时代特征和优势，主要表现在：

1. 标准化是中医证候信息学中最为基础性的工作，对于从长期临床实践中形成的传统医学的现代化、信息化具有特别意义和作用。通过对证候和辨证论治流程的规范，为深化中医信息学研究提供了条件，对提高中医临床医疗质量和疗效评价体系的建立奠定基础。

2. 信息技术、数据库和数据挖掘等高新技术被中医证候信息学所广泛采用，标志着现代中医学研究跨入了一个崭新的阶段。相对于传统研究方法，其科学性、先进性和有效性均有较大提升，是中医学研究技术方法的重大突破。

3. 中医证候信息学研究采用建立临床数据库和提供数据处理工作平台的方法，实现了随机提取和分析处理大样本资料的功能，满足了临床医学研究对被研究资料的随机性和大样本的要求，提高了中医临床研究的水平和可信度。同时这种独立的临床数据库还保证了大规模中医临床资料的共享性，可极大地提高数据资料的利用率和使用价值。

4. 该方法还可实现数据资料的动态分析处理功能，对中医证候的演变规律研究具有特别的现实意义。而且针对复杂因素和复杂系统所提供的分析技术和方法也较成熟，具有良好的可操作性。

综上所述，中医证候信息学的方法学在现代中医临床研究中具有统一规范，技术先进，可信度、共享性、动态性和可操作性高的优势。

第四节 生物医学信息学研究进展

当前信息科学的发展受到普遍关注，信息学已成功地渗透到各个学科中，形成了一批新的边缘学科。与生物医学相关的新学科包括生物信息学、医学信息学、中医信息学等。其中生物信息学相对比较成熟，其学科特色不仅吸收了信息学的一般理念和方法，而且有自身学科特有的研究对象及特有的研究方法。而医学信息学和中医药信息学则处于相对不成熟的状态，但学科建立的基础已经形成。现就其研究进展作一简要综述。

一、生物信息学研究

钟扬、张亮、赵琼主编的《简明生物信息学》认为："基于生物信息学与分子生物学的密切关系，狭义的生物信息学专指应用信息技术储存和分析基因组测序所产生的分子序列及其相关数据，也被称为分子生物信息学（molecular bioinformatics）。广义的生物信息学是指生命科学与数学、计算机科学和信息科学等交汇融合所形成的一门交叉学科。它应用先进的数据管理技术、数学分析模型和计算机技术对各种生物信息（特别是分子生物学信息）进行提取、储存、处理和分析，旨在掌握复杂生命现象的形成模式与演化规律。"

生物信息学具有三方面的科学基础。首先，它需要庞大的、复杂的可相互交流的数据库系统。其次，需要强有力的创新算法和软件。没有算法创新，生物信息学就无法获得持续的发展。最后，但也是十分重要的一个方面，是自动化大规模高通量的生物学研究方法与平台技术。这些技术，既是产生生物信息的主要方法，又是在生物信息分析结果的基础上，进一步获取或验证生物学知识的关键手段之一。

生物信息资源利用的高度网络化，算法和软件的进步、数据库的一体化、服务器/客户模式的建立，使生物信息学成为目前生命科学中最活跃的领域之一。而生物科学的重点和潜在的突破点已经由 20 世纪的试验分析和数据积累转移到数据分析及其指导下的试验验证上来，生物科学正在经历着一个从分析还原思维到系统整合思维的转变。

二、医学信息学研究

医学信息学是研究医学信息、医学数据知识的存储、检索并有效利用，以便在卫生管理、临床控制和知识分析过程中做出决策和解决问题的科学。它是信息技术学与医疗卫生科学的交叉学科，前者是其方法学，后者是其应用领域。

医学信息学有三种不同的研究模式：其一是引入信息学方法和技术，研究在医学领域中如何利用信息技术；其二是将情报学的概念引入到医学领域，在其相关研究框架的基础上，加上医学的内容；其三是将医学信息按一定规则进行分类，重点研究信息资源的利用。三种模式中以第 1 种最为成熟，它使医学信息学的研究范畴与生物信息学更为相近，更能形成独立的体系和学科。当前，医学信息学的最新研究进展包括电子病历、影像信息技术、医疗决策系统、远程医疗与互联网，以及医学信息标准化等。

1. 电子病历 计算机化电子病历是医学信息学的一个重要研究方向。它是指存在一个计算机系统中的病历资料，这个系统可支持使用者获得完整准确的资料，提示和警示医疗人员，给予临床决策服务，连接管理、书刊目录、临床基础知识以及其他设备。完整的电子病历存储系统支持多个用户同时查看，保证个人医疗信息的共享与交流。通过网络，医师可以在家中或在世界任何一个角落随时获得患者的病历资料。同时可根据不同的用户给予不同的资料查询权限，从而保证了病历的安全性。此外，电子病历不再是一个被动的医疗记录。通过与图像信息的整合，可提供实时医疗监控，药物剂量查询等多种功能。电子病历目前可大致分为单机电子病历和网上电子病历两种。网上电子病历的优点是采用了 ASP 服务器提供全球性服务，安全性与数据完整性则由 ASP 供应商解决；缺点则是数据不在医师所工作的计算机上。

2. 影像信息学技术 自 20 世纪 70 年代中期，以计算机为基础的医学影像学随着数学、生物物理学和工程模型学蓬勃发展起来。但是由于各类学术会议侧重于影像，而忽视了信息学，导致医学影像信息学科发展缓慢。直到近年，界面友好的医学影像数据库与二维、三维结构及可视化的结合将医学影像信息学带入了一个崭新的时代。开始于 1990 年的可视人项目提供了大量的人体模拟图像，这一技术的广泛应用带动了各类解剖学教育软件的开发，更为重要的是引发了关于模型、模拟及大型数字化图像搜索等一系列的信息学问题。同一时间开始的人类大脑项目则直接导致了大量关于大脑数据图谱登记、分区等课题的开展。新的信息学、生物计量学、计算图像学的结合，使人们重新认识到影像信息与模拟学的重要性。

现代影像信息学研究的重点包括图像传递标准、传递规则、医学术语、信息压缩、图像数据库索引及图像病例传递安全等。从虚拟细胞到虚拟人，当前影像信息学从分子水平、细胞水平、组织水平到个体都得到广泛的应用。然而，医学信息学面临着更多亟待解决的现实问题。影像信息的完整化需要更深层的科学技术和医疗实践的结合，包括对二维和三维图像自动分区与注册的新技术；数据抽象与概括；图像数据库中生物多样性来解释群体图像数据和表现型与基因型之间的关系；开发医学信息数据注释语言，整合高级图像系统和医院信息系统等。

3. 医疗决策系统 医学实践最重要的是做出正确的医疗诊断，因此医学信息学将研究重点也放在决策系统上。决策系统不仅需要先进的信息科学技术和工具，而且需要理解医师如何利用推理知识做出医疗判断。

当前决策系统主要基于两种方法论：着重于统计分析的定量分析法，以及侧重于逻辑推理的专家系统法。定量分析法产生于 20 世纪五六十年代，主要用于解决心脏疾病和异常疼痛等临床问题。早期专家系统以概率决策理论为解决问题的依据。最新的此类系统以美国 Stanford 大学 PANDA 项目最为著名。PANDA 项目使用了决策分析技术，主要应用于胎儿期诊断，根据概率分析方法对胎儿期中的问题做出最有利于患者的选择。专家系统法以逻辑推理为解决问题的核心。最著名的第一代专家系统是 MYCIN 系统。此系统主要用于对多种传染病的诊断和治疗，其中的医学知识不是包含于工具中，而是存储在规则中。第二代专家系统则以 Asgard 系统最为成功。系统大大扩展了 MYCIN 的功能，并补充了一系列的推理方法，其中包含了所有相关领域中的复杂知识。通过与数据库的连接，系统可自动提取带有时间标志的数据，而这种功能则使系统可针对某个患者做出特定阶段最适合的治疗方式。另外通过反溯法可比较不同的医疗护理，并作出相应的质量报告。

4. 远程医疗与互联网　随着宽带网进入千家万户，远距离传递诊断和患者管理信息成为可能，远程医疗成为新的研究热点。通过网络电视和无线技术，使医师及患者能随时传递相应的医学相关信息，从而为远程医疗开创了更为广阔的应用前景。

互联网的出现提供了图片和文字传输的介质，而且为医疗机构提供了海量的信息数据。在互联网的帮助下，医师不仅可以全球共享医学资源，而且可以针对某一特殊病例进行广泛的交流。例如，美国国家医学图书馆提供医药在线（MEDLINE）数据库，其成员可查看、打印各类文献资料；医学网（CLINICWEB）则提供所有临床信息的索引，是医学界常用的搜索引擎。同时互联网的发展为一些身患相同病证人群的相互交流提供了可能，此类患者交流组织的形成有利于自我寻找最合适的治疗。

5. 医学信息标准化　电子病历的大量应用、医疗设备和仪器的数字化，使得医院数据库的信息容量不断地膨胀。然而简单存储信息只是数据库的低端操作，数据的集成和分析以及医学决策和知识的自动获取才是信息学研究的重点。要对数据进行加工和分析，数据必须以特定的结构方式来存储。数据结构允许计算机轻易地传递符号和像素，并大大提高信息处理的速度。然而，这种数据结构不是仅由输入来决定的，医护人员必须有一约定俗成的数据标准，并为社会所公认。这一数据标准明确了数据库中存储的特殊符号所具有的含义。其作用正如字典一样，起到咨询和定义的功能。

数据标准可分为文字标准和信息标准。文字标准是指标准必须以文字形式表示，而不能以图像形式表达，国际上称为医疗数据系统，它包括一系列有特定含义的单词。意识到标准的重要性，越来越多的医学和信息组织参与到此标准的制订中来。其中最著名的为美国病理协会制订的人类与兽类医学系统术语标准 SNOMED 和英国健康中心制订的医学系统术语标准 Read Codes。

信息标准则同时定义文字和图像数据。当今最通用的信息标准称为 HL7（Health Level Seven）也可称为标准卫生信息传输协议，其中又包括医学数字化图像和传递标准（DICOM）。HL7 标准确定了数据库系统中信息传递的顺序和格式，涵盖了实验测试术语、药品设备采购术语、收费术语、出院转院术语及电子监护术语等，并提供了一种类似于数据库的结构，利于患者信息在电子病历系统、实验室系统等多种数据系统中传递。DICOM 可明确图像在数据流传递过程中压缩和加密的格式，并确定 CT 图像或 B 超图像在数据库中存储的方式。

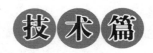

第六章　标准化技术与方法

第一节　标准化基础知识

一、标准化概述

标准化是为在一定范围内获得最佳秩序，对实际的或潜在的问题制定共同的和重复使用的规则的活动。由标准化的定义可以看出标准化有如下特征。

1. 标准化是有组织的活动过程　主要活动为制定或修订、贯彻实施标准、对标准的实施进行监督检查等；标准化的目的和作用都需要通过制定或修订、贯彻和实施标准实现；标准是标准化活动的成果，这三个环节相互关联，形成标准化活动的核心任务。

2. 标准化活动的本质是促进有序化　人类社会活动要受法律、法规、标准等因素的制约，人类劳动的产品、过程、服务等社会生活的各个方面都需要通过系列化、通用化、程序化、规范化等标准化的手段来建立简化和统一的秩序，从而取得更大的经济效益和社会效益。

3. 标准化的经济和社会效益　只有当标准在实践中得到应用以后才能体现出来，因此在标准化活动中，标准的应用是最重要、最具实践性的一个环节，没有标准的应用，标准化工作就失去根本意义。

标准化是一个动态的概念，是随着科技的进步和社会的发展而不断变化发展的。

标准没有最终成果，标准在深度上的持续深化和广度上的不断扩张正体现了标准化的动态特征。标准化也是一个相对的概念，表现在随着事物的发展，标准化与非标准化、共性和个性的相互不断转化的发展规律上。任何已经标准化的事物和概念，都可能随着社会的发展、环境的变化突破已有的共同规定，成为非标准化。因此，这种事物和概念的标准化——非标准化——再标准化，共性——个性——共性的交替进化，推动标准化永无止境地发展。

条款、规范性文件内容的表述方式，一般采取陈述、指示、推荐或要求等形式。

二、标准化的对象

在国民经济的各个领域中，凡具有多次重复使用和需要制定共同条款的具体产品，以及各种定额、规划、要求、方法、概念等，都可称为标准化对象。标准化对象一般可分为两大类：一类是标准化的具体对象，即需要制定共同和重复使用条款的具体事物；另一类是标准化总体对象，即各种具体对象的总和所构成的整体，通过它可以研究各种具体对象的共同属性、本质和普遍规律。

三、标准化的基本原理

标准化的基本原理通常是指统一原理、简化原理、协调原理和最优化原理。

1. 统一原理 统一原理是为了保证事物发展所必需的秩序和效率，对事务的形成、功能或其他特性，确定适合于一定时期和一定条件的一致规范，并使这种一致规范与被取代的对象在功能上达到等效。统一原理包含以下要点。

（1）统一是为了确定一组对象的一致规范，其目的是保证事物所必需的秩序和效率。

（2）统一的原则是功能等效，从一组对象中选择确定一致规范，应能包含被取代对象所具备的必要功能。

（3）统一是相对的，确定的一致规范，只适用于一定时期和一定条件，随着时间的推移和条件的改变，旧的统一就要由新的统一所代替。

2. 简化原理 简化原理是为了经济有效地满足需要，对标准化对象的结构、形式、规格或其他性能进行筛选提炼，剔除其中多余的、低效能的、可替换的环节，精炼并确定出满足全面需要所必要的高效能的环节，保持整体构成精简合理，使之功能效率最高。简化原理包含以下几个要点。

（1）简化的目的是为了经济有效地满足需要。

（2）简化的原则是从全面满足需要出发，保持整体构成精简合理，使之功能效率最高。所谓功能效率系指功能满足全面需要的能力。

（3）简化的基本方法是对处于自然状态的对象进行科学的筛选提炼，剔除其中多余的、低效能的、可替换的环节，精炼出高效能的能满足全面需要所必要的环节。

（4）简化的实质不是简单化而是精炼化，其结果不是以少替多，而是以少胜多。

3. 协调原理 协调原理是为了使标准的整体功能达到最佳，并产生实际效果，必须通过有效的方式协调好系统内外相关因素之间的关系，确定为建立和保持一致，适应或平衡关系所必须具备的条件。协调原理包含以下要点。

（1）协调的原理在于使标准的整体功能达到最佳并产生实际效果。

（2）协调对象是系统内相关因素的关系以及系统与外部相关因素的关系。

（3）相关因素之间需要建立相互一致关系（连接尺寸），相互适应关系（供需交换条件），相互平衡关系（技术经济指标平衡，有关各方利益矛盾的平衡），为此必须确立条件。

（4）协调的有效方式：有关各方面的协商一致，多因素的综合效果最优化，多因素矛盾的综合平衡等。

4. 最优化原理 最优化原理是按照特定的目标，在一定的限制条件下，对标准系统的构成因素及其关系进行选择、设计或调整，使之达到最理想的效果。

四、标准化的主要作用

标准化是国民经济建设和社会发展的重要基础工作之一，是各行各业实现现代化的基本前提。搞好标准化，对于参加国际经济大循环、促进科学技术转化为现实生产力、使国民经济走可持续发展道路等都有重大意义。标准化的主要作用表现在以下几个方面。

1. 标准化是国家进行市场经济调控的重要技术手段 国家具有调控市场经济的重要职能，它对市场经济的调控通过经济技术政策、法规、行政管理等手段实现。强制性标准是国家干预经济社会生活、市场经济的重要技术手段。标准作为行政干预的手段是技术行政的依据，标准作为立法的技术基础以法律的形式规范市场经济的运行。我国的国家标准、行业标准、地方标准都是由国家行政机关按一定的程序组织制定、审批发布的，这些标准是对技术活动、经济活动的运行方式的规范，对企业的生产和行为产生很大影响。

2. 标准化是生产与贸易的依据，是产品参与市场竞争，消除非关税壁垒的重要手段 标准是产品质量的保证，是市场准入的重要条件。随着国际经济的一体化，标准作为国际贸易的基本条件，可据此对产品质量、安全、卫生、环境等方面进行监督，作为贸易双方协商的基础之一，作为交易和验收的依据，简化了国际贸易合同中确定商品质量的方法，为解决贸易纠纷提供了公正的技术依据，在经济一体化中可以作为非关税壁垒的重要手段保护本国市场和产品。

3. 标准化是科研、生产、使用三者之间的桥梁，是科技成果转化为生产力的重要途径之一 标准是技术的载体，标准化是科技成果转化为生产力的过程，是组织现代化、集约化生产的重要条件，是推动技术进步、产业升级、提高产品质量的重要技术基础。标准化工作若与经济、科学、技术的发展水平相适应，会成为推动其发展的有力工具，一项科研成果一旦纳入相应标准就能迅速得到推广应用。

4. 标准化是科学管理的有效手段 所谓科学管理，就是依据生产技术的发展规律和客观经济规律对企业进行管理。各种科学管理制度的形式，都以标准为基础。标准化使管理工作系统化、规范化，使人类在经济技术活动中建立并遵循一定的秩序，使人类的技术经济活动遵循共同的准则。

5. 标准化是维护消费者利益、保障身体健康和生命安全、促进社会和谐发展的重要措施 大量的卫生标准和安全标准、环保标准制定发布后，采用法律形式强制执行，对保障人民的身体健康和生命财产安全，促进对自然资源的合理利用，保持生态平衡，维护人类社会当前和长远的利益方面具有重大作用。

五、规范性文件

规范性文件是为各种活动或其结果提供规则、导则或规定特性的文件，是标准、技术规范、规程和法规等文件的总称。

1. 文件 指载有信息的各种媒体。

2. 条款 规范性文件内容的表述方式，一般采取陈述、指示、推荐或要求等形式。条款的这些形式以其所用的措辞加以区分，陈述用一般陈述句表达，指示用祈使句，利用助动词"能"或"不能"来表达。推荐用助动词"宜"，或"不宜"来表达。要求用助动词"应"或"不应"来表达。

3. 主体 构成规范性文件实质内容的一组条款。就标准而言，就是规范性一般要素和规范性技术要素。

4. 附加要素 包含在规范性文件中而不影响其实质内容的信息。就标准而言，就是资料性概述要素和资料性补充要素。可包括：前言、引言、资料性附录、参考文献、索引和注等。

5. 技术规范 规定产品、过程或服务应满足的技术要求的规范性文件。在我国，对设计、施工、制造、检验等技术事项所做的统一规定称为"规范"。当技术规范经协商一致并由公认机构批准时，它可以是标准或标准的一部分；否则它就与标准无关。

6. 规程 为设备、构件或产品的设计、制造、安装、维护或使用而推荐惯例或程序的规范性文件。在我国，对工艺、操作、安装等具体技术要求和实施程序所做的统一规定称"规程"。当该规程经协商一致并由公认机构批准时，它可以是标准或标准的一部分；否则它就与标准无关。

7. 定额 是规范性文件的一种形式。它是对一定时间、一定条件下，生产某种产品或进行某种工作消耗人力、物力、财力所规定的限额。

8. 法规 由权力机构通过（批准或发布）的有约束力的法律文件。

9. 技术法规 经过权力机构的批准或发布，规定技术要求的法律文件。它或直接规定技术要求，或者通过引用标准、技术规范或规程来规定技术要求，或者将标准、技术规范或操作规程的内容纳入法规中。依据我国《标准化法》规定，技术法规是强制性标准。

10. 权力机构 具有法律上的权力和权利的机构，它与公认机构（ISO、IEC）的区别在于，它有区域的、国家的或地方的行政权力作后盾。

第二节　标准的定义与分类

一、标准的定义

标准是标准化活动的成果，也是标准化系统的最基本要素和标准化学科中最基本的概念。我国在 GB39.5.1《标准技术基本术语》中对标准定义如下：

标准是对重复性事物或概念所做的统一规定，它以科学、技术和实践经验的综合成果为基础，经有关方面协商一致，由主管部门批准，以特定形式发布，作为共同遵守的准则和依据。

该定义具体地说明下列四个方面的含义。

1. 制定标准的对象是"重复性事物或概念"。虽然制定标准的对象早已从生产、技术领域延伸到经济工作和社会活动的各个领域，但并不是所有事物或概念，而是比较稳定的重复性事物或概念。

2. 标准产生的客观基础是"科学、技术和实践经验的综合成果"，即一是科学技术成果，二是实践经验的总结，并且这些成果与经验都要经过分析、比较和选择，综合反映其客观规律性的"成果"。

3. 标准在产生过程中要"经有关方面协商一致"，即标准不能凭少数人的主观意志，而应该发扬民主，与各有关方面协商一致，"三稿定标"。如产品标准不能仅由生产、制造部门来决定，而是要考虑各方面尤其是使用方的利益，这样制定出来的标准才更具有权威性、科学性和实用性，实施起来也较容易。

4. 标准的本质特征是统一。标准是"由标准主管机构批准，并以特定形式发布，作为共同遵守的准则和依据"的统一规定。不同级别的标准是在不同适用范围内进行统一，不同类型的标准是从不同侧面进行统一。

此外，标准的编写格式也应该是统一的，各种各类标准都有自己统一的格式。"特定形式"有统一的编写顺序和方法，"标准"的这种编写顺序、方法、印刷、幅面格式和编号方法的统一，既可保证标准的编写质量，又便于标准的使用和管理，同时也体现出"标准"的严肃性和权威性。

国际标准化组织（ISO）成立的标准化原理委员会（STACO）一直致力于标准化基本概念的研究，先后以"指南"的形式给"标准"的定义做出统一规定，1991 年 ISO

与 IEC 联合发布第 2 号指南《标准化与相关活动的基本术语及其定义（1991 年第六版）》，给"标准"定义如下。

"标准是由一个公认的机构制定和批准的文件，它对活动或活动的结果规定了规则，导则或特性值，供共同和反复使用，以实现在预定结果领域内最佳秩序的效益"。"导则"或"指南"是对工作的原则、方法或概念等提出指导性或推荐性要求的文件，国际标准化组织把它们均列为标准文件。

该定义明确了制定标准的目的、基础、对象、本质和作用。由于它具有国际权威性和科学性，无疑应该是世界各国，尤其是 ISO 和 IEC 成员应该遵循的。

二、标准的分类

为了不同的目的，可以从各种不同的角度，对标准采用不同的分类方法。目前，人们常用的分类方法有四种：层级分类法、性质分类法和实施强度分类法等。

（一）层级分类法

根据标准不同层级的作用和有效的范围，可以将标准分为不同层次和级别，如国际标准、区域标准、国家标准、行业标准、地方标准和企业（单位）标准。

1. 国际标准　由国际标准化或标准组织制定，并公开发布的标准是国际标准（ISO/IEC 第 2 号指南）。因此，ISO、IEC 批准、发布的标准是目前主要的国际标准，ISO 认可即列入《国际标准题内关键词索引》的一些国际组织如国际计量局（BIPM）、食品法典委员会（CAC）、世界卫生组织（WHO/OMS）、联合国教科文组织（UNESCO）、世界知识产权组织（WIPO/OMPI）等组织制订、发布的标准也是国际标准。

2. 区域标准　区域标准是"由某一区域标准或标准组织制定，并公开发布的标准"（ISO/IEC 第 2 号指南）。如欧洲标准化委员会（CEN）发布的欧洲标准（EN）就是区域标准。

3. 国家标准　国家标准是"由国家标准团体制定并公开发布的标准"（ISO/IEC 第 2 号指南）。国家标准的代号，如 ANSI、BS、NF、DIN、JIS 等是美、英、法、德、日等国国家标准的代号。中国国家标准由国务院标准化行政主管部门审批和颁布，其标准的代号为"GB"（强制性国家标准），而"GB/T"为推荐性国家标准的代号。

4. 行业标准　由行业标准化团体或机构制定，发布在某行业的范围内统一实施的标准是行业标准，又称为团体标准。如美国的材料与试验协会（ASTM）、石油学会标准（API）、机械工程师协会标准（ASME）、英国的劳氏船级社标准（LR），都是国际上有权威性的团体标准，在各自的行业内享有很高的信誉。我国的行业标准是"对没有国家标准而又需要在全国某个行业范围内统一的技术要求所制定的标准"，国家正式发布了 58 个行业标准代号，如 WS、ZY、JB、TB 就是卫生、中医、机械、铁路运输行业的标准代号（参见行业标准代号表）。

5. 地方标准 由一个国家的地方部门制定并公开发布的标准（ISO/IEC 第 2 号指南）。我国的地方标准是"对没有国家标准和行业标准而又需要在省、自治区、直辖市范围内统一的产品安全、卫生要求、环境保护、食品卫生、节能等有关要求"所制定的标准，它由省级标准化行政主管部门统一组织制订、审批、编号和发布。地方标准的代号为"DB"加上省级行政区划代码的前两位数码，如北京市的地方标准代号为："DB11/ 或 DB11/T"、湖北省的地方标准代号为："DB42/ 或 DB42/T"。

6. 企业（单位）标准 企业标准有些国家又称公司标准，是由企事业单位自行制定、发布的标准，也是"对企业（单位）范围内需要协调、统一的技术要求、管理要求和工作要求"所制定的标准。如美国波音飞机公司、德国西门子电器公司、新日本钢铁公司等企业发布的企业标准都是国际上有影响的先进标准。在我国企业标准按国家颁布的《企业标准化管理办法》进行管理，其代号为"Q"。

（二）性质分类法

根据标准的属性分类，可以把标准分为技术标准、管理标准和工作标准三大类。

1. 技术标准 技术标准是对领域内需要协调统一的技术事项所制订的标准。可包括：基础技术标准、产品标准、工艺标准、检验和实验方法标准、设备标准、原材料标准、安全标准、环境保护标准、卫生标准等。技术标准是为保证获得合格产品或顺利完成技术目标而制定的各项工艺标准、技术规范等，如临床诊断疗效标准、药品生产工艺标准等。每一类技术标准还可细分，如基础技术标准可细分为术语标准、图形符号标准、系数标准、公差标准、环境条件标准、代码标准、技术通则性标准等。如国家标准《中医临床诊疗术语》《耳穴名称与部位》《中医病证分类与代码》等。其中，术语标准是以各种专用术语为对象所制定的标准，其内容与编写顺序为：①词条编号。②术语。③外文对应词。④定义或说明。⑤术语的图形或符号（必要时）。⑥同义词。⑦索引。信息分类编码标准内容与编写顺序为：①分类原则。②编码方法。③分类与代码表（或代号表）。④代码表索引。

2. 管理标准 管理标准是对领域内需协调统一的管理事项所制订的标准。是为合理组织、利用和发展生产力，正确处理生产、交换、分配和消费中的相互关系及科学地行使计划、监督、指挥、调整、控制等行政与管理机构的职能。其中质量管理标准是以包括产品质量管理和工作质量管理在内的全面质量管理事项为对象而制定的标准。其内容包括质量管理名词术语；质量保证体系标准；质量统计标准；可靠性标准等。如药品非临床研究质量管理规范（GLP）、药品临床实验管理规范（GCP）、药品生产质量管理规范（GMP）、中药材生产质量管理规范（GAP）、药品经营质量管理规范（GSP）等。

3. 工作标准 是为实现工作（活动）过程的协调，提高工作质量和工作效率，对每个职能和岗位所需要协调统一的工作事项，即在执行相应技术标准和管理标准时，与岗位目标（工作内容、工作任务）、工作方法、业务分工、责任权限、质量要求与定额、检查考核办法以及与工作程序有关的事项所制订的标准。

（三）实施强度分类法

根据标准实施的强制程度，可以把标准分为强制性标准和推荐性标准。

1. 强制性标准　强制性标准是根据法律法规的规定必须强制实施的标准，其强制作用是由国家发布的有关法律法规赋予的，它具有法律属性。另外在一定范围内（省、自治区、直辖市等）通过地方法律和行政法规等手段强制执行的标准，在该管辖范围内也是强制性标准。2000年2月22日国家质量技术监督局发布了《关于强制性标准实行条文强制的若干规定》，对强制性标准的内容、形式、表述方法和编写方法做了明确规定。强制性国家标准的代号为"GB"。《国家标准管理办法》和《行业标准管理办法》对涉及人身的安全与健康，若违反该标准将会造成不可弥补的严重后果的标准，列为强制性标准，即药品、食品卫生、兽药、农药和劳动卫生标准；产品生产、贮运和使用中的安全及劳动安全标准；工程建设的质量、安全、卫生等标准；环境保护和环境质量方面的标准；有关国计民生方面的重要产品标准等。

2. 推荐性标准　推荐性标准是推荐采用，自愿执行的标准，推荐性标准的对象一般是具有指导意义，但又不宜强制执行的技术和管理要求，又称非强制性标准或自愿性标准。是指生产、交换、使用等方面，通过经济手段或市场调节而自愿采用的一类标准。这类标准，不具有强制性，任何单位均有权决定是否采用，违犯这类标准，不构成经济或法律方面的责任。推荐性国家标准的代号为GB/T，推荐性行业标准的代号是在行业标准代号后加个T字，如ZY/T即为中医药行业推荐标准，不加T即为强制性行业标准。应当指出的是，推荐性标准一经法律法规所规定采用，或被行为各方接受并采用，如各方商定同意纳入经济合同，就成为各方必须共同遵守的技术依据，便具有法律上的约束性，但该标准作为推荐性标准的属性并未因此而改变。

三、标准的有效期与复审管理

标准自实施之日起，至复审重新确认、修订或废止的时间，称为标准的有效期，又称标龄。由于各国情况不同，标准有效期也不同。ISO标准每5年复审一次，平均标龄为4.92年。

我国《标准化法》的规定，标准发布实施后，制定标准的部门应根据科技的发展和经济建设的需要适时对标准进行复审，以确认现行标准继续有效或者予以修订、废止。《国家标准管理办法》规定，国家标准实施5年内要进行复审，即国家标准有效期为5年，其复审周期一般不超过5年。

四、标准产生的基础

一是将科学研究的成就、技术进步的新成果同实践中积累的先进经验相互结合，纳入标准，奠定标准科学性的基础。对这些成果和经验进行分析、比较、选择加以综合后纳入标准。它是对科学、技术和经验加以消化、融会贯通、提炼和概括的过程。是将截至某一时间为止，积累的科学技术和实践的经验成果予以法规化，以促进对资源更有效的利用和为下一步发展树立目标和创造稳固的基础。

另一方面，标准所反映的不应是局部的、片面的经验，也不能仅仅反映局部利益。这就不能凭少数人的主观意志，而应该同有关人员、有关方面进行认真的讨论、充分地协商，最后要从全局利益出发做出规定，既保证了标准的科学性，又体现出它的民主性。标准的这两个特性越突出，在执行中便越有权威性。

五、标准的格式和程序

标准文件有自己的一套格式和制定颁发的程序。标准的编写、印刷、幅面格式和编号方法的统一，既可保证标准的编写质量，又便于资料管理，同时也体现标准文件的严肃性。标准从制定到批准发布的一整套工作程序和审批制度，则是标准产生的科学规律的体现。

第三节 标准化工作导则、指南和编写规则

一、标准化工作导则、指南和编写规则

《标准化工作导则、指南和编写规则》是中国国家标准化管理委员会主持制定的系列国家标准，包括：

GB/T20000.1—2002 标准化工作指南 第 1 部分：标准化和相关活动的通用词汇。

GB/T20000.2—2001 标准化工作指南 第 2 部分：采用国际标准的规则。

GB/T20001.1—2001 标准编写规则 第 1 部分：术语。

GB/T20001.2—2001 标准编写规则 第 2 部分：符号。

GB/T20001.3—2001 标准编写规则 第 3 部分：信息分类编码。

GB/T20001.4—2001 标准编写规则 第 4 部分：化学分析方法。

2002 年 6 月国家又发布了 GB/T1.2 – 2002《标准化工作导则第 2 部分：标准中规范性技术要素内容的确定方法》。该标准补充和完善了 GB/T1.2 – 2000《标准化工作导则第 1 部分：标准的结构和编写规则》的内容，它所涉及的内容是编写标准的"核心"，即"规范性技术要素"的编写。

上述标准制定了标准编写的基本规则和标准的结构和层次，为我国各行各业标准化工作提供了基本技术和方法规范，是各类标准编写的依据。此外，由中国标准研究中心开发了标准编写模板（TDS），极大地方便和满足了标准的制修订工作需要，是标准制修订人员、标准管理者和使用者的标准化工作平台和软件工具。

这一系列国家标准是指导中医药标准化工作的基本原则，也是中医证候规范化研究中必须采用的重要技术和方法。将这些技术和方法标准纳入中医证候信息学，实施证候信息和信息流程的规范化是十分重要和必须的。中医药标准化专业技术人员和标准管理者必须认真学习和掌握这些基础的标准化技术方法和规范，以便高质量、高水平的推进中医药标准化进程。

标准化基本技术与方法详细内容，参见《标准化工作导则、指南和编写规则标准汇编》，北京中国标准出版社 2003 年出版。

二、信息技术标准化

1. 基本原则　整体最优、统一实用、远近结合、内外结合、协商一致、实验验证、便于扩充和相对稳定。

2. 主要内容

（1）技术术语标准化：主要包括概念体系、确定该体系中每一个概念的内涵和外延以及给每一个概念确定一个贴切的定义等。

（2）信息表示标准化：主要包括信息分类编码、图形符号和条码技术等。

（3）汉字信息处理技术标准化：主要包括汉字编码字符集、汉字输入和输出、汉字属性、词语集和汉字信息处理设备等。

（4）媒体标准化：主要包括磁媒体、光媒体和多媒体等。

（5）软件工程标准化：主要包括软件基础、软件管理和维护、软件文档、软件图形符号和程序设计语言等。

（6）数据库标准化：主要包括数据管理和维护、数据模型、数据库语言、数据字典、远程数据库访问、数据库开发和应用、数据库软件体系、数据元表示、数据库构建技术、数据库接口技术和数据检索技术等。

（7）网络通信标准化：主要包括数据传输线路、数据交换方式、各种通信设备物理接口、数据加密和网络安全等。

（8）电子数据交换（EDI）标准化：主要包括 EDI 的数据元目录、单证、报文、网络通信和安全保密等。

另外，还包括办公自动化标准化、电子卡（IC 卡）标准化、信息系统标准化、计算机辅助设计标准化等内容。

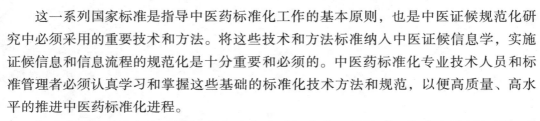

第七章 中医临床信息采集技术与方法

中医临床是通过"四诊"来收集患者病理信息的。中医通过"望诊"收集与患者相关的舌象及神色方面的信息，通过"问诊"来了解患者的病史及主诉，通过"闻诊"来了解患者发音方面的特征，运用医生的嗅觉感受患者气味方面的某些特征，通过"切诊"即感触患者桡动脉处的脉搏搏动信息来推测与患者有关的病理信息，也可以通过触摸患者机体的其他部位以获取相关的病理信息。

自先贤秦越人运用"切脉""望色""听声""写形"断定虢太子为尸厥，运用望色的方法断定齐桓侯之病经皮肤→血脉→肠胃→骨髓由表及里的传变，运用切脉的方法断定赵成侯为血脉病等之后，经历代医家的不断实践、充实、发展和演变，形成了中医四诊，即望、闻、问、切，目前仍指导着中医临床的诊断。

第一节 望 诊

一、望面色

望面色，就是通过审视面部皮肤和络脉的色泽以判别脏腑、经络的气血盛衰。《素问·五脏生成》篇云："五色微诊，可以目察。"《难经·十三难》云："五脏有五色，皆见于面。"《灵枢·邪气脏腑病形》云："十二经脉，三百六十五络，其血气皆上于面而走空窍。"《素问·五脏生成》云："心之合，脉也，其荣，色也。"心脉其华在面，心血足，脉络充盈，面色红润有泽；心血虚，脉络不充，则面色苍白无华。

《灵枢·经脉》云："凡诊络脉，脉青者则寒且痛，赤则有热。"《素问·举痛论》云："视其五色，黄赤为热，白为寒，青黑为痛。此所谓视而可见者也。"这些指的是五色所主的总体病性。《素问·刺热》云："肝热病者，左颊先赤；心热病者，颜先赤；脾热病者，鼻先赤；肺热病者，右颊先赤；肾热病者，颐先赤。"通过观察颜面各部的色泽变化，以察五脏病变，这是古代医家从医疗实践中总结出来的宝贵经验。

《伤寒论》中所载太阳病"面色青黄"、阳明病"面合色赤"，以及《金匮要略》所载狐惑病面色"乍赤、乍黑、乍白"皆属此类。

清代周震在《幼幼指南》中，结合脏腑、经络理论，对面部色诊作了进一步发挥。他说："色青病在肝，色红病在心，色白病在肺，色黑病在肾，色黄病在脾。若青而兼红是心与肝二经之病。面青者风也，红者热也，白者寒也，黑者肾气败也，黄者脾气虚也。"清·汪宏在《望诊遵经》中凭面色辨病，他说"面上有白点者，虫积也"，也实属经验之谈。

二、望五官

清·夏禹铸在《幼科铁镜》中说："五脏不可望，惟望五脏之苗与窍……望其色若异于平日，而苗窍之色与面色相符，则脏腑虚实，无有不验者矣"。可见，望五官也等于望脏腑，可以辅助诊断相应脏腑的寒热虚实病证。

1. 望目　《素问·五脏生成》云："诸脉者皆属于目。"目为肝之窍，乃宗脉之所聚。《灵枢·大惑论》云："五脏六腑之精气，皆上注于目，而之为睛。"金·刘完素在《素问病机气宜保命集·原道论》中称"眼者身之鉴也"。《灵枢·小针解》篇云："上工知相五色于目。"察目诊病，主要是察看眼睛各部（特别是白睛血络）的病理变化来诊断有关疾病，辨别病位、病性，推测病之预后。例如，从脏腑、经络的角度而言，眼睑属脾，"太阳为目上纲，阳明为目下纲"，所以上眼睑属足太阳，下眼睑属足阳明。上睑下垂，病在足太阳，下睑下垂，病在足阳明。"足太阳之脉起于目内眦，足少阳之脉起于目锐眦"。所以，目内眦病变归属足太阳经脉，目外眦病变归属足少阳经脉。《灵枢·五阅五使》篇说："肝病者，眦青。"《灵枢·论疾诊尺》篇云："目赤色者，病在心，白在肺，青在肝，黄在脾，黑在肾，黄者不可名者，病在胸中。"现代有人结合临床，认为球结膜和巩膜黄色为胸部病变，色青为少腹部病变。《灵枢·论疾诊尺》云："诊目痛，赤脉从上下者太阳病；从下上者阳明病；从外走内者少阳病。"可供针灸临床辨证归经参考。

2. 望耳　《灵枢·师传》云："视耳好恶，以知其性"。《灵枢·卫气失常》云："耳焦枯，受尘垢，病在骨。"耳为肾之窍，也为宗脉之所聚，其中尤其与手足少阳经关系密切，均"从耳内入耳中，出走耳前"，对耳病的诊断和治疗有着十分重要的意义。

耳郭背面如有血络显露，多为麻疹先兆，出疹以后可以结合血络颜色的深浅，判断病情的轻重。《望诊遵经》中有歌诀："耳后红筋痘必轻，紫筋起处重沉沉，兼青带黑尤难治，十分难求三五生。"

3. 望鼻　鼻为肺之窍，为手足阳明经脉所终始。《灵枢·五色》云："男子色在于面王，为小腹痛，下为卵痛……女子在于面王，为膀胱子处之病，散为痛，搏为聚，方员左右，各如其色形……其色赤大于榆荚，在面王为不月。"面王即鼻尖，病色见于鼻尖，在男性主小腹痛，并且向下牵引至睾丸疼痛；在女性则为膀胱或胞宫病变。若色红且大如榆荚，则为闭经的征象。

4. 望口唇 《素问·五脏生成》云："脾之合肉也，其荣唇也。"口为脾之窍，唇为脾之华。脾气健运，口唇红润有泽；脾虚久病，则口唇淡白无血色；口唇青紫晦暗，为寒、为痛、为有瘀血。《灵枢·经脉》有"足太阴气绝者，则脉不荣其肌肉。唇舌者，肌肉之本也。脉不荣，则肌肉软；肌肉软则舌萎人中满，人中满则唇反，唇反者肉先死"的记载。人中部位肿满使口唇外翻，这是肌肉即将衰危的征象。人中沟居于上唇，为人体左右之中准线，属于督脉循行部位。人中沟㖞斜，常见于风邪中络引起的面瘫或中脏腑之后遗症。《灵枢·五色》云："男子色……其圜直为茎痛，高为本，下为首，狐疝阴之属也。女子……其随而下至胜，为淫，有润如膏状，为暴食不洁。"提示男子病色见于人中沟，主阴器疼痛，上端为阴茎根痛，下端为阴茎头痛；女子病色若从鼻尖下延到唇部，则为白淫带浊病。

5. 望舌 望舌，又称舌诊，是中医望诊的重要内容。《灵枢·经脉》云："手少阴之别……循经入于心中，系舌本。"中医学认为，舌乃心之苗窍，又为脾之外候。五脏六腑之气血源于心，通于舌，许多经脉直接与舌相通。《灵枢·经脉》云："脾足太阴之脉……连舌本，散舌下，是动则病舌本强。""肾足少阴之脉……夹舌本，是主肾所生病者，口热舌干。"《灵枢·经别》云："足太阴之正……贯舌中""足少阴之正……直者系舌本。"所以舌体的一系列变化与脏腑、经脉（尤其是与心、肝、脾、肾诸经）密切相关。

三、望"虚里"搏动

虚里位于左乳下，属胃之大络。《素问·平人气象论》云："胃之大络，名曰虚里，贯膈络肺，出于左乳下，其动应衣，脉宗气也……其动应衣，宗气泄也。"林之翰《四诊抉微》释曰："凡患阴虚劳怯，则心下多有跳动……其动微者，病尚浅，动甚者病则甚。"虚里之脉，应手为常，应衣为病。对于诊断心血管疾病，具有一定临床价值。

四、望腹部络脉

小儿疳疾，除头大颈细、头发枯槁以外，腹大、青筋暴露也是一大特点，有助诊断。另外，清代石寿棠《医原》一书在描述蛊胀病时也说："肚大筋青不治夫青筋，非筋也，血络也。青者，血燥而结也。"

五、望躯干四肢

《灵枢·经筋》云："经筋之病，寒则筋急，热则筋弛纵不收，阴痿不用。阳急则反折，阴急则俯不伸。"例如，"足太阳之筋，脊反折，项筋急，不可左右摇"。足少阴之筋，在外者不能俯，在内者不能仰，阳病者腰反折不能俯，阴病者不能仰。手阳明之筋，颈不可以左右视。结合临床所见，上述沿经抽痛便是寒则筋急的表现；而半身不遂也是经筋弛纵不收、阴痿不用的结果。《素问·痿论》云："阳明虚，则宗筋纵，带脉不引，故足痿不用也。"《灵枢·经筋》云："足少阳之筋……维筋急，从左之右，右目不开，上过右角，并蹻脉而行，左络于右。故伤左角，右足不用，命曰维筋相交。"与现代医学中枢神经对机体的运动、感受呈左右交叉、上下颠倒的支配形式完全吻合。

《灵枢·终始》云："手屈而不伸者，其病在筋；伸而不屈者，其病在骨。在骨守骨，在筋守筋。"上肢运动功能障碍，可据此判断是筋病还是骨病。《难经·第二十九难》云："阴蹻为病，阳缓而阴急；阳蹻为病，阴缓而阳急"。蹻脉分布于下肢，阳缓阴急，即外侧阳经弛缓、内侧阴经拘挛，即会发生足内翻；阴缓阳急，即内侧阴经弛缓、外侧阳经拘挛，即会发生足外翻。对于中风后遗症和小儿麻痹后遗症等有着十分重要的临床意义。

六、望鱼际

鱼际为手大指本节后肌肉丰满处，属于手太阴肺经之分野。《灵枢·经脉》云："手太阴之别，名曰列缺，起于腕上分间，并太阴之经，直入掌中，散之于鱼际。"可见，鱼际部位既是手太阴经脉所过之处，又是手太阴之络散布之所。古今对鱼际的望诊也积累了丰富的经验，《灵枢·论疾诊尺》云："鱼上白肉有青血脉者，胃中有寒。"《灵枢·经脉》云："胃中寒，手鱼之络多青矣；胃中有热，鱼际络赤；其暴黑者，留久痹也；其有赤有黑有青者，寒热气也。"

鱼际络脉呈现黑色，除提示久痹病以外，《望诊遵经》还认为是癫病的征象（"鱼际脉黑者，或是癫候"）。西医学对于鱼际部浮现朵朵似云的朱红色斑块，称为"肝掌"，如若黄疸已退，但肝掌色不减者，有发生腹水的趋势。

七、望指纹

望指纹是儿科的独特诊法，系从《内经》望鱼际络脉之法演变而来。常用于 3 岁以内小儿疾病的诊断。陈文中在《陈氏小儿病源方论》一书中说："小儿三岁以前，血气未定，呼吸至数太过，难以准候。若有疾，必先看其虎口纹脉，辨验形色，可察其病之的要。"虎口纹脉也即指纹，是小儿食指内侧（近拇指侧）显现的浅表络脉，属于手太阴肺经的分支所过，故察指纹同望鱼际络脉、诊寸口之脉，在机理上是一致的。

小儿指纹分风、气、命三关。食指近掌部虎口第一节为风关，第二节为气关，第三节为命关。小儿正常的指纹是红黄隐隐而不显露于风关之上，若指纹显现于风关以上，则为病态指纹。临床可根据三关所显现脉纹的部位、形态和颜色辨别种种病情。当然，还要综合其他情况全面考虑。正如宋代儿科专书《保婴金镜录》所说："若面色为尽，当参之以指脉，指脉未尽，当参之以面色，色脉兼尽，无于蕴矣。"只有四诊合参，才能得出最确切的结论。

八、望肌表皮肤

望肌表皮肤，是直接观察皮部和肌表浅层细小脉络（孙络、浮络）的颜色、光泽，以及形态的各种变化。《灵枢·卫气失常》云："色起于两眉薄泽者，病在皮。"《素问·皮部论》云："其色多青则痛，多黑则痹，黄赤则热，多白为寒，五色皆见，则寒热也。"例如，皮肤出现黄染，可知病在肝胆；肌肤间红肿青紫，必因跌打损伤或血液病造成。

九、望前后二阴

前后二阴皆属于肾，前阴乃宗筋之所聚，又为肝经所主。肝经"环阴器"，胆经"绕毛际"，足少阳经筋、足太阴经筋"聚于阴器"，足少阴经筋、足厥阴经筋"结于阴器"。临床如见睾丸肿大或前阴内缩多为寒邪凝滞足三阴、足少阳、足阳明经脉或经筋；妇人阴挺、小儿脱肛皆因脾胃虚弱，中气下陷。肛门生痔、大便带血多由气血失畅、络脉郁结而起。

第二节　闻　诊

闻诊主要包括闻声音和嗅气味。

一、闻声音

闻声是通过对声音的节律、音色、性质的辨别，为疾病的诊治提供依据。中医学认为，肺属金主声。《医宗金鉴》三十四卷中指出："中空有窍，故肺主声，喉为声路，会厌门户，舌为声机，唇齿扇助，宽隘锐钝，厚薄之故。"可见声音的产生和肺、喉等器官密切相关。《内经》曰："听声音而知所苦。"《景岳全书·小儿则》曰："声由气发，气实则声壮，气虚则声怯。故欲查气之虚实者，莫先乎声音。"闻声音主要包括：

1. 闻言语　言语气盛声响，多属有余实证；言语气衰声微无力，多属不足虚证。鼻塞声重，多属外感风寒。突然语声嘶哑，多为风寒闭肺，亦可为痰热阻遏，窒塞肺气，还应注意有无咽喉或声带之疾患；呻吟不已，多为身体疼痛或不适；多言躁动，烦扰不宁，多属心经内热；阵发惊叫，声高尖锐，弯腰曲背，干啼无泪者，多为腹部剧痛；狂言乱语，语无伦次，声高有力，为邪热炽盛；神志昏迷，嗜睡谵语，为热入心包；语言謇涩者，多为温病高热伤津或痰涎壅塞。

2. 闻呼吸　呼吸稍促，用口呼吸者，常因鼻塞所致；喘息气粗有力，多为肺热上迫；发热咳嗽，呼吸急促，喉中痰鸣，甚则鼻翼扇动，每见于肺炎；呼吸急促，张口抬肩，喉间哮鸣，声如拽锯，伴有飞箭声，为痰壅气道，多见于哮喘患儿；呼吸窘迫、面青不咳常为呼吸道有异物阻塞之征。对呼吸气息的听诊，亦可使用听诊器，往往可收闻微知著之功。

3. 闻咳嗽 咳嗽声重浊而无汗，兼有鼻塞流清涕者，为外感风寒；咳声不清，痰稠不利，屡咳难出，口鼻出热气，为肺伤于热；干咳无痰或痰少黏稠者，多为燥邪犯肺；咳嗽阵作，咳时气急，发则连声不绝，终止时作鸡鸣样回声者，是顿咳（百日咳）；咳声嘶哑如犬吠声者，常见于喉炎或白喉等病。

4. 闻呃逆 小儿在吮乳或急促进食时吞下了冷空气而引起的呃逆，不作病论，可不予以治疗。如久病过程中呃逆声低怯，而不能上达于咽喉的属于虚寒，每见于泄泻日久、脾阳告衰者；或闻呃逆断续不继，半时方呃一声的大都出现在久病后期，是胃气衰败之兆，预示病情危重。

5. 闻啼哭 啼哭是儿科闻诊中特有的一项主要内容。小儿每以啼哭来表示其需要和痛苦，应当仔细分辨。婴儿啼哭因饥饿或口渴，则哭声绵长无力。当抱起时，婴儿头会转向母体一侧，且常常伸出舌头做吮吸动作。满足其要求后哭喊即可停止。还有不舒适时的哭喊，如尿布浸湿、被褥过冷过热或过重。小儿受惊吓时也会啼哭，其哭声突来，且伴有惊恐之状。以上种种，不属病态。小儿在患某些疾病时，每以啼哭为早期症状或主要症状，尤其是不能用语言表达病痛的幼儿，啼哭应视为是一种病痛的主诉。如哭声高而尖锐，忽缓忽急，时作时止，经喂奶或抱抚逗玩后仍然如故者，为因痛而哭；哭时手脚不停蹬伸，弯腰曲背啼叫，多为腹痛；啼哭时声音嘶哑，拒绝咽食，呼吸不利，痰液阻塞，常见于咽喉疼痛；饥饿欲食，但咽食时表现痛苦，流涎较多，多为口疮；小儿消瘦厌食，烦躁不宁，睡眠时辗转反侧，磨牙及呓语，哭声缓慢而呻吟，多为疳疾；夜卧啼哭，睡卧不安，常为乳食积滞。一般说来，哭声洪亮为实，哭声微弱为虚，哭声尖锐细弱或哭而无泪为病重。

二、嗅气味

气味的闻诊，它虽不如闻声的范围广泛，但在临床上亦有一定意义。

1. 嗅口气 口中气热，为肠胃积热；口中气冷，为脾胃虚寒；口喷秽臭，多为胃热熏蒸，浊气上升的结果，多见于消化不良、牙疳、龋齿等；口嗳腐气，味如败卵或口气酸臭，为伤于乳食；口气腥臭，伴咳嗽频作，为内生肺痈；口气腥臭，有血腥味，多为血证。

2. 嗅大便 大便腥臭为湿热积滞肠中；矢气频作，臭味恶浊或大便酸臭稀薄，是肠有食积；矢气无味，绵长无力，大便清稀无明显臭气，为脾冷阳虚。

3. 嗅小便 小便臊臭而短赤者，是膀胱有湿热内蕴；小便清长少臭，常为脾肾虚寒之证。

综上所述，闻诊是一个细致的诊断步骤，临证时要以安静的心神，灵敏的感觉去施行之。只要精心体验，缜密思考，自然可以辨精析微，闻声嗅味而知病。

第三节　问　诊

《素问·三部九候论》曰："必审问其所始病，与今之所方病，而后各切循其脉。"《素问·疏五过论》亦说："凡欲诊病者，必问饮食居处。"可以说其奠定了中医问诊的基础。后世医家对此倍加重视，至明代，张景岳在《景岳全书·十问篇》中将其概括为"十问"，则更便于临床应用。

一、中医问诊原则

问诊是了解病情、诊察疾病的重要方法，中医诊察疾病必须遵循中医诊察原则，突出中医特色，即中医学的整体观与辨证观。所谓整体观即察病中的整体审察原则，人是一个有机整体，人与自然环境亦是一个统一体，人体患病时，局部的病变可以影响到全身，情志刺激可导致气机甚至形体发生变化，脏腑病变亦可造成气血阴阳的失调，及精神活动的异常等。而且人所处的环境也时时影响着人体，当环境条件的变化超过人体的适应能力时，就会出现各种病理反应。因此在问诊时，必须从全局着眼整体着手，充分考虑该病痛在全身的影响及与环境的关系。例如"头痛"一症，在问诊时除了询问头痛的部位、性质等局部特征外，还须询问有关的全身情况，以确定其寒热虚实以及与外界因素的关系，才能确定其证候本质。所谓辨证观，是指在问诊过程中，要以中医理论为指导，边问边辨，边辨边问，诊辨结合，充分运用和发挥中医辨证思维方法，在询问中辨证思考，又通过辨证思索而深化问诊内容。

例如，患者述"发热"，据此考虑到中医对发热的分类有发热兼恶寒者，有发热不恶寒者，有发热与恶寒交替而作者，于是须进一步询问其有否恶寒，若有恶寒，且与发热并见当为表证，再根据表证的分类特征，进而询问其寒热轻重以及疼痛部位等加以鉴别；若只有发热而无恶寒，则多为里热证，再根据发热的轻重及类型以区别其病性虚实及病变部位，如此等辨问结合，层层深入，即可在复杂的病情中把握疾病的本质。

二、问诊注意事项

1. 问诊环境　安静，避免干扰，语言通俗易懂。要使患者精神放松，无拘无束地叙述病情；医生一定要用患者易懂的语言进行询问，让患者能准确了解其内容，同时不可使用患者不懂的医学术语。

2. 问诊对象　一般宜直接询问患者本人，意识不清或其他原因而不能自述者，可向知情人或伴随者询问，患者一旦清醒，应及时核实或补充。

3. 问诊态度　医生态度既要严肃认真，又要和蔼可亲。既让患者感到可信可靠，又使患者感到温暖亲切，能主动陈述病情在问诊过程中。无论病情轻重，医生都要认

98

中医证候信息学

真对待，重者要鼓励患者树立战胜疾病的信心，轻者要提醒患者不可忽视。医生切忌表示无所谓、悲观、惊讶等表情及语气，尽量避免给患者造成不良刺激。

4. 问诊原则　重视患者主诉，亦不可忽略兼症。要善于围绕主诉层层深入询问，亦应重视一般兼症，以免遗漏病情。对患者叙述不清楚、不全面的病情，医生只能提示，不能暗示以免资料失真。危重患者应有重点地扼要询问，及时抢救，待病情缓解后再详细询问。要熟悉问诊内容，包括一般情况、主诉、现病史、既往史、个人生活史、家族史等内容。

三、主要现在症的问诊要点

"十问歌"概括较为全面，容易记忆，临床可作为现在症问诊的参考，灵活运用。

1. 寒热问诊要点　首先问病人有无怕冷或发热症状，若有，进行第二步问诊，询问寒热类型、轻重、出现及持续时间、兼症。恶寒发热为表证。恶寒重发热轻为表寒证，发热重恶寒轻为表热证，发热轻而恶风为伤风表证。但寒不热为里寒证。新病恶寒为里实寒证，久病畏寒为里虚寒证。但热不寒为里热证。其中，壮热为里实热证；潮热者，日晡潮热为阳明腑实证，午后潮热兼身热不扬为湿温病，夜间潮热为阴虚证；微热见于气虚发热、阴虚发热、气郁发热及小儿疰夏等。寒热往来为半表半里证。寒热往来，发无定时见于少阳证；寒热往来，发有定时则为疟疾。

2. 出汗问诊要点　主要内容有有否汗出、出汗时间、出汗多少、出汗部位等。均应参考各证候相应兼症加以鉴别。有汗无汗：表证有汗，多为外感风热或中风表虚证；表证无汗多为外感风寒表证。里证有汗，多为里热；里证无汗多为气血亏耗或阳气不足。汗出特点：自汗多为阳气虚；盗汗多为阴虚；绝汗多为亡阴亡阳；战汗则为伤寒邪正斗争之转折点。汗出部位：头汗多为上焦邪热、中焦湿热或虚阳外越；半身汗或为中风、痿证、截瘫患者，见患侧无汗，心脑汗出者可见于心脾两虚或心肾不交，下半身汗出者，或为肾阴虚，或为肝胆湿热下注；手足心汗出过多则多与脾胃有关，或为阴经郁热，或为阳明热盛，或为中焦湿热郁蒸。

3. 疼痛问诊要点　主要问疼痛部位、性质、程度、时间、喜恶等。

疼痛部位：头（额、后头、颠顶、侧头等）、胸（虚里、胸膺等）、胁、脘、腹（大腹、少腹、小腹）、背、腰（两侧、正中、腰骶、腰痛连腹、腰痛连及下肢等）、四肢、周身等。疼痛性质：胀痛、刺痛、走窜痛、固定痛、冷痛、灼痛、绞痛、隐痛、重痛、掣痛、空痛等。注意点：问疼痛要把部位与性质综合起来分析；兼顾疼痛时间、冷热及按压喜恶等进行分析；兼顾相应证候兼症进行分析。

4. 头晕问诊要点　头晕常见于肝火炽盛、肝阳上亢、气血两虚、痰湿内盛、瘀血内阻及肾虚精亏等证，注意其兼症，不难鉴别。兼头胀痛、烦躁易怒、舌红苔黄而干、脉弦数者为肝火；兼头胀痛、腰酸耳鸣、舌红少苔、脉细数者为肝阳；兼面白、神疲、舌淡、脉细者为气血两虚；兼头重如裹、胸闷呕恶、苔腻、脉滑者为痰湿内盛；兼刺痛、舌暗瘀紫者为瘀血；兼腰酸耳鸣、健忘、遗精者为肾虚。

5. 心悸问诊要点　注意轻重范围（惊悸、怔忡）、诱因（外因、情志或内伤、劳累）及全身情况（惊悸者全身情况较好，发作时间较短；怔忡者全身情况较差，发作时间较长）；注意兼症，以资鉴别。有惊骇气乱而心神不安者，有营血亏虚而心神失养者，有阴虚火旺而内扰心神者，有心阳气虚而鼓搏无力者，有脾肾阳虚而水气凌心者，有心脉痹阻而血行不畅者。

6. 耳鸣、耳聋、重听问诊要点　问发作情况（突发或渐起）。耳聋者注意兼症虚实（实者或为肝胆火逆上壅，或为邪热蕴结上焦，虚者多为肾精亏虚）；耳鸣者注意鸣声高低、大小及按压后之变化（突起、声大、按之鸣声不减者为实，多由肝胆火热上扰所致，渐起、声小、按之鸣声减轻或暂止者为虚，多为肝肾阴虚或肾虚精亏）；重听者亦应区分虚实（日久渐致者多为肾精不足，骤发者则常为痰浊上蒙或风邪上袭）。

7. 睡眠问诊要点　失眠：问失眠表现特点（不易入睡、睡后易醒、时时惊醒、夜卧不安）；注意兼症，以资鉴别；有营血不足而心神失养者；有阴虚火旺而内扰心神者；有痰热内扰而心神不安者；食滞胃脘而夜卧不安者。

嗜睡：问表现特点（睡意浓、困倦昏沉、食后嗜睡、神疲嗜睡、极度疲惫、高热昏睡、昏睡痰鸣等）；注意兼症，以资鉴别。常见者有痰湿内盛、痰湿困脾、中气不足、大病之后、心肾阳虚、热病昏迷、中风昏迷，兼症各有不同。

8. 口渴饮水问诊要点　口渴与否（口渴者多为燥证、热证；不渴者多为寒证、湿证）。注意口渴与饮水的关系及其相应证候兼症，以资鉴别：大渴饮冷者多为里热炽盛；口微干者多为外感温热病初起；口渴多饮多尿多食者多为消渴；渴不多饮者，或为痰饮内停，或为阳气虚弱，或为湿热内阻，或为热入营分，或为瘀血内阻。

饮食问诊要点：食欲及食量。食欲减退；不欲食、纳少、纳呆、厌食等。新病者，乃正气抗邪之反映；久病者或为脾胃虚弱，或为湿盛困脾，或为饮食停滞，亦见于妊娠恶阻。食欲逐渐减少者是脾胃功能衰弱之象。食欲增加：消谷善饥多见于胃火炽盛；本不能食而突然暴食者称"除中"，为脾胃之气将绝之象；食欲逐渐增加者为胃气渐复之征。特殊变化：饥不欲食多胃阴不足；偏嗜异物者常见于小儿，多为虫积；五味偏嗜太过者，则易伤相应的脏腑。

9. 大便问诊要点　问便次：便秘（热结肠道、津液亏少、阴血不足、气虚不运、阳虚寒凝等）、泄泻（内伤饮食、感受外邪、阳气不足、情志失调等）。问便质（干燥、稀薄、完谷不化、溏结不调、脓血等）。问排便感（肛门灼热、里急后重、排便不爽、滑泄失禁、肛门气坠等）。问兼症：与大便有关的脏腑功能情况（脾胃腐熟运化、肝之疏泄、命门之温煦、肺气之肃降等相关表现）。

10. 小便问诊要点　问尿量：增多（属虚属寒，或为消渴）、减少（热盛或汗下伤津，或肺脾肾功能失调，气化不利）。问尿次：频数（新病者多为下焦湿热，久病者多为肾阳不足，肾气不固）、癃闭（或为肾阳不足，气化无力；或为湿热、瘀血、结石等阻塞）。问排尿感异常：涩痛多为湿热；余沥不尽、遗尿、失禁则多为肾气不固。问兼症：与小便排泄相关的脏腑功能情况（膀胱及肾之气化、脾之运化转输、肺之肃降、三焦之通调，以及体内水液之多少和代谢情况等）。

第四节　切　诊

切诊包括按诊和切脉，是通过局部的按诊或脉诊，了解机体脏腑、经络、气血、精神、情志等变化的一种方法。

有诸于内，必见之于形外，脉者，病机之外观也。在《素问·五脏别论》气口为五脏主的理论基础上，受当时历史因素的影响，晋代王叔和倡导《难经》"独取寸口"的脉诊法，用以诊察脏腑经络的病变，历代沿用，医家积累了丰富的经验。谓微妙在脉不可不察，切诊成为中医临床不可缺少的诊断方法之一。

前贤有"脉理精微，难以言传""胸中了了，指下难明""只可意会，不可言传"泛泛之说，足以说明学习和掌握切诊之难矣。切诊不是孤立的一门学问，而是中医基本理论的一部分，学习切诊必须具备扎实的中医基本理论基础。

清代赵廷海在《救伤秘旨·总论》中论述"六脉纲领"，对脉象的分析"以部位言""以至数言""以形象言"，并将其余二十一脉分类从之，曰"此脉之大概也"，可谓脉诊精辟之说。脉诊的主要内容是了解手太阴肺经"寸口"脉动的状况。脉动的状况包括脉的位置高低，脉动的频率、节律，脉体的充盈程度、有力无力等。脉道渊微，缕分二十七脉，无非脉之部位、至数、形象相兼相合而已。清代陈念祖曰："脉之为道，最为微妙，而难知也，方书论述愈详，而指下愈乱。"临床我们对脉象的心察、指别、类求、意会，以脉的位置、至数、形象为基本思路，就能做到条分缕析，有条不紊，达到由博返约的效果。

"一病而见数脉，一脉而主数病"。切诊的主要目的不是要识其为何病，而是要识其为何证。切诊为四诊之末，切者，触也，亦有决断之意。切诊是对望、闻、问三诊所获得的临床资料进行进一步的辨识。其脉位之高低，以察病之表里，邪之浅深，病程之长短；脉动之快慢，察其属寒、属热；脉体之大小虚实，了解邪正消长趋势，预测疾病的转归。张元素在《医学启源·用药备旨·治法纲要》中曰："治病，要求其所在，病在上者治上，病在下者治下，故中外脏腑经络皆然，病气热，则除其热；病气寒，则退其寒，六气同法。泻实补虚，除邪养正，平则守常，医之道也"。清·翟良《脉诀汇编》曰："脉乃病机之外见，医家之准绳。"切诊对疾病病变的部位、性质、邪正消长趋势的进一步认识，是医者临床确定治疗原则和指导拟方用药的依据。近代西医的崛起，化验、影像学等临床诊断仪器的应用，使人们对疾病的认识从宏观到微观的方向发展，对中医在临床上对疾病的认识和观察有很大的帮助。然而中医临床如果完全依赖西医的诊断仪器，则是一个误区，亦反映了临床脉象是对疾病发病机理的一个简要的概括，中医整体观念、西医诊断仪器注重局部实质性病变认识，受其微观局部性局限性的限制。它与中医切诊对疾病的定性、定位和对病变邪正消长的分析和认识不尽相同。切诊的结论，蕴有治疗原则，示医者拟方用药之规矩，是临床辨证施治的主要依据。西医仪器诊断仅可给中医临床治疗提供提示性参考。西医诊断仪器在中医临床上的应用，对病变的实质进行直观的了解，有益于我们对疾病病种的确认，对中医临床治疗效果，在临床进行科学的观察和监测，它代替不了中医脉诊。在当前高科技发展时代，切诊仍然是中医临床诊断疾病的主要方法之一。

脉乃血脉。一脉一形各有主病，数脉相兼，则见诸证，其象法地，与四时相应，辨证循八纲之要，左右寸口五脏六腑各司其属。脉诊凭之于指，会之于心，对脉形和脉状的分析、思维过程是综合中医整体观念、八纲辨证、脏腑经络、阴阳气血、六淫七情等诸方面的内容，对人体的生理信息和病理信息进行综合分析、判断的过程。学习和掌握切诊是建立在中医基本理论基础上的，脱离系统的诊脉，刻意以形求象，照葫芦画瓢，是无法学习和掌握切诊的。

第五节　临床数据采集的现状与展望

随着计算机技术的发展与普及，数字设备正越来越多地取代模拟设备，在生产过程控制和科学研究等广泛的领域中，计算机测控技术正发挥着越来越重要的作用。然而外部世界的大部分信息是以连续变化的物理量形式出现的，例如，温度、压力、位移、速度等，要将这些信息送入计算机进行处理，就必须先将这些连续的物理量离散化，并进行量化编码，从而变成数字量，这个过程就是数据采集。它是计算机在监测、管理和控制系统中取得原始数据的主要手段。

数据采集就是将被测对象（外部世界、现场）的各种参量（可以是物理量也可以是化学量、生物量等）通过各种传感元件进行适当转换后，再经信号调理、采样、量化、编码、传输等步骤，最后送到控制器进行数据处理或存储记录的过程。控制器一般均由计算机承担，计算机是数据采集系统的核心，它对整个系统进行控制，并对采集的数据进行加工处理。用于数据采集的成套设备称为数据采集系统。

数据采集系统是计算机与外部世界联系的桥梁，是获取信息的重要途径。数据采集技术是信息科学的重要组成部分，已广泛用于国民经济和国防建设的各个领域，并且随着科学技术的发展，具有广阔的前景。

数据采集系统的目标有两个：一是精度，二是速度。任何测试都要有一定的精确度要求，否则将失去测试的意义；提高数据采集的速度不仅仅是提高工作效率，更主要的是扩大数据采集系统的适用范围，便于实现动态测试。

一、数据采集系统的特点

1. 数据采集系统一般由计算机控制，目的是使数据采集的质量和效率等大为提高，节省硬件投资。

2. 软件在数据采集系统的作用越来越大，增加了系统设计的灵活性。

3. 数据采集与数据处理相互结合日益紧密，形成数据采集与处理系统从采集、处理到控制的一体化。

4. 数据采集过程一般具有"实时"特性，实时的标准是能满足实际需要；对通用数据采集系统一般希望有尽可能高的速度，以满足更多的应用环境。

5. 随着微电子技术的发展、电路集成度的提高，数据采集系统的体积越来越小，可取性越来越高，其至出现了单片数据采集系统。

6. 总线在数据采集系统中有着广泛的应用，总线技术对数据采集系统结构的发展起着重要作用。

二、临床数据采集的种类

临床数据采集是指将临床诊疗过程中的信息（包括症状、体征、实验室检查等）收集后储存下来，根据采集信息种类的不同可分为以下几种：

1. 视觉信息的采集

（1）二维图像的采集：如康复评定等许多项目，包括日常生活活动能力、独立生活能力、平衡与协调能力等，对图像的要求不高，二维图像即可满足需要。这些图像一部分需要现场采集，另一部分可采用事先录制的方式。二维图像的采集单摄像机即可完成，不需要特殊的支持系统。

（2）三维图像的采集：在观察肢体畸形状况、损伤状况、肢体运动特征，并进行关节活动范围测定、徒手肌力测定等工作时，三维的图像与二维图像相比，具有显著的优越性。在进行康复诊断时，不仅需要三维物体的形状特征，也需要三维物体表面的颜色特征。不宜在被测物体表面添加较多的标记，在肢体上附加位移传感器以检测运动轨迹的方法也不适用。

（3）多维图像的生成：综合三维立体图像和其他被测数据，可以将运动稳定度、压力分布、感觉分布等多维信息以颜色、曲线、动画等方式在三维图像中直观地表示出来。

2. 声音信息的采集　医生与患者的语言交流、对患者的言语功能评定、心理功能评定等都需要通过声音信号来实现。声音信息通过麦克风录入，麦克风的频带应与患者的声音频谱特征相适应，能够不失真地采集患者的声音，特别是语音信号。

3. 触觉信息的采集

（1）客观触觉信号的采集：许多康复评定、康复描述的触觉信号是采用定量和明确的数值进行描述的。这些客观信号可通过数据坐垫、数据手套等面阵型传感器，在一定程度上进行远程采集。对触觉信号的采集，一方面要能够采集到真实的数值，另一方面要突出信号中最能反映残疾人能力特征的局部信息。因此，需要动态调整面阵传感器上某个单元的测量信号的中心点和量程范围，合理地放大信号，以便高精度地采集数据。

（2）主观触觉信号的采集：有一些康复评定、康复描述的触觉信号采用的是主观、模糊性描述，如徒手肌力测试对肌力强度的评级为微弱、差、良好等。在远程康复系统中，这些主观信号的数据基础是前述的客观信号。在将客观信号表达为主观信号之前，系统中应建立个性化的针对具体的专家组相关成员的"信号－主观感受"的隶属度曲线，运用该曲线对实测的触觉信号进行修正，将精确的客观数据与模糊的主观感受相关联，以适应康复评定和康复服务中的主观性指标。

生物医学信号采集系统属于生物医学信号采集处理系统中的一部分，可用于生物医学工程的生理、药理、病理等的教学与科研。生物医学信号采集处理系统由硬件与软件两大部分组成。硬件主要完成对各种生物电信号（如心电、肌电、脑电）与非电生物信号（如血压、张力、呼吸）的采集，并对采集到的信号进行调理、放大，进而进行模/数（A/D）转换，使之进入计算机。软件主要用来对已经数字化了的生物信号进行显示、记录、存储、处理等。生物医学信号的采集处理是生物医学工程学中的重要分支，它可为生物医学基础研究和临床诊断、分析提供数据。

临床数据管理电子化是新药临床研究的必然趋势。实现电子化的临床试验，将使我国的医药企业有能力与国际接轨并有资格参与国际竞争。另外，实现电子化临床试验，也能大大提高临床试验的科学性和可靠性，有利于提高我国临床研究的科研水平。药物临床试验电子化数据采集管理系统的使用不仅为药物临床试验数据采集提供了方便的工具，也可以作为我国药物临床试验管理电子化进程中的一个成功先例。

建立一个能够支持患者医疗决策、用药剂量提醒的计算机临床医疗支持信息系统，既节约了时间、经费、人力、物力，得到的结果又科学、准确、可靠，是医学发展的必然趋势。

第八章　临床数据库技术与方法

作为信息产业的重要组成部分，数据库产业是信息技术与信息资源开发和传播完美地结合起来的典范，并发展成为世界上近 20 年来增值速度最快的新兴产业之一。在我国，用数据管理技术对具有两千多年的中医药信息资源进行科学的管理和研究，无疑是一件很有意义的事业。

第一节　数据库基本概念

一、信息与数据

（一）信息

信息是现实世界在人脑中的抽象反映，是通过人的感官感知出来并经过人脑的加工而形成的反映现实世界中事物的概念。信息有许多重要的特征：①信息来源于物质和能量。②信息是可以感知的。③信息是可以存储的。④信息是可以加工、传递和再生的。

（二）数据

数据是一切文字、符号、声音、图像等有意义的组合。它是描述现实世界中各种具体事物或抽象概念的可存储并具有明确意义的信息。它是用符号记录下来的、可以识别的信息。

数据和信息是分不开的。信息是以数据的形式表示的，即它是以数据为载体而表现的。信息是数据的内涵，数据则是表示信息的一种手段。事物、信息和数据自始至终贯穿于现实世界、信息世界和计算机世界。

数据库技术所研究的问题就是如何科学地组织、存储和管理数据，如何高效地获取和处理数据。这涉及数据处理和数据管理两个概念。

二、数据处理与数据管理

数据处理，又称为信息处理，是指从某些已知的表示某些信息的数据出发，推导整理出一些新的数据，从而又表示出一些新的信息的过程。它涉及数据的收集、管理、加工直至产生新信息输出的全过程。

数据管理是指数据的收集、整理、组织、存储、维护、检索及传送等操作处理过程。数据处理和数据管理是互相联系的，数据管理中的各种操作都是数据处理业务必不可少的基本环节，数据管理技术的好坏，直接影响到数据处理的效率。

三、数据库

数据库（DataBase，DB）是指相互关联的数据的集合。它是一组长期存储在计算机内，有组织的、具有明确意义的数据集合。数据库可以人工建立、维护和使用，也可以通过计算机建立、维护和使用。数据库具有以下几个特点：①它是具有逻辑关系和确定意义的数据集合。数据库中的数据按一定的数据模型组织、描述和存储，具有较小的冗余度，较高的数据独立性，可为各种用户共享。②它是针对明确的应用目标而设计、建立和加载的。③它表现了现实世界的某些方面。

四、数据库管理系统

能够对数据库进行有效管理的一组计算机程序称为数据库管理系统。它是位于用户与操作系统之间的一层数据管理软件，是一个通用的软件系统。数据库管理系统通常由语言处理、系统运行控制和系统维护三大部分组成，给用户提供了一个软件环境，允许用户快速方便地建立、维护、检索、存取和处理数据库中的信息。常用的数据库管理系统有 SQL Server、Oracle、SyBase、DB2 和 MySQL 等。

五、数据库系统

数据库系统是指具有管理和控制数据库功能的计算机系统。它通常由 5 部分组成：硬件系统、数据库、软件支持系统、数据库管理员和用户。它们之间的关系如图 8 - 1 所示。

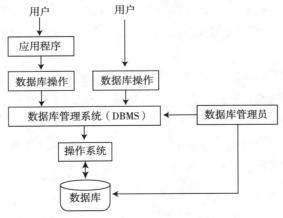

图 8 - 1　一个简化的数据库系统环境

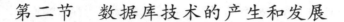

第二节 数据库技术的产生和发展

数据库技术是数据管理的最新技术，是研究数据库的结构、存储、设计、管理和使用的一门软件学科。数据库技术是在操作系统的文件系统的基础上发展起来的，而且数据库管理系统本身要在操作系统支持下才能工作。

一、数据库技术的发展阶段

随着计算机硬件和软件的发展，数据管理经历了人工管理、文件系统和数据库系统三个发展阶段。

（一）人工管理阶段

人工管理阶段是指 20 世纪 50 年代中期以前。该时期的计算机应用范围狭窄，主要用于科学计算。在这个时期，计算机硬件发展水平低下，外部存储器只有纸带、卡片、磁带，没有能直接存取的存储设备（如磁盘等）；软件只有汇编语言，还没有开发出操作系统软件，更没有专门的管理数据的软件。数据处理的方式基本上是批处理，数据管理者是人。这个时期的数据管理的特点是：①数据不保存，其主要原因是当时的计算机主要用于科学计算。②数据均由应用程序自己管理，没有统一的负责管理数据的专门软件系统。③数据不具有独立性，无法进行数据共享。由于数据是面向应用程序，不仅数据的逻辑结构和物理结构的设计是由应用程序承担的，而且它们的修改也会引起应用程序的修改，这样必然导致程序员的负担很重，且程序与程序之间将产生大量的冗余数据。

该阶段应用程序和数据之间的关系如图 8 - 2 所示。

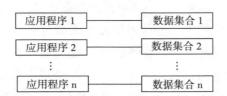

图 8 - 2 人工阶段应用程序与数据之间的对应关系

（二）文件系统阶段

文件系统阶段是指从 20 世纪 50 年代后期到 60 年代中期。该时期的计算机应用范围逐渐扩大，计算机不仅用于科学计算，而且还大量用于信息管理。计算机硬件有了进一步的发展，出现了磁盘、磁鼓等能直接存取的外存储设备；在软件方面，高级语言和操作系统已经有了完善的产品，并且操作系统中有专门负责管理数据的文件系统功能。数据处理的方式有批处理，也有联机实时处理。数据管理者是计算机。文件系统管理数据具有如下特点：

1. 数据可以长期保存在外存储器上，并可以多次进行存取操作。

2. 程序和数据有了一定的独立性，并分开存放。数据由专门的软件（即文件系统）进行数据管理，程序和数据之间由软件提供的存取方法进行转换。应用程序与数据之间的关系如图 8 - 3 所示。

3. 数据共享性差，数据有较大的冗余。文件是面向应用的，当不同的应用程序中具有部分相同的数据时，也必须建立各自的文件而不能共享相同的数据，这样不仅带来数据的冗余度大，存储空间浪费，而且在进行数据修改时容易造成数据的不一致性。

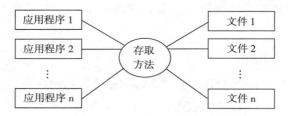

图 8 - 3　文件系统阶段应用程序与数据之间的对应关系

（三）数据库系统阶段

数据库系统阶段是指从 20 世纪 60 年代后期以来至今。数据管理技术进入数据库系统阶段的标志是 20 世纪 60 年代末期的三件大事：1968 年美国 IBM 公司推出层次模型的 IMS（Information Management System，IMS）系统；1969 年美国 CODASYL（Conference On Data System Language，CODASYL）组织发布了 DBTG（Database Task Group，DBTG）报告，提出网状模型；1970 年美国 IBM 公司的 E. F. codd 连续发表论文，提出关系模型，奠定了关系数据库的理论基础。

特别是 20 世纪 70 年代以来，计算机应用范围越来越广泛，要求用计算机管理的数据量急剧增长。同时，多种应用、多种语言互相覆盖地共享数据集合的要求越来越强烈。一方面，计算机硬件发展迅速，硬件价格大幅度下降，出现了大容量磁盘等廉价的内、外存储设备；另一方面，软件价格上升，软件成本增加。为了解决多用户、多应用共享数据的需求，使数据为尽可能多的应用服务，致使数据库技术得到了迅速的发展。数据库系统具有以下特点。

1. 采用特定的数据模型，使数据结构化　数据结构化是数据库系统和文件系统的本质区别。在文件系统中，相互独立的文件的记录内部是有结构的，通常采取的是等长或变长的记录格式，但记录之间没有联系，这种数据的独立性只对一个应用而言，仍有局限性，不适应多用户、多应用共享数据的需求。而数据库系统为用户提供一个数据的抽象视图，它能隐藏数据的存储结构和存取方法等细节，并通过数据模型作为实现数据抽象的主要工具，实现了整体数据的结构化，它要求在描述数据时不仅要描述数据本身，还要描述数据之间的联系。

108

2. 数据的独立性高　　数据库系统提供了三级数据抽象（视图级抽象、概念级抽象和物理级抽象）能力和三种数据库模式（外模式、模式和内模式），实现了数据的物理独立性和逻辑独立性。数据与程序的相互独立，使得可以把数据的定义和描述从应用程序中分离出去，而把数据的存取由数据库管理系统统一进行管理，用户在应用程序中不用考虑存取路径等细节，大大简化了应用程序的编制及应用程序对数据的维护和修改。应用程序和数据的联系如图 8 - 4 所示。

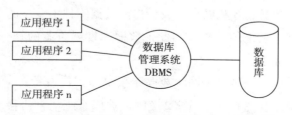

图 8 - 4　数据库系统阶段应用程序和数据之间的联系

3. 数据的共享性好，数据冗余度低　　数据库系统允许多个用户或多个应用程序同时访问数据库中的相同数据，数据不再面向某个应用，而是面向整个系统，从而支持了数据的共享，节省了存储空间，大大减少了数据冗余，避免了数据之间的不相容性与不一致性。

4. 为用户提供了方便的用户接口　　用户可以使用查询语言（如 SQL）或终端命令对数据库进行访问，也可以借助高级语言（如 C 语言、COBOL 语言等）采用程序方式对数据库进行操作。

5. 有统一的数据控制功能　　数据库系统中的数据由数据库管理系统统一管理，而且管理的是有结构的数据，因此在使用数据时可以有很灵活的方式。一个数据库一般都要支持很多应用程序和用户。不同的应用程序和不同的用户对同一个数据库可能有不同的理解，对同一数据库的每一种理解称为这个数据库的一个视图。一个视图可以是一个数据库子集合，也可以是多个数据库的子集按照某种方式构成的虚拟数据库。数据库管理系统提供了定义、维护和操纵视图的机制，使得多个用户可以为他们的应用定义、维护和使用自己的视图。

除此之外，为了适应数据共享的环境，数据库管理系统还必须提供以下数据控制功能。数据的安全性：指保护数据，防止不合法使用数据造成数据的泄密和破坏，使每个用户只能按规定对某些数据以某些方式进行访问和处理；数据的完整性：指数据的正确性、有效性和相容性，即将数据控制在有效的范围内，或要求数据之间满足一定的关系；并发控制：该机制是用来控制多个事务的并发运行，避免它们之间的相互干扰，保证每个事务都产生正确的结果；数据库恢复：在发生某种故障而使数据库当前的状态已经不再正确时，能把数据库恢复到已知为正确的某种状态的功能。

二、数据库技术发展的轨迹

数据库技术是计算机科学技术中发展最快的重要分支之一，它已经成为计算机信息系统和应用系统的重要技术支柱。在短短的30多年里，它已从第一代的网状、层次数据库系统，第二代的关系数据库系统，发展到第三代以面向对象模型为主要特征的数据库系统。数据库技术和网络通信技术、人工智能技术、面向对象程序设计技术、并行计算技术等互相渗透，互相结合，成为当前数据库技术发展的主要特征。

数据模型是数据库系统的基础。因此，数据库发展阶段的划分应该以数据模型的进展作为主要依据和标志。

第一代数据库系统——层次、网状数据库系统。其代表是：①1969年IBM公司研制的层次模型和数据库管理系统IMS。②美国数据库系统语言协会CODASYL下属的数据库任务组DBTG于20世纪60年代末70年代初提出的基于网状结构的方法，它是数据库网状模型的典型代表。

第二代数据库系统——关系数据库系统。1970年，IBM公司的研究员E. F. codd发表了"大型共享数据库数据的关系模型"论文，提出了数据库的关系模型，开创了数据库关系方法和关系数据理论的研究，为关系数据库技术奠定了理论基础。其典型代表：①IBM San Jose实验室开发的System R。②Berkeley加利福尼亚大学研制的IN-GRES。

第三代数据库系统。从20世纪80年代以来，数据库技术在商业领域的巨大成功刺激了其他领域对数据库技术需求的迅速增长，但传统数据库系统的局限性难以满足新应用的需求。传统数据库系统的局限性主要表现在以下几方面：

1. 面向机器的语法数据模型。传统数据库中采用的数据模型强调数据的高度结构化，只能存储离散的数据和有限的数据与数据之间的关系，语义表示能力差。它无法表示客观世界中结构复杂、相互联系且语义十分复杂的对象，限制了数据库处理、超文本、图形、图像、CAD图件、声音等多种复杂对象的能力，更难于处理工程、地理、测绘等领域中的非格式化、非经典数据。

2. 数据类型简单、固定。

3. 结构与行为完全分离。传统数据库主要关心数据的独立性及存取数据的效率，是语法数据库，语义表达能力差，难以抽象化地去模拟行为。对象的结构表示可映射到数据库模式，对象的行为特征最多只能由应用程序来表示。

4. 阻抗失配。它主要是指关系系统中，数据操纵语言和通用程序设计语言之间的失配。

5. 被动响应。仅能响应和重做用户要求它们做的事情。

6. 存储、管理的对象有限。仅能存储和管理数据，缺乏知识管理和对象管理的能力。

7. 事务处理能力较差。仅能支持非嵌套事务，对长事务的响应较慢，且在事务发生故障时恢复比较困难。

有鉴于此，数据库研究人员积极投入对第三代数据库系统的研究。经过大量的研究和讨论，达成共识。第三代数据库系统的基本特征为：支持数据管理、对象管理和知识管理；必须保持或继承第二代数据库系统的技术；必须对其他系统开放（其开放性表现在：支持数据库语言标准，支持标准网络协议；系统具有良好的可移植性、可连接性、可扩展性和可互操作性）；数据库技术与其他技术相结合（如分布式数据库与分布处理技术相结合；并行数据库与并行处理相结合；多媒体数据库与多媒体技术相结合）等。

第三节　数据库系统

一、数据库系统的结构

从不同的角度考查，可得出不同的数据库系统结构。从数据库管理系统角度来看，数据库系统通常采用三级模式结构；从数据库最终用户的角度来看，数据库系统的结构分为单用户结构、主从式结构、分布式结构和客户/服务器结构。

（一）数据库系统的三级模式结构

虽然实际的数据库系统软件产品种类繁多，它们支持不同的数据模型，使用不同的数据库语言。建立在不同的操作系统之上，数据的存储结构各不相同，但从数据库管理系统的角度看，它们在体系结构上通常都具有三级模式的特征（微机上的个别小型数据库系统除外），并提供两级映象功能。在数据库系统中，用户看到的数据和计算机中存放的数据是两回事，它们之间通过两次映象变换相互联系起来。数据库的三级模式结构特点如下：

1. 外模式　外模式又称子模式或用户模式，是数据库用户看见和使用的局部数据的逻辑结构和特征的描述，是数据库用户的数据视图，是与某一个应用有关的数据的逻辑表示。它由若干个外部记录类型组成。用户使用数据操纵语言的语句对数据库进行操作，实际上就是对外模式的记录进行操作。用户对数据库的操作，只能与外模式发生联系，按照外模式的结构存储和操纵数据，不必关心模式。

2. 模式　又称逻辑模式或概念模式，是数据库中全体数据的逻辑结构和特征的描述，是所有用户的公共数据视图。它由若干个概念记录类型组成。

3. 内模式　又称存储模式，是数据物理结构和存储结构的描述，即是数据在数据库内部的表示方式。它定义所有的内部记录类型、索引和文件的组织方式，以及数据控制方面的细节。

一个数据库中只有一个内模式和一个模式，但可有多个外模式。

111

数据库的内模式依赖于它的全局逻辑结构，但独立于外模式，也独立于具体的存储设备。它是将全局逻辑结构中所定义的数据结构及其联系按照一定的物理存储策略进行有效的组织，以实现较好的时间和空间效率。

数据按外模式的描述提供给用户，按内模式的描述存储在磁盘中。模式提供了一种约束其他两级的相对稳定的中间观点，它使得两级中的任何一级改变都不受另一级的牵制。模式位于数据库系统模式结构的中间层，不涉及数据的物理存储细节和硬件环境，也与具体的应用无关。数据库模式以某一种数据模型为基础，综合考虑所有用户的需求，并将这些需求结合成一个逻辑整体。定义模式时不仅要定义数据的逻辑结构（如数据记录由哪些数据项构成，数据项的名字、类型、取值范围等），而且要定义与数据有关的安全性、完整性要求，定义这些数据之间的联系。

数据库的外模式是面向应用程序的，它定义在模式之上，独立于内模式和存储设备。模式描述的是数据的全局逻辑结构，外模式描述的是数据的局部逻辑结构，通常它是模式的子集。一方面，对模式中的同一数据，在外模式中的结构、类型、长度、保密级别等都可不同。另一方面，同一外模式也可以为同一用户的多个应用系统所使用，但一个应用程序只能使用一个外模式。每个用户只能看见和访问所对应的外模式中的数据，数据库中的其余数据对他们来说是不可见的。

由此可见，数据库系统的三级模式是对数据的三个抽象级别，它把数据的具体组织留给了数据库管理系统去管理，使用户能逻辑地、抽象地处理数据，而不必关心数据在计算机中的具体表示方式与存储方式。

为了能够在内部实现这三个抽象层次的联系和转换，数据库系统在这三级模式之间提供了外模式/模式映象和模式/内模式映象两级映象。

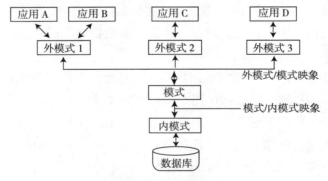

图 8 - 5　数据库系统的三级模式结构

（二）二级映象

1. 外模式/模式映象　定义了各外模式和模式之间的对应关系。这些映象定义通常包含在各自外模式的描述中。当模式改变时，由数据库管理员对各个外模式/模式映象做相应的改变，而外模式仍然保持不变，从而应用程序不必修改，保证了数据的逻辑

中医证候信息学

独立性（指当总体逻辑结构改变时，通过对映象的相应改变而保持局部逻辑结构不变，从而应用程序也可以不必改变）。

2. 模式/内模式映象　定义了数据全局逻辑结构与存储结构之间的对应关系。模式/内模式映象是唯一的。该映象定义通常包含在模式描述中。当数据库的存储结构发生改变时，由数据库管理员对模式/内模式映象做相应的改变，而使模式保持不变，从而保证了数据的物理独立性（指当数据的存储结构改变时，数据的逻辑结构可以不变，应用程序也不必改变）。

二、数据库系统的体系结构

前面介绍的数据库系统的三级模式结构是从数据库管理系统的角度看的数据库系统结构。若从用户的角度看，数据库系统的体系结构又可分为单用户、主从式结构、分布式结构和客户/服务器结构。

1. 单用户数据库系统　该系统是最简单的数据库系统。在单用户数据库系统中，整个数据库系统包括应用程序、数据库管理系统、数据库等都装在一台计算机上，由一个用户独占，不同的计算机之间不能共享数据。单用户数据库系统与计算机之间的关系如图 8 – 6 所示。

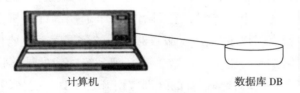

图 8 – 6　单用户数据库系统与计算机之间的关系

2. 主从式结构的数据库系统　该系统是指一个主机带多个终端的多用户结构的数据库系统。在这种结构下，整个数据库系统，包括应用程序、数据库管理系统、数据库等都集中存放在主机上，所有处理任务都由主机来完成，各个用户通过主机的终端并发地存取数据库中的数据，达到共享数据资源的目的。主从式结构的数据库系统如图 8 – 7 所示。

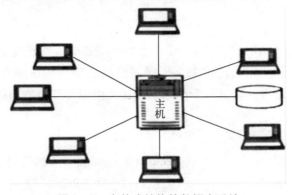

图 8 – 7　主从式结构的数据库系统

3. 分布式结构的数据库系统　该系统是指数据库中的数据在逻辑上是一个整体，但物理地分布在计算机网络的不同结点上。网络中的每个结点（通常是一个通用计算机）都可以独立处理本地数据库中的数据，既执行局部应用，也可以同时存取和处理多个异地数据库中的数据，执行全局应用。分布式结构的数据库系统如图8-8所示。

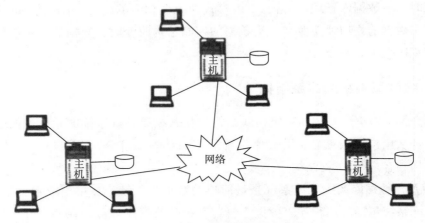

图8-8　分布式结构的数据库系统

4. 客户/服务器结构的数据库系统　无论主从式结构数据库系统中的主机，还是分布式结构数据库系统中的每个结点机，它们都是一个通用的计算机，既执行数据库管理系统的功能，又执行应用程序。客户/服务器结构的数据库系统能将数据库管理系统功能和应用分开。网络中专门用于执行数据库管理系统功能的计算机称为数据库服务器，简称服务器；安装数据库管理系统的外围应用开发工具、支持用户应用的计算机，称为客户机。

客户/服务器数据库系统又可分为集中的服务器结构和分布的服务器结构。前者在网络中仅有一台数据库服务器，而客户机是多台。后者在网络中有多台数据库服务器。分布的服务器结构是客户/服务器与分布式数据库的结合。

第四节　数据库管理系统

数据库管理系统（DBMS）的功能是在上面所描述的结构前提下实现的。在数据库中，数据是多个用户和应用程序的共享资源，已经从应用程序中完全独立出来，由数据库管理系统来统一管理。数据库管理系统应该提供以下几个方面的功能。

一、数据库的定义功能

提供数据定义语言 DDL（Data Description Language），或者操作命令，以便对各级数据模式进行精确的描述。由此，系统必须包含 DDL 的编译或解释程序。用 DDL 所做的定义，将被系统保留在数据字典中，以便在进行数据操作和控制时使用。专业用户可以查阅数据定义以便共享数据库中的数据。

二、数据操作功能

为了对数据库中的数据进行追加、插入、修改、删除、检索与集合等操作，DBMS 提供语言或者命令，称作数据操作语言 DML（Data Manipulation Language）。不同的 DBMS 语言的语法格式也不相同，以其实现方法而言，可以分为两类：一类可以独立交互式使用，不依赖于任何程序设计语言，称为自含型或自主型语言；另一类是宿主型，嵌入到宿主语言中使用。如嵌入 FORTRAN、C 等程序语言中。在使用高级语言编写的应用程序中，则要用宿主型 DML 语句来操纵数据，因此 DBMS 必须包含 DML 的编译或解释程序。

三、数据库运行控制功能

数据库中的数据是供多个用户共享的，用户对数据的存取可能是并发的。DBMS 必须提供以下三个方面的数据控制功能：①并发控制功能：对多用户并发操作加以控制、协调。②数据的安全性控制：数据安全性控制是对数据库采用的一种保护措施，防止非授权用户存取造成数据的泄密或破坏。③数据完整性是数据的准确性和一致性的测度，系统应采取一定的措施确保数据有效，并与数据库的定义一致，但这种控制是有限的。

四、数据字典

数据字典 DD（Data Dictionary）中存放着对实际数据库各级模式所做的定义，即对数据库结构的描述。这些数据是数据库系统中有关数据的数据，称作元数据（Metadata）。DD 提供了对数据库数据描述的集中管理手段，对数据库的使用和操作都要通过查阅数据字典来进行。

第五节　数据模型

数据库中的数据是有结构的，这种结构反映出事物及事物之间的联系。概念模型中的实体及实体之间的联系要进一步表示成便于计算机处理的数据模型。任何一个数据库管理系统都是基于某种数据模型的（Data Model），一个具体数据模型应当反映全组织数据之间的整体逻辑关系。

数据模型由三部分组成，即模型结构、数据操作和完整性规则。其中，模型结构是数据模型最基本的部分，它将确定数据库的逻辑结构，是对系统静态特性的描述。数据操作提供对数据库的操作手段，主要有检索和更新两大类操作。数据操作是对系统动态特性的描述。完整性原则是对数据库有效状态的约束。

数据库系统的发展，根据其支持的数据库模型，到目前为止经历了三代：层次网状模型、关系模型和面向对象模型。

一、层次模型

以树型结构表示实体及其之间联系的模型称为层次模型（20 世纪 60 年代末至 70 年代）。树的每一个结点代表一个记录类型。

层次模型有两点限制：一是有且仅有一个结点，无父结点，此结点即为树的根；二是其他结点有且仅有一个父结点。

层次模型表示 1∶n 联系非常直接、方便，但是它不能直接表示 m∶n 的联系，必须设法转换成几个 1∶n 的联系才行，用层次模型建立的数据库成为层次数据库。

二、网状模型

以网状结构表示实体及其之间联系的模型称为网状模型（20 世纪 60 年代末至 70 年代）。网中的每一个结点代表一个记录类型，联系用链接指针来实现，它取消了层次模型的两点限制，允许结点有多于一个的父结点，可以有一个以上的结点没有父结点。

网状模型和层次模型在本质上是一致的。从逻辑上看，它们都是基于层次联系的集合，用结点表示实体，用有向边（箭头）表示实体间的联系；从物理上看，它们每一个结点都是一个存储记录，用链接指针来实现记录之间的联系。

网状模型有一定的弱势：当存储数据时这些链接指针就固定下来了，数据检索时必须考虑存取路径问题；数据更新时，涉及链接指针的调整，缺乏灵活性；系统扩充起来相当麻烦，因为每个结点都对应若干个链接指针，概念不单一。但是网状模型可以描述复杂的数据结构，同时存取数据的效率比较高。

三、关系模型

以二维表的形式来表示实体和实体间联系的数据模型称为关系模型（20 世纪 70 ～ 80 年代），因此这里的关系又称作"表"。如表 8 - 1 所示。

表 8 - 1　方剂组成关系列表（以麻黄汤组成为例）

方剂号	药名	标准药名	剂量	标准剂量（g）	炮制
1234500200300401	麻黄	麻黄	三两	9	去节
1234500200300401	桂枝	桂枝	二两	6	
1234500200300401	杏仁	杏仁	70 个	28	去皮尖
1234500200300401	炙甘草	甘草	一两	3	炙

首先介绍以下概念：

关系：一个关系就是一张二维表，每个关系有一个关系名，例如：麻黄汤组成，在计算机里，一个关系可以存储为一个文件。

元组：表中的行称为元组。一行为一个元组，对应存储文件中的一个记录值。上表中有 4 个元组。

属性：表中的列称为属性，每一列有一个属性名，也称字段。这里的属性与前面讲的实体属性相同，属性值相当于记录中的数据项，或者字段值。

域：属性的取值范围，即不同元组对同一个属性的取值限定范围。

关键字：属性或属性组合，其值能够唯一地标识一个元组。例如上表中的"方剂号"加上"元组序号"。

关系模式：对关系的描述称为关系模式，格式为：关系名（属性 1、属性 2、属性 3……属性 n）

元数：关系模式中属性的数目是关系的元数。

了解上面的概念之后，又可以将关系定义为元组的集合；关系模式是属性的集合；元组是属性值的集合；一个具体的关系模型是若干个关系模式的集合。

记录之间的联系是通过不同关系中的同名属性来体现的，例如要查有"麻黄"的处方，都治疗哪些病证，那么就必须把有标准药名"麻黄"的方剂编号查出来，再根据方剂编号与病证的关系表，找到这些方剂主治的病证。

关系模型的用户界面简洁，有严格的设计理论，它已经成为几种数据模型中最主要的数据模型。20 世纪 70 年代初，定义了关系数据库的基本概念，为关系数据库系统的全面开发奠定了基础。70 年代末推出了一些试验系统，80 年代初出现了一批商品化的关系数据库管理系统，如 SQL/DS、DB2、INGRES、ORACLE、INFOMIX、UNIFY、DBASE 等。SQL 语言在 1986 年被美国国家标准局（ANSI）和国际标准化组织（ISO）采纳为关系数据库系统的国际标准。它有如下的特点：①关系必须规范：所谓规范化就是指关系模型中的每一个关系模式都必须满足一定的要求。最基本的要求是每个属性值必须是不可分割的数据单元，即表中不能再包含表。②模型概念单一：在关系模型中，无论实体本身还是实体间的联系均用关系表示。多对多联系在非关系模型中不能直接表示，在关系模型中则变得非常简单。在层次模型和网状模型中实体用记录来表示，联系用指针链接，概念不单一，这是关系模型和非关系模型的本质区别。关系模型无需另设指针，数据本身自然地反映它们之间的联系。③集合操作：在关系模型中，操作的对象和结果都是元组的集合，即关系。这种操作方式被称为一次一集合的方式，与非关系型的一次一记录的方式相对照。

关系模型的上述特点也是它的优点，关系模型虽然出现得比较晚，但发展十分迅速，成为数据库技术中的主流技术。关系数据模型的诞生，标志着数据库技术的成熟。

四、面向对象模型

面向对象模型（20 世纪 80 年代开始）中最基本的概念是对象（Object）和类

（Class）。

对象：现实世界中实体的模型化，它和记录的概念相似，但是更加复杂。每一个对象有一个唯一的标识符，并把一个状态（state）和一个行为（behavior）封装在一起。对象的状态是描述该对象属性值的集合，对象的行为是对该对象操作的集合。

类：每个类由两个部分组成，其一是类型，其二是对这个对象类型进行的操作方法。类的定义使得共享同样属性集合和方法集合的对象组合成一类。

类层次：一个系统中所有的类和子类组成一个树状的类层次。

面向对象数据库是数据库技术与面向对象程序设计方法相结合的产物，它可支持非常规应用领域的新一代数据库系统。由于面向对象模型中不仅包括对象状态的属性集，而且包括类的方法及类层次，具有丰富的表达能力。因此，面向对象的数据库比层次、网状、关系数据库使用方便。但由于模型复杂，系统实现起来难度大。

目前，已经出现了一些小规模的面向对象的数据库系统，但尚未被广泛使用。面向对象数据库技术可望成为继关系数据库技术之后的新一代数据管理技术，但面向对象数据库的成熟仍有赖于许多关键问题的解决。标准化和形式化是面向对象数据库系统研究和发展的一个重要方向；必须考虑新、旧技术的接轨问题；面向对象数据库模型有丰富的建模能力，这一方面使用户建模容易，另一方面也使面向对象数据库模式复杂，需要研制更高级的数据库工具。视图、演绎能力、语义建模和长事务也是面向对象系统应该具备的数据库特征。可扩充体系结构也是一个重要方向。

第六节　数据仓库

随着信息处理技术的不断发展，信息的存储、管理、使用及维护显得越来越重要，而传统的数据库管理系统很难满足其要求，表现为：数据成几何级数增长；不同部分的数据难以集成；访问这些数据的响应性能不断降低。而决策支持系统（Decision Support System，DSS）所需数据必须预先经过提取、转换、过滤并与其他数据源整合，按主题存放在中央数据库中。客户查询时只访问中央数据库，而不访问其他数据库。要想使数据能够发挥其最佳效用，更好地为用护服务，数据也必须经过严格的准备、组织和显示等几个步骤。完成这些工作的场所通常被称为数据仓库（Data Warehouse，DW）。数据仓库早在20世纪90年代起就开始流行。由于它为终端用户处理所需要的决策信息提供了一种有效方法，因此数据仓库被广泛应用，并且得到很好的发展。

数据仓库具有两个主要作用：一是从各信息源提取决策需要的数据，加工处理后，存储到数据库中；二是提供用户的查询及决策分析的依据。

决策所需要的信息来自不同地点的数据库或其他信息源，而这些信息源可能具有分布式和异构式的特点。数据仓库是存储数据的一种组织形式，但数据仓库中的存储并不是简单的存储，而是对来源于不同系统异构的数据进行加工和集成处理后的再存储。例如数据仓库管理系统预先把实体化视图对应的数据从内部、外部数据库中提取、加工、综合，然后物理地存储到数据仓库中，使这些视图成为物理存储的数据实体。

一、数据仓库的概念

我们知道几百年前仓库的概念一般指的是存储货物和商品的地方或设施，当人们检查货物确定它们的用途以后，就将货物运进常规的仓库中去。货物只要放进仓库，就被整齐地排放在一起，以备在需要时取用。人们很可能为了方便而有效地存取，将可能要求放在一起的货物分到一组。仓库系统具有找出货物在某处的功能，也具有核查在该处有哪些具有潜在价值货物的功能。另外，仓库系统还具有必要的关联功能，以便告知用户它所包含的内容以及运用管理方式所控制的有价值的资产。数据仓库中的特征对应于真实的仓库的每一个特征。

W. H. Inmon 在《Building the Data Warehouse》中定义数据仓库为："数据仓库是面向主题的、集成的、随时间变化的、历史的、稳定的、支持决策制定过程的数据集合。"即数据仓库是在管理人员决策中的面向主题的、集成的、非易失的并且随时间变化而变化的数据集合。下面是这个定义中一些术语的基本含义：

面向主题：指数据是由业务主题组织的，例如，事务数据组织的就不是按主题组织的。

集成：指数据是作为一个整体进行存储的，而不是以可能有不同结构或组织方式的文件集合存储的。

非易失：指数据保持不变，即按计划添加新数据，而原数据不会丢弃。

随时间而变化：指时间量度明确地包含在数据中，使得数据随时间的趋向和变化可以用于分析研究。这并不意味着数据元素随时间改变，正如用户核对账目余额数据在用户银行操作数据库中不会随意改变那样，许多数据仓库也让数据含有地理空间这一维。

所以从逻辑上讲，数据仓库又是一个多维数据库，它为信息分析提供了良好的基础。

二、数据库与数据仓库的区别

传统数据库用于事务处理，也叫操作型处理，是指对数据库联机进行日常操作，即对一个或一组记录的查询和修改。主要是特定的应用服务的。用户关心的是响应时间，数据的安全性和完整性。数据仓库用于决策分析，也称分析型处理，它是建立决策支持系统的基础。例如，银行的用户有储蓄、贷款和信用卡，这些数据是存放在彼此独立的数据库中。现在有了数据仓库，它把这些业务数据库集中起来，建立起对用户的整体分析，决定是否继续对用户进行贷款或发信用卡。

操作型数据（DB 数据）与分析型数据（DW 数据）之间的差别如表 8 - 2 所示。

119

表 8－2　DB 数据和 DW 数据的对比表

DB 数据	DW 数据
细节的	综合或提炼的
在存取时准确的	代表过去的数据
可更新的	不更新
操作需要事先可知道	操作需要事先不知道
事务驱动	分析驱动
面向应用	面向分析
一次操作数据量小	一次操作数据量
支持日常操作	支持决策需求

第七节　中医药数据库

一、中医现代化的基础性工作

从国际上数据库发展的历史和现状来看，用户需求或者说市场需求总是推动着数据库的发展，数据库的发展又加速和推进了现代化事业。因此，国力强盛的发达国家在其高科技的背后都有迅速发展的数据库作为支撑。

中医药学由于历史悠久，从未有人能在全面、系统的制高点上对中医药的信息作过综合的分析和研究，虽然我们的前辈们为此也做过许多的努力，倾注了大量的心血，也取得了一些成果，但从学科发展的需求来看，这些成果也只是沧海一粟，面对两千多年的文献资料终因缺乏整理和综合利用的手段及工具而望洋兴叹。目前对中医理论的许多认识，诸如阴阳五行学说、藏象学说、脉象学说、病因病机学说、药学和方剂理论、治则治法学说、经络学说、运气学说等，均缺乏从源到流的规律性的深入分析和探讨，因此中医基础学科的发展，在对自身理论思维方式的认识、发展沿革的演变规律，以及临床应用的指导原则等诸方面进展缓慢。

现代信息技术的出现和迅速发展，提供了能使几千年的中医信息资源得到全面继承和系统开发的手段。运用信息技术能在中医药领域中建立起国家一级的中医药信息资源数据库，它的意义在于把中医药跨度为两千余年的文献信息资源最大程度地浓缩在极有限的时间里有序地再现出来，而且可以实现更大空间的共享。不仅如此，随着数据量急剧增大，人们目前已经不仅仅满足于对数据的简单维护和查询，更希望能够通过对数据的分析，得到更深层次的信息以利于决策支持。

信息是决策的依据，在进 21 世纪中医现代化战略研究的时候，建立起大容量、快速度、多功能、智能化的中医药数据库，是中医现代化基础研究中必不可少的工作，是中医药走向世界的不可逾越的关键步骤，随着对中医药信息资源的开发和利用，以及对中医药数据库知识发现技术的研究，将推动中医药教育、临床和科研的迅速发展，在当前水准的基础上再向上迈进一个台阶。

通过长达 10 多年的中医药数据库的研究、开发实践，数据库技术不仅是中医实现现代化的重要的、必不可少的手段和方法，而且为了能使数据库最大限度地满足用户的需求，切实服务于中医的科研、临床和教学，还必须使之产业化、智能化。所谓产业化是说规模和运作模式，所谓智能化是说其功能和服务质量。新技术给人以耳目一新的感觉之外，往往也启迪人们无限的遐想，因此人们就又有了更新的追求。正是这样一个规律使中医研究进入了中医药数据库知识发现的领地，这是中医药数据库发展的必然趋势。

二、中医药数据库的作用和意义

信息时代这是一个以"信息爆炸""知识创新"为特征的时代，知识经济将成为社会经济的主流，应用综合信息技术对中医信息资源进行系统的、全面的整理和研究，是继承和发扬祖国医学遗产的一项基础工程，是振兴中医的重要举措，是历史赋予的责任，是造福子孙后代的事业。

中医药数据库的建立及其知识发现功能的实现，可以为中医的科学研究提供规律性的依据，通过虚拟现实技术不仅可以简化实验程序，而且在寻找传统中医和现代科学的结合点上起到积极而有效的作用。

中医药数据库的建立和发展，将历史性地逐步结束在中医文献整理和研究方面存在的大量的重复性劳动。无论是从哪个角度对中医药文献进行研究，都可以在同一个共享的数据环境下进行，避免基础性的重复劳动，使研究在较高的层次上进行，充分发挥研究者的智慧，使其个性得以张扬。

系统的信息整理不仅能为教学提供丰富的素材，而且在促进各学科的发展方面会做出积极的贡献。由于系统信息涉及中医药全方位的领域，因此有利于调动中医药各学科的积极性，改变中医各自孤立运作、学术空气沉闷的局面，通过项目的组织，以形成"众人拾柴"的局面，发挥团队开发的优势。

中医药数据库的建立会大大提高中医历史方药及传统理论的使用率，在实践中不断推陈出新；在发掘专家治疗经验、研究前人治法治则的规律等方面，为临床提供大量的信息，以开阔思路，提高临床疗效，为临床实践提供有力的信息支持。

第九章 知识发现和数据挖掘技术与方法

第一节 知识发现和数据挖掘

从数据库中发现知识（Knowledge – Discovery in Database，KDD）是 20 世纪 80 年代末开始的，KDD 一词是在 1989 年 8 月美国底特律市召开的第十一届国际联合人工智能学术会议上正式形成的。KDD 研究的问题有：①定性知识和定量知识的发现；②知识发现方法；③知识发现的应用等。1995 年在加拿大召开了第一届知识发现和数据挖掘（Data Mining，DM）国际学术会议。由于把数据库中的"数据"形象地比喻成矿床，"数据挖掘"一词很快流传开来。数据挖掘是知识发现中的核心工作，主要研究发现知识的各种方法和技术。

一、知识发现和数据挖掘的定义

知识发现（KDD）被认为是从数据中发现有用知识的整个过程。数据挖掘被认为是 KDD 过程中的一个特定步骤，它是用专门算法从数据中抽取模式。

KDD 定义如下：KDD 是从数据集中识别出有效的、新颖的、潜在有用的以及最终可理解的模式的高级处理过程。

其中，数据集：数据库记录的集合 F；模式：用语言 L 表示的 F 中部分记录的表达式 E，它所描述的数据集是集合 F 的一个子集 FE，我们称表达式 E 为模式；有效、新颖、潜在有用、可理解：表示发现的模式应该是新的，将来有实用价值，能被用户所理解。

KDD 过程如图 9 – 1 所示。

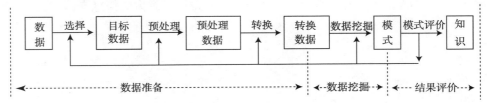

图 9 – 1 KDD 过程图

KDD 过程可以概括为三部分：数据准备（Data Preparation）、数据挖掘（Data Mining）及结果的解释和评估（Interpretation and Evaluation）。

（一）数据准备

数据准备又可分为三个子步骤：数据选取（Data Selection）、数据预处理（Data Preprocessing）和数据变换（Data Transformation）。

数据选取的目的是确定发现任务的操作对象，即目标数据（Target Data），是根据用户的需要从原始数据库中抽取的一组数据。数据预处理一般包括消除噪声、推导计算缺损值数据、消除重复记录、完成数据类型转换（如把连续值型数据转换为离散型数据，以便于符号归纳；或是把离散型数据转换为连续值型数据，以便于神经网络计算）等。数据变换的主要目的是削减数据维数或降维（Dimension Reduction），即从初始特征中找出真正有用的特征以减少数据挖掘时要考虑的特征或变量个数。

（二）数据挖掘

数据挖掘阶段首先要确定挖掘的任务或目的，如数据分类、聚类、关联规则发现或序列模式发现等。确定了挖掘任务后，就要决定使用什么样的挖掘算法。选择实现算法有两个考虑因素：一是不同的数据有不同的特点，因此需要用与之相关的算法来挖掘；二是用户或实际运行系统的要求，有的用户可能希望获取描述型的（Descriptive）、容易理解的知识（采用规则表示的挖掘方法显然要好于神经网络之类的方法），而有的用户只是希望获取预测准确度尽可能高的预测型（Predictive）知识。选择了挖掘算法后，就可以实施数据挖掘操作，获取有用的模式。

（三）结果的解释和评估

数据挖掘阶段发现出来的模式，经过评估，可能存在冗余或无关的模式，这时需要将其剔除，也有可能模式不满足用户要求，这时则需要退回到发现过程前面的阶段，如重新选取数据、采用新的数据变换方法、设定新的参数值，甚至换一种挖掘算法等。另外，KDD 由于最终是面向用户的。因此可能要对发现的模式进行可视化，或者把结果转换为用户易懂方式，如把分类决策树转换为"if. . then. ."规则。

数据挖掘仅仅是整个过程中的一个步骤。数据挖掘质量的好坏有两个影响要素：一是所采用的数据挖掘技术的有效性，二是用于挖掘的数据的质量和数量（数据量的大小）。如果选择了错误的数据或不适当的属性，或对数据进行了不适当的转换，则挖掘的结果不会成功。

整个挖掘过程是一个不断反馈的过程。比如，用户在挖掘途中发现选择的数据不太满意，或使用的挖掘技术产生不了期望的结果。这时用户需要重复先前的过程，甚至从头开始。

可视化技术在数据挖掘的各个阶段都起着重要的作用。特别是在数据准备阶段，用户可能要使用散点图、直方图等统计可视化技术来显示有关数据，以期对数据有一

第九章　知识发现和数据挖掘技术与方法

123

个初步的了解，从而为更好地选取数据打下基础。在挖掘阶段，用户则要使用与领域问题有关的可视化工具。在表示结果阶段，则可能要用到可视化技术以使得发现的知识更易于理解。

二、数据挖掘的任务

数据挖掘的任务有六项：关联分析、时序模式、聚类、分类、偏差检测和预测。

（一）关联分析

关联分析是从数据库中发现知识的一类重要方法。若两个或多个数据项的取值之间重复出现且概率很高时，它就存在某种关联，可以建立起这些数据项的关联规则。例如，买面包的顾客有90%的人还买牛奶，这是一条关联规则。若商店中将面包和牛奶放在一起销售，将会提高它们的销量。

在大型数据库中，这种关联规则是很多的，需要进行筛选，一般用"支持度"和"可信度"两个阈值阈值来淘汰那些无用的关联规则。

"支持度"表示该规则所代表的事例（元组）占全部事例（元组）的百分比，如买面包又买牛奶的顾客占全部顾客的百分比。

"可信度"表示该规则所代表事例占满足前提条件事例的百分比，如买面包又买牛奶的顾客占买面包顾客中的90%，可信度为90%。

（二）时序模式

通过时间序列搜索出重复发生概率较高的模式。这里强调时间序列的影响。例如，在所有购买了激光打印机的人中，半年后80%的人再购买新硒鼓，20%的人用旧硒鼓装碳粉；在所有购买了彩色电视机的人中，有60%的人再购买VCD产品。

在时序模式中，需要找出在某个最小时间内出现比率一直高于某一最小百分比（阈值）的规则。这些规则会随着形式的变化做适当的调整。

时序模式中，一个有重要影响的方法是"相似时序"。用"相似时序"的方法，要按时间顺序查看时间事件数据库，从中找出另一个或多个相似的时序事件。

（三）聚类

数据库中的数据通常划分为一系列有意义的子集，即类。在同一类别中，个体之间的距离较小，而不同类别上的个体之间的距离偏大。聚类增强了人们对客观现实的认识，即通过聚类建立宏观概念。例如，鸡、鸭、鹅等部属于家禽。

聚类方法包括统计分析方法、机器学习方法和神经网络方法等。

在统计分析方法中聚类分析是基于距离的聚类，如欧氏距离、海明距离等。这种聚类方法是一种基于全局比较的聚类，它需要考察所有的个体才能决定类的划分。

在机器学习方法中聚类是无导师的学习。在这里距离是根据概念的描述来确定的，故聚类也称概念聚类，当聚类对象动态增加时，概念聚类则称为概念形成。

在神经网络方法中，自组织神经网络方法用于聚类。如 ART 模型、Kohonen 模型等，这是一种无监督学习方法。当给定距离阈值后，各样本校阈值进行聚类。

（四）分类

分类是数据挖掘中应用的最多的任务。分类是找出一个类别的概念描述，它代表了这类数据的整体信息，即该类的内涵描述，一般用规则或决策树模式表示。该模式能把数据库中的元组映射到给定类别中的某一个。

一个类的内涵描述分为特征描述和辨别性描述。特征描述是对类中对象的共同特征的描述。辨别性描述是对两个或多个类之间的区别的描述。特征描述允许不同类中具有共同特征，而辨别性描述要求不同类不能有相同特征，一般情况下辨别性描述用的更多。

分类是利用训练样本集（已知数据库元组和类别所组成的样本）通过有关算法而求得。目前分类方法的研究成果较多，判别方法的好坏，可从下述 3 个方面进行：① 预测准确度（对非样本数据的判别准确度）。②计算复杂度（方法实现时对时间和空间的复杂度）。③模式的简洁度（在同样效果的情况下，希望决策树小或规则少）。

在数据库中，往往存在噪声数据（错误数据）、缺损值和疏密不均匀等问题，他们对分类算法获取的知识将产生坏的影响。

（五）偏差检测

数据库中的数据存在着很多异常情况，从数据分析中发现这些异常情况也很重要，以引起人们对它更多的注意。偏差包括很多有用的知识，如分类中的反常实例；模式的例外；观察结果对模型预测的偏差；量值随时间的变化等。

偏差检测的基本方法是寻找观察结果与参照之间的差别。观察结果常常是某一个域值或多个域值的汇总。参照是给定模型的预测、外界提供的标准值（另一个观察的结果）。

（六）预测

预测是利用历史数据找出变化规律，建立模型，并用此模型来预测未来数据的种类、特征等。

典型的方法是回归分析，即利用大量的历史数据，以时间为变量建立线性或非线性回归方程。预测时，只要输入任意的时间值，通过回归方程就可求出该时间的状态。

近年来，新发展起来的神经网络方法，如 BP 模型，它实现了非线性样本的学习，能进行非线性函数的判别。

分类也能进行预测，但分类一般用于离散数值；回归预测则用于连续数值。神经网络方法预测既可用于连续数值，也可用于离散数值。

三、数据挖掘分类

数据挖掘涉及多个学科，主要包括数据库、统计学和机器学习三大主要技术。

数据库技术经过20世纪80年代的大发展，除关系数据库外，又陆续出现面向对象数据库、多媒体数据库、分布式数据库和Web数据库等。数据库的应用从一般查询到模糊查询和智能查询，数据库计算已趋向并行计算。从以上各类数据库中挖掘知识正在兴起并已得到迅速发展；统计学是一门古老学科，现已逐渐走向社会。它已成为社会调查、了解民意已成制定决策的重要手段；机器学习是人工智能的重要分支。它是在专家系统获取知识出现瓶颈后发展起来的。机器学习的大部分方法和技术已演变为数据挖掘方法和技术。

数据挖掘可根据数据库类型、数据挖掘对象、数据挖掘任务、数据挖掘方法与技术进行分类。

1. 根据数据库类型分类 数据挖掘主要是在关系数据库中挖掘知识。随着数据库类型的不断增加，逐步出现了不同数据库的数据挖掘。现有关系数据挖掘、模糊数据挖掘、历史数据挖掘和空间数据挖掘等不同类型。

2. 根据数据挖掘对象分类 数据挖掘除对数据库进行挖掘外，还有文本数据挖掘、多媒体数据挖掘和Web数据挖掘。由于对象不同，挖掘的方法相差很大，文本、多媒体、Web数据均是非结构化数据，挖掘的难度将很大。目前Web数据挖掘已逐步引起人们的关注。

3. 根据数据挖掘任务分类 数据挖掘的任务有关联分析、时序模式、聚类、分类、偏差检测和预测六项。按数据挖掘任务分类有关联规则挖掘、序列模式挖掘、聚类数据挖掘、分类数据挖掘、偏差分析挖掘和预测数据挖掘等类型。各类数据挖掘由于任务不同，将会采用不同的数据挖掘方法和技术。

4. 根据数据挖掘方法和技术分类 数据挖掘的方法和技术较多，主要有以下几类：

（1）归纳学习类：归纳学习类又分为基于信息论方法挖掘类和基于集合论方法挖掘类。基于信息论方法是在数据库中寻找信息量大的属性来建立属性的决策树。基于集合论方法是对数据库中各属性的元组集合之间关系来建立属性间的规则。各类中又包括多种方法，主要用于分类问题。

（2）仿生物技术类：仿生物技术类又分为神经网络方法类和遗传算法类。神经网络方法是在模拟人脑神经元而建立的MP数学模型和Hebb学习规则基础上，提出了一系列的算法模型，用于识别、预测、联想、优化和聚类等实际问题。遗传算法是模拟生物遗传过程，对选择、交叉及变异过程建立了数学算法。主要用于问题的优化和规则的生成。

（3）公式发现类：在科学实验与工程数据库中，用人工智能方法寻找和发现连续属性（变量）之间的关系，建立变量之间的公式，从而把大量的数据概括在分式中，该类中有多种数据挖掘方法。

（4）统计分析类：统计分析是一门独立学科，能对数据库中数据求出各种不同的统计信息和知识，所以也构成了数据挖掘中的一大类方法。

（5）模糊数学类：模糊数学是反映人们思维的一种方式。将模糊数学应用于数据挖掘的各项任务中，就形成了模糊数据挖掘类，如模糊聚类、模糊分类和模糊关联规则等。

（6）可视化技术类：可视化技术是一种图形显示技术。对数据的分布规律进行可视化显示或对数据挖掘过程进行可视化显示，会明显提高人们对数据挖掘的兴趣和挖掘效果。该技术已形成了可视化数据挖掘类的多种方法。

四、数据挖掘的对象

数据挖掘的对象主要是关系数据库，这是典型的结构化数据。随着技术的发展，数据挖掘对象逐步扩大到半结构化或非结构化数据，主要是文本数据、图像和视频数据、Web 数据等。

（一）关系数据库

目前建立的数据库都是关系数据库。数据挖掘方法也主要是研究数据库中属性之间的关系，挖掘出多个属性取值之间的规则。由于关系数据库的特点，促使了数据挖掘方法的改善。

1. 数据动态性　数据的动态变化是数据库的一个主要特点。由于数据的存取和修改，使数据的内容经常发生变化，这就要求数据挖掘方法能适应这种变化。渐增式数据挖掘方法就是针对数据变化，使挖掘的规则知识能满足变化后的数据库内容。

2. 数据不完整性　数据不完整性主要反映在数据库中记录的域值丢失或不存在（空值）。这种不完整数据给数据挖掘带来了困难。为此，必须对数据进行预处理，填补该数据域的可能值。

3. 数据噪声　由于数据录入等原因，造成错误的数据，即数据噪声。含噪声的数据挖掘会影响抽取模式的准确性，并增加了数据挖掘的困难度。在数据挖掘中要考虑噪声的影响，利用概率方法排除这些噪声。

4. 数据冗余性　这表现在同一信息在多处重复出现。函数依赖是一个通常的冗余形式。冗余信息可能造成错误的数据挖掘，至少有些挖掘的知识是用户不感兴趣的。为避免这种情况的发生，数据挖掘时，需要知道数据库中有哪些固有的依赖关系。

5. 数据稀疏性　数据稀疏性表现在实例空间中数据稀疏，数据稀疏会使数据挖掘丢失有用的模式。

6. 海量数据　数据库中的数据在不断增长，已出现很多海量数据库。数据挖掘方法需要逐步适应这种海量数据挖掘，如建立有效的索引机制和快速查询方法等。

（二）文本数据

文本是以文字串形式表示的数据文件。文本分析包括关键词或特征提取、相似检索、文本聚类和文本分类等。

1. 关键词或特征提取　一篇文本中，标题是该文本的高度概括。标题中的关键词是标题的核心内容。关键词的提取对于掌握该文本的内容至关重要。

文本中的特征如人名、地名、组织名等是某些文本中的重要信息，特征提取对掌握该文本的内容很重要。

2. 相似检索　对文本中关键词的相似检索是了解文本内容的一种重要方法。例如，"专家系统"与"人工智能"两个关键词是有一定联系的，研究专家系统的文本，一定属于人工智能的研究领域。

3. 文本聚类　对于文本标题中关键词（主题词）的相似匹配是对文本聚类的一种简单方法。定义关键词的相似度，将便于文本的简单聚类，类中文本满足关键词的相似度。类间文本的关键词超过相似度。

4. 文本分类　将文本分类到各文本类中，一般需要采用一个算法，这些算法包括分类器算法、近邻算法等，这需要按文本中的关键词或特征的相似度来区分。

（三）图像和视频数据

图像和视频数据是典型的多媒体数据。数据以点阵信息及帧形式存储，数据量很大。图像和视频的数据挖掘包括图像与视频特征提取、基于内容的相似检索、视频镜头的编辑与组织等。

1. 图像和视频特征提取　图像与视频特征有颜色、纹理和形状等。这些特征提取是用于基于内容的相似检索。海水是蓝色、海滩是黄色、房屋的形状及颜色等，都需要从大量图像和视频数据中提取。

2. 基于内容的相似检索　根据图像、视频特征的分布、比例等进行基于内容的相似检索，可以将图像和视频数据进行聚类以及分类，也能完成对新图像或视频的识别。如对遥感图像或视频的识别，森林火灾的发现与报警，河流水灾的预报等。

3. 视频镜头的编辑与组织　镜头代表一段连续动作（视频数据流）。典型的镜头编辑如足球赛的射门、某段新闻节目等，都需要在冗长的视频数据流中进行自动裁取。

经过编辑的镜头，按某种需要重新组织，将形成特定需求的新视频节目集锦，某个新闻事件的连续报道等。

（四）Web 数据

随着 Internet 的发展和普及，网站数目的迅速增长以及上网人数的剧烈增多，使网络数量呈指数增长，Web 数据挖掘已成为新课题。Web 数据挖掘具有如下特点。

1. 异构数据集成和挖掘　Web 上每一个站点是一个数据源，各数据源都是异构的，形成了一个巨大的异构环境。将这些站点的异构数据进行集成，给用户提供一个统一的视图，才能在 Web 上进行数据挖掘。

2. 半结构化数据模型抽取　Web 上的数据非常复杂，没有特定的模型描述。虽然每个站点的数据是结构化的，但各自的设计对整个网络而言是一个非完全结构化的数据，称为半结构化数据。对半结构化数据模型的查询和集成，需要寻找一种半结构化模型抽取技术来自动抽取各站点的数据。XML 是一种半结构化的数据模型，容易实现 Web 中的信息共享与交换。

五、数据挖掘的特点

数据挖掘的主要目的是从大量的数据源中采用和发展有关的理论、方法和工具来提取有用的和使人感兴趣的知识模式。数据挖掘是从实际的海量数据源中发现知识。因此数据的完整性、一致性和正确性难以保证，而数据挖掘算法的效率、有效性和扩充性非常关键。数据挖掘与传统的数据库查询区别表现在：前者是主动的、不生成严格的结果集和不同层次的挖掘，而后者则是被动的、只对字段进行严格的查询。归纳起来，数据挖掘有如下特点：

1. 处理的数据规模十分庞大。

2. 由于用户不能形成精确的查询要求，因此需要靠数据挖掘技术来寻找其可能感兴趣的东西。

3. 数据挖掘对数据的迅速变化做出快速响应，以提供决策支持信息。

4. 数据挖掘既要发现潜在规则，还要管理和维护规则，随着新数据的不断加入，规则需要随着新数据更新。

5. 数据挖掘中规则的发现基于统计规律，发现的规则不必适合于所有数据，而且当达到某一阈值时，便认为有此规则。

数据挖掘的目标是要从数据库发现隐藏在大量数据中的未知知识，这种知识发现实际又是人工智能所面临的难题之一。它作为一项新兴的高新技术，理论上或技术上面临着许多的难点和挑战，但这项技术有着相当大的发展前景，是国际前沿研究开发的新领域。20 世纪 90 年代中期，许多关于数据挖掘的文章都认为数据挖掘是一个"正在兴起的市场"，光使用这种技术的公司的数量，就令人吃惊。

第二节　数据挖掘的知识表示

数据挖掘各种方法获得的知识的表示形式主要有 6 种：规则、决策树、知识基（浓缩数据）、网络权值、公式和案例。

一、规则

规则知识由前提条件和结论两部分组成。前提条件由字段项（属性）取值的合取（与∧）和析取（或∨）组合而成，结论为决策字段项（属性）的取值或者类别组成。我们用一个简单例子进行说明，如两类人群的 9 个元组（记录）如表 9－1 所示。

表9-1　两类人群数据

	身高	头发	眼睛
第一类人	矮	金色	蓝色
	高	红色	蓝色
	高	金色	蓝色
	矮	金色	灰色
第二类人	高	金色	黑色
	矮	黑色	蓝色
	高	黑色	蓝色
	高	黑色	灰色
	矮	金色	黑色

利用数据挖掘方法，将能很快得到如下规则知识：

IF（发色＝金色∨红色）∧（眼睛＝蓝色∨灰色）THEN 第一类人

IF（发色＝黑色）∨（眼睛＝黑色）THEN 第二类人

即：凡是具有金色或红色的头发，并且同时具有蓝色或灰色眼睛的人属于第一类人，具有黑色头发或黑色眼睛的人属于第二类人。

二、决策树

数据挖掘信息论方法所获得的知识一般表示为决策树。如 ID3 方法的决策树是由信息量最大的字段（属性）作为根结点，它的各个取值为分支，对各个分支所划分的数据元组（记录）子集，重复建树过程，扩展决策树，最后得到相同类别的子集，以该类别作为叶结点。例如上例的人群数据库按 ID3 方法得到的决策树如图9-2 所示。

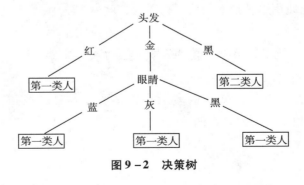

图9-2　决策树

三、知识基（浓缩数据）

数据挖掘方法能计算出数据库中字段项（属性）的重要程度，对于不重要的字段可以剔除，对数据库中的元组（记录）能按一定的原则合并。这样，通过数据挖掘的方法能大大压缩数据库元组和字段项，最后得到浓缩数据，称为知识基。它是原数据库的精华，很容易转换成规则知识。例如，上例的人群数据库，通过计算可以得出身高是不重要的字段，删除该项后，再合并相同数据元组，得到的浓缩数据如表 9 - 2 所示。

表 9 - 2　知识基（浓缩数据）

种类	头发	眼睛
第一类人	金色	蓝色
第一类人	红色	蓝色
第一类人	金色	灰色
第二类人	金色	黑色
第二类人	黑色	蓝色
第二类人	黑色	灰色

四、网络权值

神经网络方法经过对训练样本的学习后，所得到的知识是网络连接权值和结点的域值。一般表示为矩阵和向量。例如，异或问题的网络权值和域值分别如图 9 - 3 （a）、（b）所示。

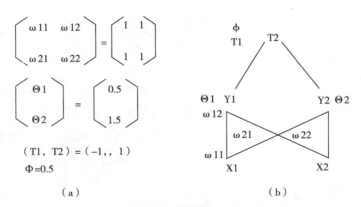

图 9 - 3　异或问题的网络权值和域值

五、公式

对于科学与工程数据库，一般存放的是大量实验数据（数值）。它们中蕴涵一定的规律性，通过公式发现算法，可以找出各种变量之间的相互关系，用公式表示。例如，太阳系行星运动数据中，包含行星运动周期（旋转一周所需要的时间，天），以及它与太阳的距离（围绕太阳旋转的椭圆轨道长半轴，百万公里），具体数据如表9－3所示。

表9－3　太阳系行星数据

项目	水星	金星	地球	火星	木星	土星
周期 P	88	225	365	687	4343.5	10767.5
距离 d	58	108	149	228	778	1430

通过物理定律发现系统 BACON 和我们研制发现的经验公式系统 FDD 均可以得到开普勒第三定律：d3/P2 = 25。

六、案例

案例是人们经历过的一个完整的事件。当人们要解决一个新问题的时候，总是先回顾以前自己处理过的类似事件（案例），利用以前案例中解决问题的方法或者处理的结果，作为参考，并进行适当的修改，以解决当前的新问题。利用这种思想建立起基于案例推理（Case Based Reasoning，CBR），CBR 的基础是案例库，在案例库中存放着大量成功的和失败的案例，CBR 利用相似检索技术，对新问题到案例库中搜索相似案例，再经过对旧案例的修改来解决新问题。可见案例是解决新问题的一种知识，案例知识一般表示为三元组，即问题描述：对求解的问题及周围世界或环境的所有特征的描述；解描述：对问题求解方案的描述；效果描述：描述解决方案后的结果情况，是失败还是成功。

第三节　数据挖掘的技术与方法

数据挖掘方法是由人工智能、机器学习的方法发展而来，结合传统的统计分析方法、模糊数学方法以及科学计算可视化技术，以数据库为研究对象，形成了数据挖掘方法和技术。可以分为归纳学习方法、仿生物技术、公式发现、统计分析方法、模糊数学方法和可视化技术六大类。

一、归纳学习方法

从采用的技术上看，分为信息论方法（也是常说的决策树方法）和集合论方法两大类。每类方法又包含多个具体方法。

（一）信息论方法（决策树方法）

信息论方法是利用信息论的原理建立决策树。由于该方法最后获得的知识表示形式是决策树，故一般文献中称它为决策树方法。该类方法的实用效果好，影响较大。信息论方法中较有特色的方法有 ID3 方法和 IBLE 方法。

1. ID3 方法　Quinlan 研制的 ID3 方法是利用信息论中互信息（信息增益）寻找数据库中具有最大信息量的字段，建立决策树的一个结点，再根据字段的不同取值建立树的分支，再由每个分支的数据子集重复建树的下层结点和分枝的过程，这样就建立了决策树。这种方法对愈大的数据库效果愈好。ID3 方法在国际上影响很大，ID3 方法以后又陆续开发了 ID4、ID5、C4.5 等。

2. IBLE 方法　所谓的 IBLE 方法，是利用信息论中信道容量，寻找数据库中信息量从大到小的多个字段的取值建立决策规则树的一个结点，根据该结点中指定字段取值的权值之和与两个阈值比较，建立左、中、右三个分支，在各分支子集中重复建树结点和分支的过程，这就建立了决策规则树。IBLE 方法比 ID3 方法在识别率上提高了十个百分点。

（二）集合论方法

集合论方法是开展较早的方法。近年来，由于粗糙理论的发展使集合论方法得到了迅速的发展。这类方法中包括粗糙集方法、关联规则挖掘、覆盖正例排斥反例方法（典型的方法是 AQ 系列方法）、概念树方法。

1. 粗糙集方法　在数据库中将行元素看成对象，列元素是属性（分为条件属性和决策属性）。等价关系 R 定义为不同对象在某个（或几个）属性上取值相同，这些满足等价关系的对象组成的集合称为该等价关系 R 的等价类。条件属性上的等价类 E 与决策属性上的等价类 Y 之间有 3 种情况；①下近似：Y 包含 E。②上近似：Y 和 E 的交为非空。③无关：Y 和 E 的交为空。对下近似建立确定性规则；对上近似建立不确定性规则（含可信度）；无关情况不存在规则。

2. 关联规则挖掘　关联规则挖掘是在交易事务数据库中，挖掘出不同项集的关联关系。关联规则挖掘是在事务数据库口中寻找那些不同项集（如 A 和 R 两个商品）同时出现的概率（即 P（A∪B）大于最小支持度，且在包含一个项集（如 A）的所在事务中，同时也包含另一个项集（如 B）的条件概率（即 P（B｜A）大于最小置信度时，则存在关联规则（即 A→B）。

3. 覆盖正例排斥反例方法　覆盖正例排斥反例方法是利用覆盖所有正例，排斥所有反例的思想来倒找规则。比较典型的有 Michalski 的 AQ11 方法，洪家荣改进的 AQ15 方法以及洪家荣的 AE5 方法。

AQ 系列的核心算法是在正例集中任选一个种子，它到反例集中逐个比较，对字段取值构成的选择在相容时则舍去，相斥则保留。按此思想循环所有正例种子，将得到正例集的规则

AE 系列方法是在扩张矩阵中寻找覆盖正例排斥反例的相同字段取值的公共路（规则）。

4. 概念树方法　数据库中记录的属性字段按归类方式进行合并。建立起来的层次结构概称念树。如"城市"概念树的最下层是具体市名或县名（如长沙、南京等），

它的直接上层是省名（湖南、江苏等），省名的直接上层是国家行政区（华南、华东等），再上层是国名。

利用概念树提升的方法可以大大浓缩数据库中的记录。对多个属性字段的概念树提升，将得到高度概括的知识基表，再将它转换成规则。

二、仿生物技术

典型的方法是神经网络方法和遗传算法。这两类方法已经形成了独立的研究体系。它们在数据挖掘中也发挥了巨大的作用，我们将它们归并为仿生物技术类。

（一）神经网络方法

神经网络方法模拟了人脑神经元结构，以 MP 模型和 Hebb 学习规则为基础，建立了三大类多种神经网络模型。

1. 前馈式网络　前馈式网络以感知机、BP 反向传播模型和函数型网络为代表，此类网络可用于预测、模式识别等方面。

2. 反馈式网络　反馈式网络以 Hopfield 的离散模型和连续模型为代表，分别用于联想记忆和优化计算。

3. 自组织网络　自组织网络以 ART 模型、Kohonen 模型为代表，用于聚类。

神经网络的知识体现在网络联结的权值上，是一个分布式矩阵结构。神经网络的学习体现在神经网络权值的逐步计算上（包括反复迭代或者是累加计算）。

（二）遗传算法

遗传算法是模拟生物进化过程的算法。它由以下三个基本算子组成。

1. 繁殖（选择）　繁殖是指从一个旧种群（父代）选择出生命力强的个体产生新种群（后代）的过程。

2. 交叉（重组）　交叉是指选择两个不同个体（染色体）的部分（基因）进行交换，形成新个体。

3. 变异（突变）　变异是指对某些个体的某些基因进行变异（1 变 0，0 变 1）。

遗传算法通过种群遗传产生优良的后代。这些后代需要满足适应值，经过若干代的遗传，将得到满足要求的后代（问题的解）。遗传算法已在优化计算和分类机器学习方面发挥了显著的效果。

三、公式发现

公式发现是通过在工程和科学数据库（由实验数据组成）中对若干数据项（变量）进行一定的数学运算，求得相应的数学公式。

（一）物理定律发现系统 BACON

BACON 发现系统完成了物理学中大量定律的重新发现。它的基本思想是对数据项进行初等数学运算（加、减、乘、除等）形成组合数据项，若它的值为常数项，就得到了组合数据项等于常数的公式，该系统有 5 个版本，分别为 BACON.1 到 BACON.5。

（二）经验公式发现系统 FDD

FDD 发现系统的基本思想是对两个数据项交替取初等函数后，与另一数据项的线性组合若为直线时，就找到了数据项（变量）的初等函数的线性组合公式。该系统所发现的公式比 BACON 系统发现的公式更宽些，该系统有三个版本，分别为 FDD.1 到 FDD.3。

四、统计分析方法

统计分析是通过对总体中的样本数据进行分析得出描述和推断该总体信息和知识的方法，这些信息和知识揭示了总体中的内部规律，它是一门独立学科，也作为数据挖掘的一大类方法。

1. 常用统计　常用统计是指在大量数据中求最大值、最小值、总和和平均值等。

2. 相关分析　相关分析是指研究现象之间是否存在某种依存关系，并对具体有依存关系的现象探讨其相关方向以及相关程度。

3. 回归分析　回归分析是指通过建立回归方程（线性或非线性）以表示变量间的数量关系，再利用回归方程进行预测。

4. 假设检验　假设检验是指在总体存在某些不确定情况时，为了推断总体的某些性质，提出关于总体的某些假设，对此假设利用置信区间来检验，即任何落在置信区间之外的假设判断为"拒绝"，任何落在置信区间之内的假设判断为"接受"。

5. 聚类分析　聚类分析是指将样品或变量进行聚类的方法。具体方法是把样品中每一个样品看成是 m 维空间的一个点，聚类是把"距离"较近的点归为同一类，而将"距离"较远的点归为不同的类。

6. 判别分析　判别分析是指建立一个或多个判别函数，并确定一个判别标准。对未知对象利用判别函数将它划归某一个类别。

五、模糊数学方法

模糊件是客观的存在，当系统的复杂性愈高，其精确化能力就愈低，这就意味着模糊性愈强，这是 zadeh 总结出的互克性原理。利用模糊集合理论进行数据挖掘的方法有模糊模式识别、模糊聚类、模糊分类和模糊关联规则等。

六、可视化技术

可视化技术是一种图形显示技术。例如，把数据库中多维数据变成多种图形，这对于揭示数据中内在本质以及分布规律起到很大的作用。对数据挖掘过程可视化，并进行人机交互可提高数据挖掘的效果。

D. A. Keim 将数据挖掘可视化定义为：数据挖掘可视化是指寻找和分析数据库，以找到潜在的有用信息的过程。可视化方法具体如下：

1. 提取几何图元　提取几何图元是可视化系统的主要部分，由不同类型的数据（点、线）构造成表面或体素模型。它是构造、仿真、分析数据分布模型的有效手段。

2. 绘制　绘制是利用计算机图形学中的成果，进行图像生成、消隐、光照效应及绘制的部件。

3. 显示和速效　为了取得显示效果，显示和演放将提供图片组合、标准文件、着色、旋转、放大和存储等功能。

可视化绘制（Render）方法就是把隐藏于大容量计算数据集中的物理信息转化为有组织结构表示的视觉信号集合，如空间几何形状、颜色和亮度等。目前常用的可视化绘制方法有几何法、彩色法、多媒体法和光学法。

第十章　数据挖掘在证候信息学研究中的应用

第一节　中医证候信息学数据挖掘的目标和任务

中医证候信息学的数据挖掘是从大量的、不完全的、有噪声的、模糊的、随机的数据中提取隐含在其中的、人们事先不知道但又是潜在有用的证候信息和知识的过程。其目标不仅是面向特定数据库的简单检索查询调用，而是对与证候相关的数据进行统计、分析、综合和推理，以指导辨证论治等实际问题的求解，发现影响证候发生发展的复杂因素及转化规律，甚至利用已有的数据对未来的活动进行预测。当然，所有发现的证候知识都是相对的，是有特定前提和约束条件、面向特定领域的，同时还要能够易于被用户理解。

数据挖掘并不只是一种技术或是一套软件，而是一种结合数种专业技术的应用。数据挖掘在中医证候领域的应用是基于证候信息学基础之上的，证候信息涵盖了医学活动中产生的文字、图像、声音以及电磁波、光波、压力、温度等多媒体物理数据，这些数据在计算机和数据库技术的支持下，已成为中医学技术领域实施科学管理和科学研究的重要资源。数据仓库和数据挖掘技术的出现，为医务及其管理人员、科研工作者分析、利用这些数据资源进行科学管理、决策和开展大规模、高水平医学研究提供了有利的技术工具。

证候数据挖掘是计算机技术、人工智能、统计学等与中医学相结合的产物，也是提高医疗服务质量和医院管理水平的需要，应用前景广阔。证候数据挖掘是面向整个医学数据库或医学信息集合提供知识和决策，亦是医疗决策支持系统的重要组成部分。随着证候理论研究的深入和进一步的实践摸索，证候数据挖掘必将在疾病的诊断和治疗、中医学科研与教学以及医院的管理等方面发挥巨大的作用。

第二节　从文本资料中挖掘证候信息

　　文本知识发现（Knowledge – Discovery in Texts，KDT）是从文本集中发现和挖掘归纳性的知识如有用的模式、模型、趋势、规则等知识的计算机过程，此即文本挖掘技术（Text Mining），是人工智能、机器学习、自然语言处理、数据挖掘及相关自动文本处理（如信息抽取、信息检索、文本分类，等）的理论和技术相结合的产物。

　　对证候文本数据挖掘是促进中医证候信息结构化的途径之一。目前的中医证候信息以文字描述的定性内容占很大比例，这在一定程度上造成中医证候信息的不确定和不完全，当使用计算机技术为主要工具进行中医证候信息的量化就显得相当困难。因此，对中医证候理论和实践进行结构化解析是中医证候信息化研究的重要内容，其中的某些内容可以通过对文本的数据挖掘来实现。文本挖掘技术就是针对自然语言文本的一种计算机自动处理方法，它不追求彻底解决和实现计算机自然语言处理，而定位在采用机器学习的方法实现限定应用目标的知识抽取和挖掘。根据当前最新生物医学文献知识发现的相关研究成果和主要内容，针对中医信息特点，可以设计以证候分子生物学模型为主要目标的中医药文献文本挖掘的思路和挖掘平台的体系结构。

　　证候是中医诊断的核心概念和理论精髓，具有整体性、抽象性、时间性和相对稳定性的特点，是人体功能状态以及主体对客体功能状态的描述，具有本体论层次上的"证候"与认识论层次上的"证候"的区别。前者是人体固有的，不以主体的意志为转移的；后者则是由主体对人体功能状态所描述。由于二者的联系与区别，就构成了证候信息系统的高度复杂性与信息采集和处理手段、工具不能满足需求间矛盾。认识层次上信息的主观性、个体性和多样性反映了人体整体信息系统的复杂性，其反映的是不同角度、侧面和一定个体兴趣性的本体论层次信息，同时也不免存在诸多偏见和不足。以证候为核心的疾病认识观使得相应的治疗手段停留在宏观、整体和模糊的定性层次上，不能有效的利用现有的高科技（如计算机技术和数字化技术）和生物学最新成果（如基因工程等），从而难以实现理论和临床诊断的突破。

　　采用机器学习、文本挖掘和网络信息技术，从中医药文献和现代生物医学文献中发现、寻找中医证候的基因（产物）、蛋白质关系知识，并形成证候的分子生物学模型是有效的多学科研究途径。现代生物学已经进行了大量的疾病、药物与分子生物学元素之间的关系的科学研究，但这些研究仍处在离散的多点研究阶段，并没有形成系统的模型和新的学科分支或领域。其发展趋势是从当前活跃的分子生物医学研究领域将从多点局部凌乱的分散式研究走向系统模型研究的阶段。由于基因的复杂性，以静态和局部还原为主要方法的现代科学在理清功能基因的结构与相关功能方面缺乏思路，在基因表达方面缺乏整体性调节手段。因此还需要在整体与局部、宏观与微观、最基本与最复杂的两个层面同时努力。中医学有望在宏观方面发挥其特色和优势。生命系

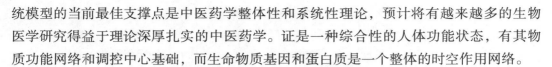

统模型的当前最佳支撑点是中医药学整体性和系统性理论，预计将有越来越多的生物医学研究得益于理论深厚扎实的中医药学。证是一种综合性的人体功能状态，有其物质功能网络和调控中心基础，而生命物质基因和蛋白质是一个整体的时空作用网络。

中医证候分子生物学模型知识发现是当前的主要研究目标。通过挖掘（基因表达的产物，如 RNA 和蛋白质）知识文本研究中医证候分子生物学基于两个基本认识：其一，证候是中医理论精髓和核心概念，采用实验室研究的方式需要大量的人力和财力，且当前尚无规范的公认的大规模证候微观研究方式，而基于文本挖掘的研究能充分利用和综合中医学证候整体性研究和现代生命科学的研究成果，这些研究成果已经以文献或文本型数据库存在，如中国中医研究院信息所的文献库已经达到 50 多万条记录，并具有多个文本型数据库如方剂库、中药库、疾病大全库等，2001 年 Medline 具备 1200 万条文献记录。由于中医学与现代生命科学研究是不同方法论指导下的学科，其文献内容和知识具有典型的互补性，因此通过计算机手段有望发现诸多创新知识。其二，由于证候的整体时空功能特性，从证候出发研究基因/蛋白质的功能作用网络，能很好地利用中医学的整体性概念对现代生命科学的基础物质进行整体、系统层次的研究，从而为从根本上以整体论和系统论研究现代生命科学问题提供新的思路。

周雪忠等基于中医药文献发现病证相关知识，并从在线 Medline 中发现疾病与基因/基因产物的知识。结合两种关系知识作进一步关联推理，实现证候分子生物学模型知识的发现。采集和抽取的数据如表 10 - 1 所示。证候名称是从中医证候标准表中筛选的 790 个证候名称，去掉了期、度、型类别的名称（如"初［一］期"、"一度"等）。5061 个证病关系中涉及 110 个证候名称，634 个疾病名称，13277 个疾病基因关系记录中的基因名称有 2958 个。

从 1959 年上海医科大学藏象研究组从肾阳虚入手，开始对肾虚、肾本质进行研究以来，广大学者应用多种现代的研究技术手段，从功能到形态、从宏观到微观、从组织细胞水平到分子水平对肾阳虚证进行了更加广泛而深入的研究。沈自尹教授对"肾阳虚"的本质进行了系统研究；钟历勇等的研究表明，经典温补肾阳方右归饮能有效改善肾阳虚大鼠促肾上腺皮质激素释放激素（CRF）的表达，从而改善其阳虚状态。研究者从文献中挖掘的与肾阳虚证可能相关的前 50 个基因名称，见表 10 - 2。其中相关度的计算根据一个简单假设，同一证候的相关基因更有可能存在生物学意义上的相互关系，若一个基因普遍地与一个证候相关的疾病有关，则该基因与证候的相关度给予高的分值。其证候信息学的研究结果表明，肾阳虚证与神经、免疫、内分泌以及其他各脏器或组织的功能性疾病基因相关。由于文献数据的复杂性，挖掘的结果不可避免地存在许多噪音甚至错误，其证候信息学的研究结果目前只能提供一种科学研究的辅助手段和参考意义，为进一步实验研究提供可能的假设目标。后续的研究工作将集中到通过文献知识发现挖掘证候相关基因和蛋白质之间的作用关系，从而试图寻找证候概念的微观物质映射，并从传统科学的角度为系统生物学研究提供思路。证候作为机体水平的人体功能状态反映,与微观生命基础物质之间有着客观关联,但其关系不是静态的,而是具有时空性。在时间和空间特性的基础上,基因、蛋白质以网络和模板的形式对细胞的功能和周期状态起作用,从而在整个机体上以证候态表现出来。所以从分子水平研究证候机理的过程中,应该保持系统性、网络性、模板性和动态时空性的认识,疾病和证候的基础物质机理中存在关键基因、蛋白质,但其是通过复杂的动态网络系统起作用的,因此在进行证候分子机理研究时应该从找基因/基因产物转移到找基因/基因产物功能网络的目标上来。各种信号传导通路、蛋白质相互作用的研究将为此做好准备。

表 10 – 1　数据的采集与抽取

数据名称	记录数目	收集方法
TCM 文献	187253	筛选中国中医科学院信息所文献库中 1984 – 2003 所有包含文摘的文献记录
MEDLINE 疾病相关	2699293	开发利用 PUBMED API 的 Perl 程序,使用疾病大全中的 3449 个西医疾病英文名称自动检索 PUBMED 并存储到本地数据库
MEDLINE 基因相关	4168098	Perl 程序采用关键字"Human AND genetics"自动检索 PUBMED 并存储到本地数据库
MEDLINE 蛋白质相关	1479630	Perl 程序采用关键字"Human AND Protein"自动检索 PUBMED 并存储到本地数据库
人类基因名称	17888	http://www.gene.ucl.ac.uk/nomenclature/手工下载
人类蛋白质名称	162866	Per 程序从 http://www.ncbi.nlm.nih.gov/自动检索,并存储到本地数据库,去除了其中未命名的蛋白质名称
证病关系	5061	从 TCM 文献题名、文摘和主题词字段中自动抽取
疾病基因关系	13277	从本地数据库中的 MEDLINE 疾病和基因相关数据中自动抽取
证候基因关系	104931	结合证病关系和疾病基因关系数据,采取一定评价方法自动发现

表 10 – 2　肾阳虚证的可能相关基因

记录 ID	证候代码	基因名称	相关度
27331	279	ACE	0.1332881
27154	279	C3	$7.628246E – 02$
27135	279	TNF	$6.891497 E – 02$
27362	279	PTH	$3.293297 E – 02$
27388	279	HD	$3.028417 E – 02$

记录 ID	证候代码	基因名称	相关度
27159	279	CD4	2.448021 E－02
27390	279	GPI	2.104048 E－02
27168	279	CRP	1.996932 E－02
27207	279	CD34	1.561832 E－02
27458	279	CD59	1.465131 E－02
27195	279	TG	1.446633 E－02
27561	279	MTHFR	1.254447 E－02
27138	279	VEGF	1.217829 E－02
27190	279	AR	1.118518 E－02
27796	279	NPHS1	1.037718 E－02
27403	279	SHBG	8.111285 E－02
27184	279	VIP	7.843457 E－03
27215	279	MB	6.963145 E－03
27709	279	INS	6.684192 E－03
27742	279	WT1	6.294598 E－03
27550	279	VDR	5.740525 E－03
27863	279	BRCA1	5.689009 E－03
27297	279	SDS	5.598983 E－03
27378	279	PRL	5.389839 E－03
17466	279	CAD	4.881236 E－03
27459	279	MMC	4.860587 E－03
27799	279	NPHS2	4.825644 E－03
27308	279	EPO	4.755949 E－03
27397	279	RP	4.594127 E－03
27725	279	AGT	4.317077 E－03
27481	279	AVP	4.299452 E－03
27132	279	CD68	4.185646 E－03
27335	279	HR	3.559553 E－03
27250	279	TPO	3.505067 E－03
27169	279	SC	3.489717 E－03
27229	279	DBP	3.444923 E－03

记录 ID	证候代码	基因名称	相关度
27142	279	MCP	3.262178 E－03
27200	279	PC	3.252984 E－03
27140	279	AS	3.001565 E－03
27435	279	VWF	2.807676 E－03
27212	279	CRH	2.777613 E－03
28756	279	FANCC	2.661885 E－03
28757	279	FANCA	2.623915 E－03
27600	279	SSB	2.413664 E－03
27728	279	CGN	2.376262 E－03
27862	279	BRCA2	2.8075 E－03
27156	279	GC	2.170744 E－03
27305	279	APC	2.052827 E－03
27797	279	CD2AP	1.851349 E－03
27151	279	MPO	1.741691 E－03

第三节　从临床病案资料中挖掘证候信息

　　中医药研究是建立在已取得临床普遍实践经验的基础上的，首先从临床研究入手，运用现代科学方法观察病例，掌握辨证规律，肯定疗效，总结经验，然后再做实验研究，阐明原理、机制，进一步指导临床实践。辨证论治是中医学的一大特色，历来被认为是中医学的精华，在中医药学的理论体系和医疗实践中具有举足轻重的地位。在临床诊疗中，证候是立法遣方用药的依据。法随证立，方依法制。证候信息学认为，证候是一个非线性的"内实外虚""动态时空"和"多维界面"的复杂巨系统，包括空间的"证"和时间的"候"两个方面。

　　进入21世纪，信息技术在中医药学领域得到迅速应用，探索应用数据挖掘技术处理临床个体化诊疗资料，证实理论性知识，发掘新知识，是证候信息学的重要研究方法。目前，常采用关联规则分析法和频数统计法进行证候信息学的研究。我们总结张大钊教授治疗慢性肝病的辨证论治规律为例说明如何从临床病案资料获取证候信息。

一、对慢性肝病的辨证论治临床疗效分析

　　张大钊教授认为，常见的慢性肝病包括慢性病毒性肝炎（其中绝大多数为慢性乙型肝炎）、肝炎后肝硬化、肝癌等，均为临床常见多发病。我国是乙型肝炎病毒

（HBV）感染大国，而 HBV 感染是我国肝癌高发病率的重要原因。

慢性肝病的治疗仍是一个未解决的临床难题，进入晚期肝硬化很难逆转，并发肝癌更难治疗。为总结张大钊教授采用中医药治疗慢性肝病的辨证论治规律，采用关联规则分析法和频数统计法自编分析软件，对张大钊教授较完整治疗慢性肝病的病案资料进行证候信息学分析。

张大钊教授在香港中医门诊病案记录，1991～2003 年，总病例数 460 人，其中男性 331 例，占 71.69%；女性 129 例，占 28.04%。年龄段分布情况：未成年人（18 岁及以下）3 例，占 0.65%；成年人（19～44）83 例，占 18.04%；中年人（45～64 岁）278 例，占 60.43%；老年人（65～79 岁）91 例，占 19.78%；老老年人（80 岁及以上）5 例，占 1.87%。总诊治次数，2050 人次。所有观察的临床病例均经西医确诊，采用中医中药治疗时，基本不用西药。其中资料比较完整的慢性乙型肝炎 65 例，肝炎后肝硬化 60 例，肝癌 61 例（原发性肝癌 53 例，继发性肝癌 8 例），共计 186 例。

1. 65 例慢性乙型肝炎临床疗效分析　慢性乙型肝炎是临床常见多发病，我国现有慢性乙型肝炎病人超过 3000 万，每年因肝病死亡人数约 30 万，对人民健康和国家经济危害严重。慢性乙型肝炎病情复杂，病程迁延难愈，并呈肝炎→肝硬化→肝癌的病理发展趋势。慢性乙型肝炎的发病机理主要是免疫损伤，是受染机体内乙肝病毒（HBV）复制和免疫的平衡被破坏。感染 HBV 的结局取决于机体免疫反应调节、病毒变异和病毒复制，因此慢性乙型肝炎的抗病毒治疗和免疫调节治疗是两个中心环节。HBV 欲在受染机体内长期持续存在，必须首先逃避免疫系统的监视。乙肝病毒可采取两种方式逃脱机体免疫系统的作用，即主动干扰或抑制病毒特异性免疫应答和通过产生变异被动逃避免疫清除。目前对慢性乙肝患者体内特异性免疫应答低下的原因，比较普遍的看法是产生免疫耐受，即 HBV 抗原特异性克隆无反应性（anergy）。但乙型肝炎慢性化机制，包括"肝外库"假说，"免疫抑制"假说，"变异－免疫逃避"假说等，几乎无一能回答克隆无反应性的原因。但不管其中的原因多么复杂，有一点是肯定的，即对于慢性乙肝患者来说，既然"免疫耐受""免疫抑制""免疫逃避"的病理机制在慢性乙肝患者体内客观存在，且目前尚无有效方法加以改善，再加上肝脏又为免疫特权器官，易于逃避免疫应答，乙肝病毒以"免疫优势部位"（包括肠系膜淋巴结、脾、肾、胰、脑和某些内分泌组织，如睾丸、卵巢、肾上腺等）为发源地，不断复制并逃脱机体免疫清除，释放出的病毒颗粒随血流不断感染肝细胞，如激发机体免疫记忆功能，则造成肝损伤，因而单靠机体的免疫功能完全彻底地清除慢性乙肝患者体内的乙肝病毒目前尚不现实。依靠外源的抑制 HBV 复制的药物以帮助机体清除体内的 HBV，有利于慢性乙肝患者免疫功能的恢复。但遗憾的是，目前抑制乙肝病毒复制疗效肯定的药物非常有限，长期以来治疗主要采用干扰素，约 30% 的病例 HBV－DNA 转阴，长期应用会产生"耐药"现象，停药后 HBV 复制大多复发，甚或加重。近年来核酸类似物抗乙型肝炎病毒药物迅速发展，如拉米夫定（Lamivudine）等，用药后肝内及血清内病毒复制水平迅速下降，但也有一个较长时期的 HBV 复制的持续隐袭相，长期应用亦会产生"耐药"现象，停药后病毒复制迅即反跳，部分患者病情加重（"停药后肝炎"）。近年来还发现，乙型肝炎自然康复或抗病毒治疗后康复，均可较长期在体内有低水平 HBV－DNA 复制，不一定伴基因变异，病情不断进展，可以发展成为肝硬化或肝癌，称之为 HBV 低复制状态。

中医药在辨证论治慢性乙型肝炎方面具有一定经验和优势，临床报道很多，但由于辨证无严格的标准，用药繁杂无一定规范，特别在内地的医师多采用中西医结合治疗，多种中西药夹杂运用，无法客观评价中医药的疗效，造成了临床治疗效果可重复性差，难以得到广泛的认同、推广和普及。张大钊教授身处香港地区行医，按香港现行法律，中医不能采用西医西药治疗，客观上要求只能采用"纯中医"治疗。更重要的是，张大钊教授根据自己多年的临床经验体会到：HBV 的清除最根本的是要靠机体自身免疫功能的健全，目前所有的抗病毒西药均不能直接、完全和长久地从机体清除 HBV，而采用中医药治疗则可从多层面、多方位、多途径、多靶点发挥综合治疗效应，通过激发和调节免疫功能，直接和间接地抑制或清除 HBV，改善病理损害（抗肝损伤、抗炎、抗肝纤维化等），延缓病程进展，促进机体康复。因此，张大钊教授坚持用中医中药治疗慢性乙型肝炎，取得了良好的疗效。该临床疗效分析标准根据中华全国中医学会内科肝病专业委员会 1991 年天津会议制订的《病毒性肝炎中医疗效判定标准》：①临床基本治愈：该证候的主次证消失；肝脾大稳定无变化或回缩，肝区无压痛及叩痛；肝功能检查恢复正常；乙型肝炎病人则要求病毒复制指标阴转而 HBsAg 仍可阳性；以上各项保持稳定 6～12 个月者。②显效：该证候的主次证消失占半数以上或好转占 2/3 以上；肝脾大稳定无变化或回缩，肝区无压痛及叩痛；肝功能检查恢复正常或轻微异常；乙型肝炎病人则要求病毒复制指标有一项阴转而 HBsAg 仍可阳性。③好转：该证候的主次证消失占 1/3，或好转占半数以上；肝脾大稳定无变化或回缩，肝区无压痛及叩痛；肝功能检查较原检查值下降 1 半以上；乙型肝炎病人则要求病毒复制指标有所下降而 HBsAg 仍可阳性。④无效：未达到上述指标。

65 例病案疗效分析结果显示：好转 21 例，占 32.31%；显效 23 例，占 35.38%；临床基本治愈 16 例，占 24.62%；无效 5 例，占 7.69%。总有效率为 92.31%。

2. 60 例肝炎后肝硬化临床疗效分析 本病属中医"鼓胀""单腹胀"等病范畴，尽管属"难治"或"不治"，但古代医家也提出了不少治法与经验。如金元以前多主张用攻法；金元以后多主张用健脾益气、脾肾两补等补法或攻补兼施法。新中国成立后尤其在 20 世纪 50 年代后期至 60 年代，天津、北京、上海等地试用攻法，药用甘遂、大戟、巴豆等逐水药以消退腹水，约有 50% 的病人有效。但逐水药不良反应较大，常有纳差、恶心、呕吐、腹痛等，甚至诱发电解质紊乱、上消化道出血、肝昏迷等，不易被患者接受，亦难推广，现较少应用。自 20 世纪 60 年代中期至今，各地多采用中医辨证论治加西药利尿剂等中西医结合治疗方法，提高了疗效，腹水消退率达 80% 左右。

有报道，单用西医对症支持治疗，总有效率达56.10%；中西医结合治疗总有效率达87.60%。但近期疗效尚可，远期疗效仍不理想。从临床上看，本病非仅为脾虚湿盛、脾肾阳虚两证，且肝肾阴虚、气阴两虚、阴阳两虚等证亦很常见。早期腹水病程较短的偏实证者，如气滞水湿型、湿热蕴结型，用理气渗利法、清利湿热法虽可使腹水暂时消退，但久用不但疗效逐渐降低，而且可耗伤阴耗。此终成阴虚之本，加上绝大多数病例均可见不同程度的面色晦暗，舌边瘀点、瘀线或瘀斑，舌下脉络粗大曲张，或见肝掌、蜘蛛痣、脾大等瘀血表现，此为血瘀之标实。

肝硬化的病理特征主要为肝实质变性、坏死，再生肝结节与广泛肝纤维化，假小叶形成，致使肝脏结构破坏，肝内血循环障碍，肝功能低下。出现腹水系肝硬化失代偿期的发展结果，在血浆白蛋白低下，门脉高压，肝淋巴液漏出增多，醛固酮分泌增多，肾血流量改变等多种因素参与下，致使水、钠潴留而出现腹水或兼胸水与下肢水肿。

资料比较完整的61例病例符合全国统一施行的诊断标准：

（1）初起脘腹作胀，腹膨大，食后尤甚，叩之呈鼓音或移动性浊音阳性。

（2）继则腹部胀满高于胸部，重者腹壁青筋暴露，脐孔凸出。

（3）伴见乏力、纳呆、尿少、浮肿、出血倾向等。

（4）血浆白蛋白降低，球蛋白增高，白蛋白/球蛋白比值降低或倒置。

（5）腹部B超或CT检查，腹腔内有数量不等的积液，肝脏缩小，脾脏增大，门脉增宽。X线食道钡餐及胃镜检查示：食管、胃底静脉曲张。腹水检查符合漏出液。

（6）排除腹腔内肿瘤、缩窄性心包炎及结核性腹膜炎等。疗效标准参照1993年中国中医药学会肝病专业委员会大连会议制定的《肝硬化的中医疗效标准》。显效：腹水及浮肿完全消退，主要症状基本消除，食欲及一般状况好，平脐腹围缩小8cm以上，体检移动性浊音阴性，B超无液性暗区，脾脏缩小。好转：腹水及浮肿大部分消退，主要症状减轻，食欲及一般状况改善，平脐腹围缩小3cm以上，体检轻度移动性浊音，B超提示少量腹水，脾脏缩小或不变；包括病情好转到一定程度未再改善，但未反复者。无效：腹水不减或增多，症状加重，病情逐渐恶化。死亡：治疗无效，出现各种并发症而死亡。

60例临床病案分析结果显示：显效14例，占23.33%；好转32例，占53.33%；无效14例，占23.33%；无死亡病例。总有效率为76.66%。

3. 61例肝癌临床疗效分析　　肝癌高发于非洲东南部和东南亚各国，我国的发病率约为欧洲、美洲的5～10倍，每年约有14万人死于此病，是迄今全部肿瘤中治疗效果较差者，预后不佳，中位生存期为3～6个月，20世纪60年代以前的5年生存率近乎零，至80年代以后提高到5%左右。近百年来，西医学对于肝癌的治疗着重于减瘤或追求无瘤的状态，以手术切除的疗效较确实，而肝癌根治性切除的5年复发率高达61.5%，这与肝癌的生物学特征呈恶性度高、侵袭性高、多中心发生有关，肝癌减瘤或灭瘤后的复发、转移已成为研究的重点。

我国是乙型肝炎病毒（HBV）感染大国，而 HBV 感染是我国肝癌高发病率的重要原因。世界卫生组织肝癌预防会议指出：HBV 与肝癌有密切的、特定的因果关系，两者相关率高达 80%，因此认为 HBV 是仅次于烟草的第二种已知的人类致癌物。就全球而言，HBV 可能是 75~90% 肝癌的病因。所有 HbsAg 携带者，如果生存时间足够长，不是因其他原因死亡的话，最终将发生肝细胞癌（HCC）。世界卫生组织病毒性肝炎技术咨询组第三次会议指出：40% 以上的持续感染者成年后因乙型肝炎的后果（肝硬化或 HCC）而死亡。现有资料表明，肝癌的主要病因可能是肝炎病毒，HCV 是发达国家的主要病因，HBV 是发展中国家的主要病因。据估计，全世界 HBV 携带者约 3 亿人。我国通过 70 万人抽样调查，HBV 感染率为 45%~60%，携带者为 7%~12%。Popper 汇总资料表明，男性 HBsAg 携带者中 75% 死于肝硬化或 HCC，而非携带者仅 10% 死于上述肝病。陆建华等对启东某乡 16 岁以上自然人群 14694 名进行了 HBsAg 携带状态与肝癌发生的 10 年前瞻性随访，其中 HBsAg 携带者 2560 人，观察 23826.8 人年肝癌发生率为 247.62/10 万；而非携带者 12314 名，共观察 114251.8 人年，肝癌发生率为 21.01/10 万，前者发生 HCC 的相对危险性为后者的 11.79 倍。

肝癌早期临床症状不明显，病灶又较为隐蔽，每每延误诊治，在开展甲胎蛋白（AFP）普查之前，很难发展亚临床肝癌，至确诊时多属中晚期患者，平均生存时间约为 4~6 个月。迄今为止，对肝癌治疗手段的选择面较窄，原发性肝癌绝大多数为肝细胞癌，全身化学药物和放射治疗欠敏感，不适当的疗法又常伴有无法接受的病死率，决定了肝癌首选手术治疗。但即使是最早期完全手术切除肿瘤的病人，在亚洲的报告术后 3 年复发率仍在 70%~100% 之间。

肝脏特有的解剖生理功能和肿瘤生物学特征增加了治疗的难度，影响疗效的提高。肝脏有肝动脉、肝静脉、门静脉三套血液供应系统，癌灶一旦形成则得益于丰富的血运而迅速增大和扩散，肝细胞癌 DNA 中异倍体常见而二倍体较少，二倍体肝癌见于小肝癌，异倍体肝癌则容易突破包膜致癌旁浸润、出现癌栓或肺转移等。

影响肝癌疗效的另一重要原因乃肝病背景下荷瘤后肝脏正常生理功能的损害。现代医学治疗肝癌的方法，包括手术、放射、化疗和介入性治疗等，皆在一定程度上损害肝功能才取得癌组织减少的疗效。肝脏为人体能量代谢和生化活动的中心，肝功能衰竭是肝癌致死的主要原因，消除癌瘤和保护肝功能成为一对相互制约的矛盾，癌瘤发展加重肝功能损害，肝功能不全又影响各种抗癌措施的实施。

客观、公正地评价治疗肝癌各种方法的临床效果，有利于开展科学研究，进一步提高疗效。长期以来，中西医对原发性肝癌的疗效评定一直沿用 WHO 实体瘤（可测量病变）的疗效评定标准，分完全缓解（CR），为可见肿瘤完全消失并维持 4 周以上；部分缓解（PR），肿瘤垂直径及横径乘积缩小 50% 以上并维持 4 周以上；进展（PD），肿瘤两径乘积增大 25% 以上或出现新病灶。以上标准对于 Ⅰ 期肝癌或少部分肝功能无明显损害的Ⅱ期肝癌，可以客观反映癌体变化情况，而对于占全部肝癌90%的中晚期（Ⅱ、Ⅲ期）肝癌（多数为接受中医药治疗者），则难以客观反映临床疗效。某些治疗措施可迅速缩小肿瘤达到CR或PR，但其严重毒副作用或肝功能损害可能危及病人生命。中医药治疗肝癌除了介入技术灌注中药和少数临床报道能缩小或消除癌块，大部分消瘤效果欠佳而难以达到CR或PR，但多数能缓解症状，改善生活质量，稳定瘤体，获得较长的生存时间。

重视病人治疗后的生活质量是近年来十分重要的发展趋向，也是观察疗效的一个重要指标。人们不再满足于仅将瘤体切除或缩小或降低癌细胞的百分数，但患者却变为残疾或功能严重丧失或卧床不起的痛苦生活。医生的任务不仅是将病人治好，消除肿瘤，延长生存期；而且要使病人活得愉快正常，提高生活质量。中医药在这方面积累了许多丰富经验，治疗病人强调整体和辨证论治以减轻病人的症状，虽然瘤体还存在，或瘤细胞百分数还未下降至正常，但病人病情稳定或无发展，带瘤生存多年的事实，说明生活质量有时比生活数量（即生存期或缓解期）更重要。目前，世界上尚无统一的有关生活质量的标准，中国医学科学院肿瘤医院参考国内外的有关资料，提出了12项评价生活质量的指标：精神、食欲、睡眠、疲乏、疼痛、家庭的理解与配合、同事的理解与配合、对癌症的认识、对治疗的态度、日常生活情况、治疗的副作用及面部表情等。

在实际工作中，肿瘤病理类型，临床期别完全相同的病人，有时用同一种治疗方法，但疗效却大不相同。造成这种状况的主要原因是病人的个体差异、健康状况及心理素质不同，说明临床上仅以肿瘤的大小为唯一的标准仍不足以客观有效地评价各种治疗方案的疗效。为了给病人健康状况以充分的重视，判断病人的生活质量，卡诺斯基于1948年首先提出了一套专门用于评价病人一般情况的标准，即卡氏行为状态评分法（肿瘤病人生活质量评分标准KPS）。依据病人的临床症状、体征、生活自理程度等，把病人的健康状况视为总分100分，10分为一个等级，得分越高，健康状况越好，反之则越差。其评分法为：100分为正常，无症状及体征；90分能进行正常活动，有轻微症状及体征；80分勉强可进行正常活动，有一些症状及体征；70分生活可自理，但不能维持正常生活或工作；60分有时需人扶助，但大多数时间可自理；50分常需人照料；40分生活不能自理，需特别照顾；30分生活严重不能自理；20分病重，需积极支持治疗；10分病危，临近死亡；0分死亡。

61例肝癌患者的生存期主要根据病历记载，没有进行长期随访，故其生存期为"至少生存期"，其主要统计结果为：所有肝癌患者至少生存6个月以上的32例，占52.46%；至少生存12个月以上的10例，占16.39%；至少生存24个月以上的6例，占9.84%。其中53例原发性肝癌至少生存6个月以上的28例，占52.83%；至少生存12个月以上的9例，占16.98%；至少生存24个月以上的6例，占11.32%。其中8例继发性肝癌至少生存6个月以上的4例，占50.00%。

61 例肝癌患者生存质量分析，86~90 分者 10 例，占 16.39%；85~81 分者 4 例，占 6.56%；80~76 分者 14 例，占 22.95%；75~71 分者 2 例，占 3.28%；70~66 分者 16 例，占 26.23%；65~61 分者 5 例，占 8.20%；60~56 分者 5 例，占 8.20%；55~50 分者 5 例，占 8.20%。综上 66 分以上者 46 例，占 75.41%，表明大多数经治疗的肝癌患者的生存质量得到显著提高。

二、慢性肝病的中医辨证规律分析

在慢性乙型肝炎病程进展中呈慢性肝炎 – 肝纤维化 – 肝硬化 – 肝癌的发展趋势，会出现多种证型转换。查阅近十年公开发表的涉及慢性乙型肝炎证型的论文及书籍，慢性乙型肝炎多采用如下证型进行辨证论治。

1. 脾虚气弱。

2. 脾肾两虚。

3. 脾虚湿困。

4. 肝脾不调。

5. 脾虚湿盛。

6. 湿邪困脾。

7. 湿热熏蒸。

8. 肝胃不和。

9. 脾虚血瘀。

10. 湿热兼表。

11. 热毒炽盛。

12. 肝胆瘀热。

13. 脾胃虚寒。

14. 寒湿阻遏。

15. 脾虚血亏。

16. 脾阳不足。

17. 寒湿内阻。

18. 脾胃虚弱。

19. 湿、热、瘀、毒、郁、结、湿热瘀毒证；正虚毒瘀证。

20. 湿阻脾胃。

21. 脾肾阳虚。

22. 肝气郁结。

23. 肝肾阴虚。

24. 肝胆湿热（湿重于热、热重于湿）。

25. 瘀血内结。

26. 肾阳不足。

27. 肝郁气滞。

28. 气血痰瘀交阻。

29. 湿热内蕴。

30. 湿热蕴结。

31. 湿热未尽。

32. 肝郁湿热。

33. 肝郁血瘀。

34. 肝血瘀阻。

35. 肝脾失和。

36. 肝阴亏损。

37. 肝阳不足。

38. 肝火上炎。

39. 寒滞肝脉。

40. 肝阴不足。

41. 气滞湿阻。

42. 瘀血停着。

43. 肝胆不宁。

44. 肝气犯胃。

45. 肝脾不和。

46. 气阴两虚。

47. 热郁血瘀。

48. 肝郁脾虚。

49. 气滞血瘀。

50. 肝脾两虚。

51. 肝脾血瘀。

52. 湿热气滞。

53. 热毒血瘀。

54. 寒湿困脾。

55. 热盛腑结。

56. 肝胆湿热。

57. 血瘀证。

58. 血瘀气滞。

59. 正虚气弱。

60. 瘀血阻络。

61. 湿热中阻。

62. 气血阴阳（气分证、血分证、阴虚证、阳虚证）。

63. 虚寒。

64. 阴、阳、气、血偏衰，湿、热、痰、郁、积。

65. 湿、毒、瘀、虚。

66. 毒、痰、瘀。

67. 湿热疫毒、脾气不足、瘀血阻滞互为因果。

68. 湿热疫毒。

69. 肝郁脾虚。

70. 脾肾阳虚。

71. 阴黄。

由上可见，慢性肝病的中医辨证比较混乱，没有统一的规范，为了规范慢性肝炎的中医辨证论治，各专业会议先后制定了证候辨证标准。

（1）肝郁气滞，湿热未尽，肝郁脾虚，肝肾阴虚，肝郁血瘀（1984 年南宁全国肝炎会议）。

（2）肝胆湿热，肝郁脾虚，肝肾阴虚，脾肾阳虚，瘀血阻络（1990 年 5 月上海第六次全国病毒性肝炎会议）。

（3）湿热中阻，肝郁脾虚，肝肾阴虚，脾肾阳虚，瘀血阻络（1991 年 12 月天津中国中医药学会内科肝病专业委员会）。

（4）肝气郁结证（含肝胃不和、肝脾不调）、脾虚湿盛证、湿热内蕴证、肝肾阴虚证、脾肾阳虚证及血瘀证六型，且各证可以相兼（1993 年中国中西医结合学会消化系统疾病专业委员会）。

上述慢性肝病的中医辨证规范把握了其主要辨证规律，有效指导了临床实践，但慢性肝病的病程长，影响因素多，其临床表现纷繁复杂，证型转换多端。上述证型规范未能完全揭示所有病理阶段的关键病机，其疗效也有待进一步提高。张大钊教授从临床实际出发，以中医理论为指导，融合现代研究成果，以提高临床疗效为目标，创造性的总结出阴虚血瘀是慢性肝炎、肝炎后肝硬化和肝癌的共同基本病机，治疗采用养阴活血并举，不但在中医辨证理论上有所创新，而且显著地提高了临床疗效，更难能可贵的是在基本不用西药的情况下所取得的中医药疗效，足以显示他中医理论修养和辨证精确的功底。

（一）184 例肝癌的中医辨证规律

184 例肝癌患者被辨证为阴虚血瘀证 163 例，占 88.6%；痰瘀滞络证 106 例，占 57.6%；肝郁脾虚证 91 例，占 49.5%；肝郁气滞证 72 例，占 39.1%；湿热内蕴证 31 例，占 16.9%；脾虚湿盛证 13 例，占 7.07%；肝郁血瘀证 9 例，占 4.89%；痰结毒滞证 6 例，占 3.26%；其他辨证为气滞血瘀、脾虚痰阻、脾虚气弱、湿痰蕴结、水湿内停、湿毒蕴结、脾虚水停、阴虚津亏、气阴两虚、阴虚血燥、酒食停滞、肝阳上亢、肝郁阴虚、脾虚食积诸证。

（二）74 肝炎后肝硬化中医辨证规律

74 例肝炎后肝硬化例肝炎后肝硬化患者被辨证为：阴虚血瘀证 67 例，占 90.5%；肝郁脾虚证 49 例，占 66.2%；肝郁气滞证 22 例，占 29.7%；湿热内蕴证 20 例，占 27.0%；痰瘀滞络证 8 例，占 10.8%；水湿内停证 4 例，占 5.41%；其他辨证为气滞血瘀、痰湿内阻、脾虚湿盛、脾虚气弱、湿痰蕴结、水湿内蕴、肝郁血瘀、酒食停滞、痰结毒滞、肝阴亏虚、脾虚湿困、脾虚水停诸证。

（三）164 例慢性病毒性肝炎的中医辨证规律

164 例慢性病毒性肝炎患者被辨证为：阴虚血瘀证 148 例，占 90.2%；肝郁脾虚证 96 例，占 58.5%；肝郁气滞证 55 例，占 33.5%；湿热内蕴证 43 例，占 26.2%；痰瘀滞络证 10 例，占 6.1%；其他辨证为肝郁血瘀、气滞血瘀、湿热毒聚、痰湿内阻、脾虚湿盛、脾虚气弱、湿痰蕴结、水湿内蕴、脾虚食积、痰结毒滞、阴虚肺燥、肝火上炎、脾虚湿困、脾虚水停、血虚生风诸证。

（四）其他慢性肝病的中医辨证规律

38 例其他慢性肝病患者被辨证为：阴虚血瘀证 31 例，占 81.6%；肝郁脾虚证 20 例，占 52.6%；肝郁气滞证 11 例，占 29.0%；湿热内蕴证 5 例，占 13.2%；其他辨证为肝郁血瘀、气滞血瘀、热毒内蕴、肝阴亏虚、痰湿内阻、脾虚湿盛、脾虚气弱、湿痰蕴结、水湿内蕴、痰食互结、痰结毒滞、阴虚肺燥、心神不宁、脾虚湿困诸证。

以上辨证规律不仅见于初次诊治，而且贯穿于整个病程进展的辨证论治，所有肝癌患者在 881 次诊治中被辨证为：阴虚血瘀证 710 例次，占 80.59%；痰瘀滞络证 440 例次，占 49.94%；肝郁脾虚证 409 例次，占 46.42%；肝郁气滞证 347 例次，占 39.39%；湿热内蕴证 122 例次，占 13.85%；肝郁血瘀证 110 例次，占 12.49%；脾虚湿盛 84 例次，占 9.53%。所有肝炎后肝硬化患者在 316 次诊治中被辨证为：阴虚血瘀证 249 例次，占 78.8%；肝郁脾虚证 175 例次，占 55.38%；肝郁气滞证 126 例次，占 39.87%；湿热内蕴证 83 例次，占 26.27%；肝郁血瘀证 29 例次，占 9.18%；痰瘀滞络证 23 例次，占 7.28%。所有慢性病毒性肝炎患者在 658 次诊治中被辨证为：阴虚血瘀证 596 例次，占 90.58%；肝郁脾虚证 362 例次，占 55.02%；肝郁气滞证 248 例次，占 37.69%；湿热内蕴证 197 例次，占 29.94%；肝郁血瘀证 44 例次，占 6.69%；脾虚气弱证 43 例次，占 6.53%；痰瘀滞络证 40 例次，占 6.08%。所有其他慢性肝病患者在 195 次诊治中被辨证为：阴虚血瘀证 168 例次，占 86.15%；肝郁脾虚证 119 例次，占 61.03%；肝郁气滞证 56 例次，占 28.72%。

综上，阴虚血瘀、肝郁脾虚、痰瘀滞络、湿痰内停是慢性肝炎、肝炎后肝硬化、肝癌等慢性肝病的共同基本病机，其中阴虚血瘀是其辨证的独到之处。以此基本辨证规律论治慢性肝病可谓：提纲挈领、要而不繁、常中有变、玄机活法。

第四节　从流行病学资料中挖掘证候信息

中医药学的辨证论治是一种典型的"个体化诊疗"方法。这种个体化诊疗过程将其重点放在对个体特征的辨析上。人体个体特征是由人体形体结构的状况、心理反应、体质和环境等诸多因素所构成，个体特征的不同是绝对的。个体特征以证候表现出来，证候的辨析是中医诊疗过程的特色。如何辨识纷繁复杂的证候，从流行病学资料中挖掘证候信息，以期掌握证候的分布及演变规律、证－病相关规律是一条重要途径。

我国是乙型肝炎的高发地区。由于本病病理过程复杂，证候表现多样，临床治疗颇为棘手。近年来，国内外对慢性乙型肝炎的发病机理研究虽多，但迄今尚未彻底阐明，一般认为，乙型肝炎的发生是由于乙型肝炎病毒感染人体，并持续存在，人体免疫功能失常所致。对于乙型肝炎的治疗，现代医学一般集中在特异性病因治疗（抗病毒治疗）、免疫调节剂、抗肝细胞坏死、抗肝纤维化、促再生等方面。这些药物虽对HBV 复制有一定抑制和抗炎保肝等作用，但尚存在药物费用昂贵，有一定的副作用，长期疗效不满意等问题，故迄今为止还没有特效药物问世。中医辨证论治复杂多变，其病证分布规律尚没有统一认识，从大样本流行病学资料挖掘证候信息是研究慢性乙型肝炎中医证候分布规律的有效方法。

一、肝病临床流行病学相关特征的观察与研究

从全国分层随机抽样确定的 88 所中医医院 1994 年 12 万余份出院病人中，遴选出88414 份符合本项目研究要求的病例，并根据国家标准《中医病证分类与代码》（简称《国标》，TCD）要求，从中分析发现属中医肝（系）病 19038 例、西医肝病 2923 例，其中既属于中医肝（系）病，又属于西医肝病 2723 例。通过对两者病或证诊断所占有的病例量顺位列表分析获得其临床流行病学相关特征及中、西肝病的相互关系，为临床诊治、科研、教学等提供了可靠借鉴与指导。

（一）资料来源

本资料来源于 1994 年"全国中医医院病种质量管理现状调查"，该调查是依据卫生部"1993 年国家卫生服务总调查"所采用的多变量分析方法，综合社会经济、文化、教育、卫生保障、人口结构等几项指标，以县（市或市区）为单元，进行分层随机抽样确定的有效样本地区的 88 所中医医院，其中省级医院 7 所，地（市）级医院 21所，县级医院 60 所。从 88 所中医医院 1994 年出院患者病案首页中提取临床诊断资料及相关信息建立资料库，作为本研究的原始资料。

1. 遴选病例　全国不同地区、不同层次的 88 所中医医院 1994 年出院患者 126574例。其中具有中医病、证诊断及西医病名诊断的病例为 88814 例，占 69.85%；仅有西

医诊断以西医方式治疗的病例为 38160 例，占 30.15%。

遵照国家中医药管理局颁布的中医病案书写规范，要求中医医院的中医病历应具有完整的中医病、证诊断和西医疾病诊断（即双重诊断）。根据这一要求，去除仅以西医诊断、治疗的 38160 例，遴选出符合本研究要求的病例 88414 例。

2. 统计要求　明确统计要求，是开展本研究的基础。为此，我们严格依照国家标准《中医病证分类与代码》（简称《国标》，TCD）对临床中医诊断疾病确立的基本模式，即中医病名 + 中医证候名，其病、证诊断内涵联系的基本层次结构可以表述如下：

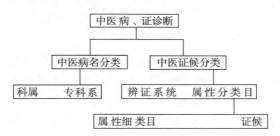

依据《国标》中医疾病病、证诊断层次，可以看出中医疾病诊断总体上是按科属，然后依次是专科系统、病名、辨证系统、属性分类目、证候来描述中医疾病病名、证候的属性间的组合规律与因果关系。为了便于说明，我们以胁痛病为例进行描述，见表 10 - 3。

表 10 - 3　中医疾病病、证层次结构关系示例

科属	专科系统	病名	辨证系统	分类目	细类目	证候名
			病因证类	湿证类	湿、热证类	湿热内蕴证
			阴阳、气血	气证类	气、血证类	气滞血瘀证
内科病	肝系病类	胁痛病	津液、痰证类			
				痰证类	痰、热证类	痰热内扰证
			脏腑证类	肝证类	肝、湿证类	肝胆湿热证

按照《国标》规范，临床疾病科属原则上划分为内、外、妇、儿、骨、眼科、耳鼻喉科八大科属，将中医肝病基本列入内科这个大科属。在内科属的下级类目专科系统，再分为肝系病类（BNG）、肺系病类（BNF）、脾系病类（BNP）、肾系病类（BNS）、心系病类（BNX）及外感热病类（BNW）、内科癌症病类（BNA）、内科其他病类（BNV）、虫病类（BNC）及内科病（BN0）共十个类目。由此，我们明确了统计范围与要求，将中医肝病统计总体集中在内科病的肝系病类中。

3. 病例统计　依据《国标》（TCD）确立的中医疾病诊断模式及"国际疾病分类"（ICD - 9 类目）要求，以 1994 年全国 88 所中医医院出院患者中具有中医病、证诊断及西医诊断的 88414 例为基础资料，按本研究项目要求，统计得出属中医肝（系）病

19038 例，西医肝病 2923 例；其中既属于中医肝（系）病，又属于西医肝病 2723 例。

（二）资料分析

1. 肝（系）病病名诊断分布 通过对 88414 例病案资料统计分析，发现中医肝（系）病类中包含 26 种疾病，按照各种疾病的病例数量进行顺位列表，见表 10 - 4。

表 10 - 4 肝系病 26 种疾病排序

序号	病名	TCD	例数	小计（%）	总计（%）
1	中风病	BNG080	6858	36	8
2	眩晕病	BNG070	4295	23	5
3	胁痛病	BNG010	2708	14	3
4	积聚病	BNG040	1541	8	2
5	黄疸病	BNG020	1025	5	1
6	头风病	BNG061	599	3	1
7	头痛病	BNG060	576	3	1
8	水臌病	BNG051	376	2	0.4
9	郁病	BNG110	332	2	0.4
10	鼓胀病	BNG050	271	1	0.3
11	肉瘿病	BNG122	122	1	0.1
12	阳黄病	BNG022	107	1	0.1
13	瘿病	BNG120	86	0.5	0.1
14	气瘿病	BNG121	46	0.2	0.1
15	积病	BNG041	25	0.1	0.03
16	痉病	BNG090	19	0.1	0.02
17	瘿痈病	BNG123	18	0.1	0.02
18	急黄病	BNG023	7	0.037	0.01
19	萎黄病	BNG030	6	0.032	0.007
20	气厥病	BNG101	6	0.032	0.007
21	聚病	BNG042	6	0.032	0.007
22	阴黄病	BNG021	2	0.011	0.002
23	血厥病	BNG102	2	0.011	0.002
24	痰厥病	BNG103	2	0.011	0.002
25	虫臌病	BNG054	2	0.011	0.002
26	厥病	BNG100	1	0.005	0.001
合计			19038	100	22

注：总计即占 88414 的比例。

从表 10 - 4 可以看出肝系病共计 19038 例（占基础病例资料 88414 例的 22%），肝系病内中风病为 6858 例，占 36%，居第一位。肝系病 26 种疾病中前 5 位疾病：中风病（6858例）、眩晕病（4295例）、胁痛病（2708例）、积聚病（1541例）、黄疸病（1025例），共计16427例，占肝系病86%。列第6位的头风病与第5位黄疸病相差近一倍，表明临床中医肝（系）病主要集中于前5种疾病，也较客观地反映了临床肝（系）病的发病情况。

2. 肝（系）病证候诊断分布 根据《国标》要求，通过对19038例肝（系）病病案资料统计分析，发现肝（系）病中证候类型共计有362种，按每一证型占有的病例数量顺位列表，获得1994年全国88所中医医院出院患者中肝（系）病证型分布情况。为了便于分析，取前50位证型，见表10-5。

表 10 - 5　肝（系）病前 50 位证型

序号	证型	TCD	病例数	小计（%）	总计（%）	备注（肝证候）
1	风痰阻络证	ZBFT30	2251	13.05	11.82	
2	肝胆湿热证	ZZGM20	1987	11.52	10.44	肝胆湿热证
3	肝肾阴虚证	ZZGS40	1188	6.89	6.24	肝肾阴虚证
4	阴虚风动证	ZYYG20	1043	6.05	5.48	阴虚风动证
5	气虚血瘀证	ZYVXM0	944	5.47	4.96	
6	肝阳上扰证	ZZGA40	819	4.75	4.30	肝阳上扰证
7	气血亏虚证	ZYVX20	803	4.66	4.22	
8	痰浊上蒙证	ZYT141	797	4.62	4.19	
9	肝气郁结证	ZZGV10	716	4.15	3.76	肝气郁结证
10	气滞血瘀证	ZYVXK0	637	3.69	3.35	
11	正虚瘀结证	ZYX330	586	3.40	3.08	
12	肝阳暴亢证	ZZGA10	572	3.32	3.00	肝阳暴亢证
13	肝阳上亢证	ZZGA30	524	3.04	2.75	肝阳上亢证
14	肝肾阴虚证	ZZGS41	449	2.60	2.36	肝肾阴虚证
15	湿热内蕴证	ZBMR20	384	2.23	2.02	
16	瘀血内结证	ZYX191	269	1.56	1.41	
17	瘀阻脑络证	ZYXJ63	204	1.18	1.07	
18	痰热腑实证	ZYTR20	190	1.10	1.00	
19	痰火闭窍证	ZYTU41	183	1.06	0.96	
20	痰浊中阻证	ZYT200	149	0.86	0.78	
21	痰浊上扰证	ZYT190	141	0.82	0.74	
22	风阳内动证	ZZGA50	140	0.81	0.74	风阳内动证
23	肝脾血瘀证	ZZGP50	132	0.77	0.69	肝脾血瘀证

中医证候信息学

序号	证型	TCD	病例数	小计（%）	总计（%）	备注（肝证候）
24	肝肾不足证	ZZGY10	131	0.76	0.69	肝肾不足证
25	肝郁气滞证	ZZGV40	118	0.68	0.62	肝郁气滞证
26	肝郁证	ZZG010	113	0.66	0.59	肝郁证
27	湿热蕴结证	ZBMRE0	109	0.63	0.57	
28	风火蔽窍证	ZBFU10	106	0.61	0.56	
29	瘀血停着证	ZYX203	100	0.58	0.53	
30	气滞痰凝证	ZYVT10	100	0.58	0.53	
31	气滞湿阻证	ZYVM10	98	0.57	0.51	
32	风热上扰证	ZBFR81	93	0.54	0.49	
33	风阳痰火证	ZZGA60	88	0.51	0.46	风阳痰火证
34	痰证	ZYT000	87	0.50	0.46	
35	血瘀证	ZYX120	87	0.50	0.46	
36	痰湿蒙窍证	ZYTM21	81	0.47	0.43	
37	元气衰败证	ZYV190	74	0.43	0.39	
38	寒湿困脾证	ZBHM60	73	0.42	0.38	
39	脾肾阳虚证	ZZPS80	71	0.41	0.37	
40	瘀血证	ZYX170	70	0.41	0.37	
41	肝气郁滞证	ZZGV12	67	0.39	0.35	肝气郁滞证
42	气血两虚证	ZYVX30	61	0.35	0.32	
43	肝肺热盛证	ZZFG20	58	0.34	0.30	肝肺热盛证
44	肝阳化风证	ZZGA20	56	0.32	0.29	肝阳化风证
45	气滞胸膈证	ZYV080	56	0.32	0.29	
46	气滞血郁证	ZYVXK1	52	0.30	0.27	
47	心脾两虚证	ZZXP60	50	0.29	0.26	
48	湿困脾胃证	ZBMP10	48	0.28	0.25	
49	肝热上扰证	ZZGR10	45	0.26	0.24	肝热上扰证
50	风火上扰证	ZBFU23	44	0.26	0.23	
合计			17244	100.00	85.00	

注：总计即占 19038 病例的比例。

　　从表 10-5 可以看出肝（系）病前 50 位证候共计 17244 例，占临床整个肝（系）病的 85%。其中，风痰阻络证、肝胆湿热证、肝肾阴虚证、阴虚风动证、气滞血瘀证等前 10 位共 11185 例，占 64.86%，即表明肝（系）病证候诊断相对集中于排列在前 10 位的证候。肝系病中，从总体证候上来看，常见的 5 种证候为风痰阻络证、肝胆湿热证、肝肾阴虚证、阴虚风动证、气滞血瘀证。

同时，在对 19038 例肝（系）病证候类型进行分析时，发现与肝相关的证候类型有 59 种，共计 8700 例，占肝（系）病 45.70%。其中，在表 3 中排序列出了与肝相关的前 18 位证候类型，共 8249 例，占肝（系）病的 43.34%，即肝（系）病中与肝相关证候类型所占的比例较大，且较集中。肝（系）病中，从肝证类型来看，常见的 5 种证型为肝胆湿热证、肝肾阴虚证、阴虚风动证、肝阳上扰证、肝气郁结证。

3. 肝（系）病病 - 证诊断分布　为了更能准确地说明肝（系）病中病 - 证对应诊断关系，更确切地描述肝（系）病 - 证诊断的分布规律，具体地对肝系病类中 26 种疾病的各个证候类型进行了分析，如中风病常见证候有风痰阻络证、阴虚风动证、气虚血瘀证等，胁痛病多见于肝胆湿热证、肝气郁结证等。其中，对肝（系）病疾病对应证候列出了前 20 位病 - 证对应排序表，见表 10 - 6。

表 10 - 6　肝（系）病中病 - 证排序表

序号	病名	TCD	证型	TCD	例数	小计（%）	总计（%）
1	中风病	BNG080	风痰阻络证	ZBFT30	2246	17	11.80
2	胁痛病	BNG010	肝胆湿热证	ZZGM20	1407	11	7.39
3	中风病	BNG080	阴虚风动证	ZYYG20	1041	8	5.47
4	中风病	BNG080	气虚血瘀证	ZYVXM0	931	7	4.89
5	眩晕病	BNG070	肝肾阴虚证	ZZGS40	807	6	4.24
6	眩晕病	BNG070	痰浊上蒙证	ZYT141	781	6	4.10
7	眩晕病	BNG070	气血亏虚证	ZYVX20	720	6	3.78
8	胁痛病	BNG010	肝气郁结证	ZZGV10	611	5	3.21
9	眩晕病	BNG070	肝阳上扰证	ZZGA40	584	4	3.07
10	积聚病	BNG040	正虚瘀结证	ZYX330	576	4	3.03
11	黄疸病	BNG020	肝胆湿热证	ZZGM20	570	4	2.99
12	中风病	BNG080	肝阳暴亢证	ZZGA10	562	4	2.95
13	积聚病	BNG040	气滞血瘀证	ZYVXK0	417	3	2.19
14	中风病	BNG080	肝肾阴虚证	ZZGS41	395	3	2.07
15	眩晕病	BNG070	肝阳上亢证	ZZGA30	291	2	1.53
16	中风病	BNG080	肝肾阴虚证	ZZGS40	268	2	1.41
17	积聚病	BNG040	瘀血内结证	ZYX191	262	2	1.38
18	黄疸病	BNG020	湿热内蕴证	ZBMR20	236	2	1.24

续表

序号	病名	TCD	证型	TCD	例数	小计（%）	总计（%）
19	中风病	BNG080	痰热腑实证	ZYTR20	190	1%	1.00
20	中风病	BNG080	痰火闭窍证	ZYTU41	183	1%	0.96
合计					13078	100	68.69

注：总计即占 19038 例的比例。

从表 10-6 可以看出肝（系）病中病-证对应诊断排序关系，前 20 位主要集中于肝系病类的前 5 种疾病。同时，表 10-6 也提示了前 5 种常见中医肝（系）病的常见证候。可见中风病的常见证候为风痰阻络证、阴虚风动证、气滞血瘀证；胁痛病的常见证候为肝胆湿热证、肝气郁结证；眩晕病的常见证候为肝肾阴虚证、痰浊上蒙证。

4. 西医肝病病名诊断分布 本研究遴选出的 88414 例，具有完整的中医病-证诊断和西医疾病诊断（即双重诊断）。我们依据西医诊断，对遴选出的基础资料进行了分析，获得西医肝病 7 种，共 2923 例。按 2923 例对应的中医诊断病名，其中有 2723 例归类于肝系病类中，占整个西医肝病的 93.16%，且西医肝病的 7 个病种均可在肝系病类中见到；另 200 例西医肝病病例按其对应的中医诊断病名相应归类到了儿科杂病类、妇科其他病类，内科脾（系）病、肾（系）病、肺（系）病、心（系）病等病类中。由此，可知西医肝病基本上包含于中医肝（系）病中，中医肝（系）病是一个涉及多组织、多器官、多系统的疾病状态。

鉴此，我们集中对肝（系）病 19038 例的西医诊断进行了分析，获得西医病 334 种，按每一病名的病例数多少顺位列表，得到 1994 年全国 88 所中医医院出院患者西医病名分布情况。为了便于分析，取其前 50 位疾病列表，见表 10-7。

表 10-7 肝（系）病中、西医病前 50 位

序号	病名	病例数	小计（%）	总计（%）	88414 例中西医肝病 *
1	大脑动脉闭塞	4819	28.62	25.31	
2	特发性高血压	2219	13.18	11.66	
3	病毒性肝炎	1375	8.17	7.22	*（共 1423）
4	大脑内出血	1158	6.88	6.08	
5	慢性肝病和肝硬变	698	4.15	3.67	*（共 743）
6	胆石症	682	4.05	3.58	
7	其他和不明确的脑血管病	582	3.46	3.06	
8	脊椎关节强硬和有关疾患	454	2.70	2.38	
9	胆囊的其他疾患	408	2.42	2.14	
10	肝和肝内胆管的恶性肿瘤	401	2.38	2.11	*（共 478）

序号	病名	病例数	小计（%）	总计（%）	88414 例中西医肝病*
11	眩晕综合征和前庭系统的其他疾患	368	2.19	1.93	
12	气管、支气管和肺的恶性肿瘤	364	2.16	1.91	
13	神经官能性疾患	290	1.72	1.52	
14	短暂性大脑出血	234	1.39	1.23	
15	胃的恶性肿瘤	211	1.25	1.11	
16	偏头痛	191	1.13	1.00	
17	脑血病的晚期效应	164	0.97	0.86	
18	急性和亚急性肝坏死	159	0.94	0.84	*（共163）
19	面神经疾患	147	0.87	0.77	
20	累及腹部和盆腔的其他症状	141	0.84	0.74	
21	头部和其他开放性外伤	140	0.83	0.74	
22	胆道的其他疾患	132	0.78	0.69	
23	累及头和颈的症状	127	0.75	0.67	
24	一般症状	125	0.74	0.66	
25	急性但不明确的脑血管病	109	0.65	0.57	
26	结肠的恶性肿瘤	88	0.52	0.46	
27	震荡	79	0.47	0.41	
28	甲状腺毒症有或无甲状腺肿的	77	0.46	0.40	
29	性质未特指的肿瘤	64	0.38	0.34	
30	甲状腺的良性肿瘤	63	0.37	0.33	
31	器质性脑损伤后特殊的非精神性精神疾患	58	0.34	0.30	
32	其他大脑变性	58	0.34	0.30	
33	自主神经系统疾患	56	0.33	0.29	
34	肝的其他疾病	56	0.33	0.29	*（共68）
35	胰的恶性肿瘤	54	0.32	0.28	
36	蜘蛛膜下（腔）出血	46	0.27	0.24	
37	其他慢性缺血性心脏病	42	0.25	0.22	
38	脂质代谢紊乱	41	0.24	0.22	
39	缺铁性贫血	37	0.22	0.19	

中医证候信息学

序号	病名	病例数	小计（%）	总计（%）	88414 例中西医肝病 *
40	其他未特指的贫血	35	0.21	0.18	
41	其他肠道蠕虫病	33	0.20	0.17	
42	肝脓肿和慢性肝病后遗症	32	0.19	0.17	* （共37）
43	中枢神经系统的其他非节肢动物媒介的病毒疾病	29	0.17	0.15	
44	骨和软骨的其他疾患	29	0.17	0.15	
45	低血压	29	0.17	0.15	
46	直肠、直肠乙状结肠连接处和肛门的恶性肿瘤	27	0.16	0.14	
47	其他多发性和未特指部位的表浅	27	0.16	0.14	
48	慢性肾小球肾炎	27	0.16	0.14	
49	卵巢和其他子宫附件的恶性肿瘤	26	0.15	0.14	
50	上肢单神经炎和多数性神经炎	25	0.15	0.13	
合计	（肝系病中西医肝病共2723）	16836	100.00	88.43	* （2923）

注：总计即占 19038 例的比例。

从表 10-7 可以看出，前 50 位，共 16836 例，占 19038 例的 88.43%，反映出了临床疾病的发病较集中于前 50 位西医病，尤其以前 5 种疾病——大脑动脉闭塞、特发性高血压、病毒性肝炎、大脑内出血、慢性肝病和肝硬变的发病率较高。前 5 种疾病，共 10269 例，占 19038 例的 53.94%。

从表 10-7 还可以看出，7 种西医肝病有 5 种列入其中，并分别列第 3、5、10、34、42 位，反应临床肝病的发病率较高的状况。

5. 西医肝病对应的证候分布 中、西医双重诊断是《国标》的要求，也体现了现代中医诊治的基本特色。我们对 7 种西医肝病对应的中医诊断证候进行了分析，考虑到西医肝病 2723 例中有些病的病例太少，我们将西医肝病扩大到 2923 例（即 88414 例基础资料的范围内），并对其对应证候进行了排序比较。为了便于分析，分别取各自前 5 种证型列表排序，见表 10-8。

表 10-8　7 种西医肝病各自前 5 证候排序

序号	病毒性肝炎	证　型	TCD		例数	小计（%）	总计（%）
1	病毒性肝炎	肝胆湿热证	ZZGM20		563	51.37	19.26
		湿热内蕴证	ZBMR20		291	26.55	9.96
		肝气郁结证	ZZGV10		116	10.58	3.97
		肝郁气滞证	ZZGV40		65	5.93	2.22
		肝郁证	ZZG010		61	5.57	2.09
小计					1096	100.00	37.50
2	肝和肝内胆管恶性肿瘤	气滞血瘀证	ZYVK0		118	37.70	4.04
		正虚瘀结证	ZYX330		110	35.14	3.76
		瘀血内结证	ZYX191		60	19.17	2.05
		肝气郁滞证	ZZGV12		13	4.15	0.44
		肝郁证	ZZG010		12	3.83	0.41
小计					313	100.00	10.71
3	慢性肝病和肝硬化	肝气郁结证	ZZGV10		54	23.18	1.85
		肝脾血瘀证	ZZGP50		63	27.04	2.16
		肝胆湿热证	ZZGM20		47	20.17	1.61
		气滞湿阻证	ZYVM10		37	15.88	1.27
		肝肾阴虚证	ZZGS40		32	13.73	1.09
小计					233	100.00	7.97
4	肝脓肿和慢性肝病后遗症	湿热蕴结证	ZBMRE0		76	38.19	2.60
		寒湿困脾证	ZBHM60		51	25.63	1.74
		气滞湿阻证	ZYVM10		29	14.57	0.99
		脾肾阳虚证	ZZPS80		22	11.06	0.75
		肝脾血瘀证	ZZGP50		21	10.55	0.72
小计					199	100.00	6.81
5	急性和亚急性肝坏死	肝胆湿热证	ZZGM20		85	64.89	2.91
		湿热内蕴证	ZBMR20		21	16.03	0.72
		肝气郁结证	ZZGV10		15	11.45	0.51
		热毒炽盛证	ZZRD0		7	5.34	0.24
		瘀血停着证	ZYX203		3	2.29	0.10
小计					131	100.00	4.48

序号	病毒性肝炎	证型	TCD	例数	小计（%）	总计（%）
6	肝的其他疾病	肝胆湿热证	ZZGM20	21	58.33	0.72
		肝气郁结证	ZZGV10	4	11.11	0.14
		肝阴不足证	ZZGY10	4	11.11	0.14
		气滞血瘀证	ZYVXK0	4	11.11	0.14
		肝气郁滞证	ZZGV12	3	8.33	0.10
小计				36	100.00	1.23
7	肝损伤	血瘀证	ZYX120	5	45.45	0.17
		瘀血停着证	ZYX203	2	18.18	0.07
		气滞血瘀证	ZYVXK0	2	18.18	0.07
		湿浊上泛证	ZBME0	1	9.09	0.03
		气滞胸膈证	ZYV080	1	9.09	0.03
小计				11	100.00	0.38
合计				2019		68.89

注：总计即占 2923 例的比例。

从表中可以看出，各取前 5 种证候共计 2019 例，占 2923 例肝病的 69.07%，基本上反映出了西医肝病疾病名和各自对应的常见中医证候。

6. 中、西双重诊断分布　以上就临床肝病分别从中医病名（或对应证候）、西医病名（或对应证候）进行了分析，为更全面反映出临床肝病双重诊断的相互关系，我们进一步对肝（系）病按中医诊断病名＋西医诊断病名与对应的证候进行排序。为便于分析，取前 15 位列表，见表 10－9。

表 10－9　同时具有中、西双重诊断前 15 位排序

序号	中医病名	证型	西医病名	病例数	小计（%）	总计（%）
1	中风病	风痰阻络证	大脑动脉闭塞	1304	23.39	6.85
2	胁痛病	肝胆湿热证	胆囊其他疾患	562	10.08	2.95
3	中风病	阴虚风动证	大脑动脉闭塞	539	9.67	2.83
4	中风病	气虚血瘀证	大脑动脉闭塞	499	8.95	2.62
5	黄疸病	肝胆湿热证	病毒性肝炎	352	6.31	1.85
6	胁痛病	肝胆湿热证	胆石症	346	6.21	1.82
7	眩晕病	肝肾阴虚证	特发性高血压	321	5.76	1.69
8	眩晕病	肝阳上扰证	特发性高血压	317	5.69	1.67
9	中风病	肝阳暴亢证	大脑动脉闭塞	308	5.52	1.62

序号	中医病名	证型	西医病名	病例数	小计（%）	总计（%）
10	胁痛病	肝气郁结证	胆囊其他疾患	219	3.93	1.15
11	眩晕病	痰浊上蒙证	特发性高血压	200	3.59	1.05
12	中风病	风痰阻络证	大脑内出血	182	3.26	0.96
13	胁痛病	肝胆湿热证	病毒性肝炎	171	3.07	0.90
14	眩晕病	痰浊上蒙证	眩晕综合征和前庭系统的其他疾患	152	2.73	0.80
15	积聚病	瘀血内结证	原发性肝癌	103	1.85	0.54
合计				5575	100.0	29.28

注：总计即占 19038 例的比例。

上表显示，中医肝（系）病的前 5 种疾病中，中风病、眩晕病多对应于西医的脑血管病；胁痛病、黄疸病多对应于西医的病毒性肝炎病。

（三）结论

本研究以全国不同层次、不同地区 88 所中医医院 1994 年出院患者病案资料中具有完整中医病 – 证诊断及西医病名诊断的 88414 病例为基础资料，按照《国标》（TCD）及《国际疾病分类》（ICD – 9 类目）规范，筛出符合本研究目的和要求的共 19038 例。

从病名诊断上来看，中医肝（系）病病名共 26 种，常见病、多发病为中风病、眩晕病、胁痛病、积聚病、黄疸病等；西医肝病病名共 7 种，常见病、多发病为病毒性肝炎、慢性肝病和肝硬变、肝和肝内胆管的恶性肿瘤、肝脓肿和慢性肝病后遗症等（表 10 – 3、表 10 – 7）。

从证候诊断上来看，中医肝（系）病的证候共 362 种，常见证候为风痰阻络证、肝胆湿热证、肝肾阴虚证、阴虚风动证、气滞血瘀证；西医肝病对应的证型共 176 种，常见证型为肝胆湿热证、肝气郁结证、湿热内蕴证、气滞血瘀证、肝肾阴虚（或肝肾不足）证（表 10 – 5、表 10 – 6、表 10 – 8）。

从中、西双重诊断（即中医病名 + 西医病名与对应证候）上来看，由于中、西医学的理论体系和技术方法差异较大，在临床上表现出肝（系）病双重诊断的复杂性。中医肝（系）病诊断出 26 种疾病名，而其对应的西医诊断共诊断出 334 种西医疾病名，说明了中医的每种肝（系）病可以对应多种西医疾病。就 88414 例整体基础资料分析，共得到 2923 例西医肝病，其中 2723 例西医肝病均见于中医的肝（系）病中，占整个西医肝病 93.16%。这些均表明，中医对疾病的诊断是多系统、多脏器、多功能的概括，中医肝（系）病对应西医病的多个系统，中医肝（系）病涵盖了西医肝病的绝大部分，中医肝（系）病的证候分布特征基本上概括出了西医肝病对应的证候特征

（表 10 – 3、表 10 – 7、表 10 – 8）。

综上所述，肝病临床上由中医诊断出的多发病、常见病为中风病、眩晕病、胁痛病、积聚病、黄疸病等（对应西医的脑血管病、病毒性肝炎、慢性肝病和肝硬变等）；由西医诊断出的常见病、多发病为病毒性肝炎、慢性肝病和肝硬变、肝和肝内胆管的恶性肿瘤等（对应中医的胁痛病、黄疸病、积聚病等大部分肝系病）。肝病临床上中医肝（系）病常见证候为风痰阻络证、肝胆湿热证、肝肾阴虚证、肝郁气滞证、气滞血瘀证；西医肝病对应的证候为肝胆湿热证、肝气郁结证、湿热内蕴证、气滞血瘀证、肝肾阴虚证（或肝肾不足证）。西医肝病绝大部分包含在中医肝（系）病中。肝病的中、西双重诊断有利于中、西医结合诊治肝病，促进中、西医更具体地、更有效地提高临床诊疗水平，促进现代医学的进一步发展。

二、肝病肝肾阴虚证型临床相关特征的观察与研究

以全国分层随机抽样确定的 88 所中医医院 1994 年 12 万余份出院患者病案资料为基础资料，依据国家标准《中医病证分类与代码》（简称＜国标＞，TCD）要求，遴选出符合本项目研究要求的病例 88414 例，结合其中医诊断、西医诊断，分别获得中医肝（系）病 19038 例、西医肝病 2923 例。

由于我们在《肝病临床流行病学相关特征的观察与研究》研究项目中，对中医肝病和西医肝病病名诊断、证候诊断及中西肝病的相互关系进行了深入的研究，在此，我们集中对 88414 病例中、西肝病相应的肝肾阴虚证型的相关特征进行了分析，通过对各种肝病的证型诊断中肝肾阴虚证型所占有的病例量顺位列表分析获得其临床分布的相关特征，为临床对肝病中肝肾阴虚证型诊治的理、法、方、药的研究提供依据与指导。

（一）资料来源

本资料来源于 1994 年"全国中医医院病种质量管理现状调查"，该调查是依据卫生部"1993 年国家卫生服务总调查"所采用的多变量分析方法，综合社会经济、文化、教育、卫生保障、人口结构等几项指标，以县（市或市区）为单元，进行分层随机抽样确定的有效样本地区的 88 所中医医院，其中省级医院 7 所，地（市）级医院 21 所，县级医院 60 所。从 88 所中医医院 1994 年出院患者病案首页中提取临床诊断资料及相关信息建立资料库，作为本研究的原始资料。

（二）资料分析

1. 中西肝病病名诊断分布特征　通过在《肝病临床流行病学相关特征的观察与研究》研究项目的分析，发现中医肝（系）病类中包含 26 种疾病，共 19038 例。其中，中风病、眩晕病、胁痛病、积聚病、黄疸病，为中医肝（系）病的常见病、多发病。为了便于本研究项目观察，我们列出含有肝肾阴虚证的中医肝（系）病病名，见表 10 – 10。

表 10 – 10   中医肝系病各疾病中肝肾阴虚证例排序

序号	病名	TCD	例数	小计（%）*	肝肾阴虚证（例数）	肝肾阴虚证（占各病例比%）
1	中风病	BNG080	6858	36.02	268	3.91
2	眩晕病	BNG070	4295	22.56	807	18.79
3	胁痛病	BNG010	2708	14.22	6	0.22
4	积聚病	BNG 040	1541	8.09	3	0.19
5	黄疸病	BNG020	1025	5.38	2	0.20
6	头风病	BNG061	599	3.15	34	5.68
7	头痛病	BNG060	576	3.03	20	3.47
8	水臌病	BNG051	376	1.97	22	5.85
9	郁病	BNG110	332	1.74	1	0.30
10	鼓胀病	BNG050	271	1.42	26	9.59
11	瘿病	BNG120	86	0.45	1	1.16
12	厥病	BNG 100	46	0.24	1	2.17
13	痉病	BNG090	19	0.10	1	5.26
合计			18732	98.37	1192	6.26

* 注：小计即占 19038 例的比例。

同时，在《肝病临床流行病学相关特征的观察与研究》研究项目中，分析得到西医肝病 7 种，共 2923 例，前 5 位依次为病毒性肝炎、慢性肝病和肝硬变、肝和肝内胆管的恶性肿瘤、急性和亚急性肝坏死、肝的其他疾病，见表 10 – 11。

表 10 – 11   西医肝病中各病的肝肾阴虚证排序表

序号	病名	例数	小计（%）	肝肾阴虚证（例数）	肝肾阴虚证（占各病例比%）
1	病毒性肝炎	1423	48.68	6	0.42
2	慢性肝病和肝硬变	743	25.42	32	4.31
3	肝和肝内胆管的恶性肿瘤	478	16.35%	22	4.60
4	急性和亚急性肝坏死	163	5.58	0	0.00
5	肝的其他疾病	68	2.33	0	0.00
6	肝脓肿和慢性肝病后遗症	37	1.27	13	35.14
7	肝损伤	11	0.38	0	0.00
合计		2923	100.00	73	2.50

第十章   数据挖掘在证候信息学研究中的应用

2. 中西肝病证型诊断分布特征 《肝病临床流行病学相关特征的观察与研究》研究项目的分析发现，中医肝（系）病中证候类型共计 362 种，为了便于本项目研究分析，我们列出了前 10 种证型病例顺位排序表，见表 10 – 12、表 10 – 13。

表 10 – 12　中医肝系病前 10 位证型排序

序号	证型	TCD	病例数	小计（%）	总计（%）
1	风痰阻络证	ZBFT30	2251	20.13	11.82
2	肝胆湿热证	ZZGM20	1987	17.76	10.44
3	肝肾阴虚证	ZZGS40	1188	10.62	6.24
4	阴虚风动证	ZYYG20	1043	9.32	5.48
5	气虚血瘀证	ZYVXM0	944	8.44	4.96
6	肝阳上扰证	ZZGA40	819	7.32	4.30
7	气血亏虚证	ZYVX20	803	7.18	4.22
8	痰浊上蒙证	ZYT141	797	7.13	4.19
9	肝气郁结证	ZZGV10	716	6.40	3.76
10	气滞血瘀证	ZYVXK0	637	5.70	3.35
合计			11185	100.00	58.76

注：总计即占 19038 例的比例。

由表 10 – 12 可以看出，中医肝（系）病病因病机主要外因于痰湿，内因于肝脏亏损所致，因此，提示我们在治疗肝（系）病时要注重祛除痰湿，同时，要注重肝脏气、阴等方面的辩证。中医肝（系）病常见证型为风痰阻络证、肝胆湿热证、肝肾阴虚证、阴虚风动证、气虚血瘀证。

表 10 – 13　西医肝病对应证型前 10 位排序表

序号	证型	TCD	例数	小计（%）	总计（%）
1	肝胆湿热证	ZZGM20	716	39.58	24.50
2	湿热内蕴证	ZBMR20	312	17.25	10.67
3	肝郁气滞证	ZZGV40	189	10.45	6.47
4	气滞血瘀证	ZYVK0	118	6.52	4.04
5	正虚瘀结证	ZYX330	110	6.08	3.76
6	肝脾血瘀证	ZZGP50	84	4.64	2.87
7	湿热蕴结证	ZBMRE0	76	4.20	2.60
8	肝肾阴虚证	ZZGS40	73	4.04	2.50
9	气滞湿阻证	ZYVM10	66	3.65	2.26
10	肝郁气滞证	ZZGV40	65	3.59	2.22
合计			1809	100.00	61.89

注：总计即占 2923 例的比例。

从表 10 – 13 可见，西医肝病常见中医证候为肝胆湿热证、湿热内蕴证、肝郁气滞证、气滞血瘀证、正虚瘀结证。提示我们治疗慢性肝病在早、中期要注重祛除湿邪（包括内生湿热之邪）和脏腑气血功能的调畅，在中、晚期，则须重视肝肾阴虚的调补和瘀结的消散。

3. 中医肝（系）病肝肾阴虚证的分布特征　从表 10 – 12 可以看出，肝肾阴虚证为中医肝（系）的 5 个常见证型之一，在肝（系）病前 10 位证型中除风痰阻络证、肝胆湿热证外列第 3 位，且为虚证的第一证型。按照表 1 和《肝病临床流行病学相关特征的观察与研究》分析提示，肝肾阴虚证多见于中医肝（系）病前 10 种病名，且在眩晕病中所占的比例最高，为 18.79%，其次依次为鼓胀病（9.59%）、水臌病（5.85%）、头风病（5.68）、中风病（3.91%）和头痛病（3.47%）等。由此可见，肝肾阴虚证多见于中医肝（系）病的常见病，为五个常见证型之一，且在虚证中最为多见。

4. 西医肝病对应的肝肾阴虚证特征　从表 10 – 13 可以看出，肝肾阴虚证在西医肝病中也为常见证型。西医肝病前 10 位证型中，肝胆湿热证居第一位，占 39.58%，居第二的湿热内蕴证占 17.25%，除此外，其他 8 个证型相差不大，8 个证型中与气滞相关有 4 个证型，余者多为阴虚和血瘀。同时，在西医肝病前 10 位证型排序中，其基本反映出从"湿→气滞→血瘀→阴虚"病理演变规律，可见肝肾阴虚证多见于慢性肝病的中、晚期。如肝肾阴虚证在肝脓肿和慢性肝病后遗症中居第一位，占 35.4%，其次依次为肝和肝内胆管的恶性肿瘤（4.60%）、慢性肝病和肝硬变（4.31%）、病毒性肝炎（0.42%）。

（三）结论

本研究以全国不同层次、不同地区 88 所中医医院 1994 年出院患者病案资料中具有完整中医病、证诊断及西医病名诊断的 88414 病例为基础资料，按照《国标》（TCD）及《国际疾病分类》（ICD – 9 类目）规范，筛出符合本研究目的和要求进行肝肾阴虚证候的分布特征分析。

从病名诊断上来看，肝肾阴虚证多见于中医肝（系）病的眩晕病、鼓胀病、水臌病、头风病、中风病等；在西医肝病中，肝肾阴虚证多见于肝脓肿和慢性肝病后遗症、肝和肝内胆管的恶性肿瘤、慢性肝和肝硬变、病毒性肝炎等。

从证型诊断来看，中医肝（系）病与西医肝病证型多与湿相关（包括内生之湿热），除湿邪致病外，多与肝脏亏损相关，可见中、西肝病多因湿邪致病，缠绵难愈，日久致虚为患，故肝肾阴虚证为中、西肝病的常见证候。

综上所述，肝肾阴虚证为中、西肝病常见证型之一，多见于慢性肝病病程进展的中、晚期，提示此时应当重视肝肾阴虚证的辨证论治。

第五节 从生物信息学挖掘证候信息

一、生物信息学与中医证候研究的策略与方法

不同学科间的交叉、渗透和融合是当前科学发展的重要趋势。随着后基因组学的到来以及生物信息学、生物医学研究的快速发展，采用文本挖掘技术处理海量生物医学科技文献和文本注释型数据库，从而发现创新知识的研究成为人工智能和数据挖掘领域研究的热点。从海量文献中抽取和挖掘基因、蛋白质、疾病、药物以及其相互作用关系的研究不断涌现。近来医学、生命科学等现代学科领域对单纯还原分析方法的得失也一直有所反思。越来越多的研究者意识到了学科交叉、方法学转变的重要性。随着生命科学、信息科学、数学、计算机科学等学科的不断快速进步，以及高通量检测技术的快速发展，使得各学科之间相互融合的趋势日益加强。当人类基因组计划及其海量数据呈现于各学科之前，生物信息学（Bioinformatics）等交叉学科应时而生，并迅速成为当代科技领域的前沿与热点。生物信息学作为当今生命科学研究最重要的平台技术，不仅能够分析从基因到表型的多层次海量数据，同时更适合于综合多种生物分子及其相互作用，以获得生命中的规律性认识，且有望引起生物医学以及临床诊疗的革命性变化。

生物信息学的兴起带来了一系列新的动向：如生命科学研究由现象到规律、由结构到功能、由局部到系统的转变，生物研究的重点从 20 世纪的还原论研究转向 21 世纪整体论研究，同时医学的重点正由传统基于症状的治疗模式转向以信息为依据的治疗模式。另一方面，生命科学、信息科学等学科的发展是高度分析积累日久所带来的必然整合与交叉，其"整体"、"系统"是建立在高度分析、海量数据的基础之上。直接搬用生物信息学的现有成果，并不能使证候机理迎刃而解。然而，生物信息学的迅猛发展为证候信息学的研究提供了新的策略与方法，从既往的"实体→功能"转向"关系→功能"；从传统实验研究的"实验→理论"方法转向"理论计算→实验验证"。

二、中医证候信息学分析

由于中医学对人体体质因素、环境因素及疾病不同阶段证候演变的整体认识方法，使得在微观层面上研究中医学诊疗机制，必然需要大量的生物信息分析，特别是非线性规律的分析尤为突出。中医学对疾病的观察体现出机体与环境相交融的整体观念。对空间的"证"、时间的"候"进行证候学判断，从而指导方药的治疗则是中医临床的核心特点。我们运用控制论方法与中医理论相结合，已初步揭示在机体与环境、机体内多因素相互作用基础上的稳态机制和系统特性。通过"降维升阶"等处理，则有助于从复杂的四诊信息、理化信息以及多层次生物信息中，使主要证候因素得以辨识。

目前国际上认为，揭示复杂疾病机制的新途径，在于了解亚细胞、细胞、组织、器官及系统结构中的蛋白质相互作用，以及认识基于相互作用的疾病不同状态，而多学科的协作、有效的信息整合，其意义超过了单纯的基因研究。我们开展的中医证候与复杂性疾病有关病理、生理多层次信息的综合研究也符合这一发展趋势。

（一）证候的维度与阶度

从维度与阶度探讨证候的特征，可以认为证候是由不同的要素（维），通过不同的关联（阶）达到的不同状态。证候因素具有高维性，证候的阶度则反映了各因素之间相互关系的复杂程度，证候阶度的处理主要取决于对应的干预状态。"降维升阶"、"降维降阶"的有机结合，将有助于对证候相关信息的整合及其标准化，并将为数理、信息多学科方法的引入提供渠道。即一方面对主要证候因素进行降维处理，对相应的表征信息进行规范，并提取多层次有效信息组合；另一方面，通过升阶或降阶达到对证候因素的选择决策，以适应不同疾病、不同个体的灵活辨证与干预。从而执简驭繁，既把握群体的共性证候特征，又体现中医辨证论治的个体化诊疗特点。

（二）基于症状组合的证候信息

基于多种文献数据库的多层次信息采集与分析，可以发现中医学通过非特异性的、对患者整体、动态的观察，为疾病的病理生理变化，以及整体、功能状态提供更为丰富的症状信息，从而有助于疾病复杂临床症状的归类（证候），指导个体诊疗。有学者通过分析胃炎癌前病变不同阶段的幽门螺杆菌感染与血清抗体 IgG、IgA 水平，发现不同临床症状组合对幽门螺杆菌感染具有不同的诊断价值，提取具有；临床诊疗意义的有效症状组合，有助于幽门螺杆菌相关胃炎等疾病的诊断与治疗。

（三）证候信息的动态变化模式

证候信息往往是一系列非特异性指标的组合，不同的时相有不同的变化模式，通过提取非特异性指标的一些共有的变化模式，可以探寻不同证候的特点。即多种宏观、微观指标本身对于证候可以是非特异性的，然而其动态的节律模式却能在一定程度上反映出证候的共同的整体特征。

（四）证候相关的分子网络调控机制

突破单纯概念、经验与思维推理的局限，从数据分析、知识发现走向预测模型及调控网络的构建，正是深入认识机体生理病理规律的重要途径，也是生物信息学和系统生物学的重要发展方向。理论上讲，证候也必然存在分子网络的调控机制。近些年来，不少学者对证候相关的分子网络调控机制进行了有益探索。有学者以寒热证候为研究对象，以神经、内分泌、免疫及代谢等状态为基础，以神经－内分泌－免疫（NEI）网络信号分子的相互作用、分子基础、典型调控环节为专题，构建了 NEI 专题数据库——dbNEI，并对 HPA 轴等调控环节及其相互作用开发自动绘制网络调控图系统，从而为整合证候相关的机体生理病理变化特征提供了知识环境。

（五）分子证候辨证的必要性与可能性

证候是中医学术研究的热点、难点和自今尚未解决的关键问题。证是正邪斗争过程中某一空间、时间上病理状态的综合反应，包括个体性、阶段性、致病因素与机体反映能力的相互作用。中医的证大致可分为两大类：一类为短时自变的"自变证"，其特点为变愈（自愈倾向）和转变他证；一类为在较长时间内不变或呈进行性发展的"定势证"，其特点为自愈倾向少，不经有效的治疗，则呈现不可逆的趋势。证的研究应以"定势证"为突破口，"定势证"不仅便于研究，而且更可能有重大发现和突破，因而其科学意义更大。

中医强调辨证论治，这一思想与单纯的辨病治疗相比具有自身的优点。但辨证论治也有其不足之处：即由于准确的辨证需要临证者具有大量的临床实践经验和反复的思考体会，主观成分较多，随机性较大，临证者个人的"悟性"和经验往往起决定作用，因此辨证的准确率与临证者的理论水平和临床经验关系甚大，即使是同一临证者也难以在不同的情况下把握条件和标准，严重影响辨证论治的准确性和可靠性。基因背景有可能是证候形成的主要原因，辨证时如能结合特定个体的基因表型作为依据，对慢性乙型肝炎的中医证候进行分子辨证有助于提高辨证的准确度和可信度。对中医"证"的研究既不能停留在"望、闻、问、切"的粗浅认识，也不能单纯以某几项生理生化指标的改变为依据，而应以联系的、全面的观点来考虑。证的产生与个体差异性密切相关，基因表达的差异体现证的差异，应用基因表型的多态性研究慢性乙型肝炎的证候，建立基因表型多态性与证候易感性和转归性的联系，发现证候形成与转换的基因背景，建立分子证候辨证的理论体系，将取得中医证候理论的突破。

中医对慢性病毒性肝炎进行辨病辨证施治，确能收到良好效果。从病毒性肝炎到肝硬变至肝癌，中医药可发挥如下治疗作用：清除病毒、抑制肝内炎症和坏死、抗肝纤维化、促肝细胞再生、防治肝细胞癌变、恢复肝脏的功能或维持肝功能代偿、防治并发症等。在慢性病毒性肝炎病程进展中出现多种证型转换，针对不同的证候常采用的治法包括：清热解毒、清利湿热、疏肝解郁、健脾利湿、补气养血、温补脾肾、滋补肝肾、活血软坚等。由于慢性病毒性肝炎的发病机制极为复杂，每个具体的病人发病机制又不尽相同，因此，想用一种方法治疗所有的病人是不可能的。中医针对慢性病毒性肝炎病程进展的不同阶段所出现的"证"进行辨证论治，行之有效，体现动态化、个体化特点，但由于缺乏客观化和规范化的辨证论治标准，随意性较大，其疗效亟待提高。

中医学认为，疾病的发生发展过程就是正邪斗争的过程：正胜邪退，邪衰正强，则疾病趋向好转和痊愈；邪盛正弱，正虚邪进，则疾病趋向严重和恶化；正强邪不退，邪盛正不虚，则正邪交织，常见重证险证；正容邪居，邪避正除，则疾病缠绵难愈，反复无常，变证丛生。在慢性乙型肝炎病程进展中，邪气以乙肝病毒为主，包括各种促进病情进展的不良因素（如不良情志刺激、不良生活方式、不良环境因素、不良治疗方法，等），正气泛指包括免疫机能在内的抗病及修复能力，在正邪斗争的过程中，机体的神经－内分泌－免疫网络处于紊乱状态，正气不能完全行使清除邪气（病毒）的功能，病理状态得不到恰到好处的修复，致使疾病缠绵难愈，随着病程进展而证型发生转换。正邪斗争的过程就是它们的基因网络相互作用和调控过程。证型转换虽可通过外部表现出来（且不说临床常见"无证可辨"的尴尬境地），但必定有其分子网络的内在调节机制；不管致病因素多么复杂多变，但最终都会影响分子网络而表现出不同的基因表型，研究证候的基因表型才能抓住疾病的本质，揭示证候转换与基因表型转换的相关机制及其变化规律能极大地推动证候的客观化和规范化，阐明中医药多靶点、多途径、多层次调控基因网络的分子药理机制，使治疗更具预见性和针对性，才可能进一步提高中医药治疗的疗效。

中国加入 WTO 后，中医药面临的严重挑战就是中医药的基础理论如何得到国际认同。随着现代科学技术的不断发展，学科间相互交叉和渗透是必然的趋势。当研究进入分子、基因水平时，可以说已不存在严格的学科界限划分，这既是深入研究的客观需要，也是人们认识上的突破和拓展。人类基因组学的研究进展，发现人类的一切疾病都可以从基因水平找到答案，而中医药基础理论的研究就有可能在基因水平上得到突破。早期用分子生物学方法来研究中医药时，由于受研究方法和技术的限制，往往从单基因的角度来探讨中医药在基因水平的变化，因而所获资料的意义和价值非常有限。近几年来，随着基因芯片技术的发展，大规模研究基因表达成为现实。美国哈佛大学、MIT、Ohio 州立大学等著名大学在用基因芯片技术分析白血病致病基因方面进行了系列研究，日本金泽大学研究小组利用 cDNA 微阵列技术研究表明：控制炎症因子基因的不同表达影响人体对乙肝病毒的反应。尽管现在已发现许多"单基因疾病"，但疾病的发生发展是多基因相互作用的结果，仅仅从单个基因来研究显然是不够的，从基因之间的相互作用上来看，许多孤立的基因表达虽然并不一定与疾病有关，但是相关基因互相作用就增强了这一联系，因此从基因调控网络的角度来对人体相应基因来研究就成了必然。国外已经将这一技术应用于多个领域的研究中，比如美国冷泉港实验室在酵母基因组上的研究，加利佛里亚大学对植物抗疾病基因研究。同样在人类各种疾病的研究中也做了大量的工作，包括对肝病的研究，但目前国外对丙肝（hepatitis C）的研究较多，对乙型肝炎（hepatitis B）研究的文献报道较少；国内外对慢性乙型肝炎整个病程的多基因研究尚属空白，而中国是乙肝（hepatitis B）高发病率的国家，所以利用目前较成熟的技术来对慢性乙型肝炎中医证候（病证结合）进行研究就有很大的优势，同时也是解决这一难题的有效方法。

日益完善的生物芯片技术为我们从多基因水平研究中医药基础理论，揭示证候复杂的分子机制提供了有力的手段和工具，分子证候辨证研究不仅是必要的，而且是可能的。

（六）分子证候辨证的研究思路与方法

"正邪进退"说是中医解释疾病发生发展的理论精髓，但对其分子机制的科学内涵尚缺乏明确的阐述。在慢性乙型肝炎病程进展中，机体的神经－内分泌－免疫网络功能处于紊乱状态，正气不能完全行使清除邪气（病毒）的功能，病理状态得不到恰到好处的修复，致使疾病缠绵难愈，随着病程进展而证型发生转换。HBV 感染肝细胞后，HBV 蛋白的表达，不仅对于 HBV 的生活周期具有重要意义，而且对于肝细胞基因表达谱产生重要影响。HBV 的蛋白无论是在细胞核中分布直接影响肝细胞的基因表达，还是通过与转录因子蛋白之间的作用间接影响肝细胞基因表达，都会对肝细胞的基因表达谱产生影响。这也是 HBV 感染肝细胞以后形成慢性感染、肝纤维化和肝细胞癌的重要的分子生物学机制。慢性乙型肝炎中医证型的转换不仅与 HBV 的突变类型相关，更重要的是决定于机体内在的基因表型。慢性乙型肝炎随病程进展出现的各种证候就是正邪斗争在某一时间和空间的结果。正邪斗争的过程就是它们的基因网络相互作用和调控过程。

影响证型转换的基因表型可分为邪气（如慢性乙肝患者体内的 HBV）基因表型和正气（机体内的修复防御机能）基因表型，正邪二者的基因表型是相互影响的。研究疾病的分子表型，必须同时研究正邪二者的基因表型相互影响的规律。

慢性乙型肝炎中医证的研究，虽已取得不少成绩，但仍存在如下亟待解决的问题：①中医的病与证结合研究的多，将西医的病与证结合研究的少。②来自文献和经验的多，直接来自临床的少。③诊断标准多，客观量化的少。④物理和生化等指标研究的多，涉及分子基础研究的少，多基因研究的就更少。⑤以往的研究，开始注重 HBV（邪气）的基因突变影响慢性乙肝患者中医证型转换，但忽视了人体本身（正气）的基因背景影响慢性乙肝患者中医证型转换的起决定作用的机制。从人类基因组学的观点来看，中医中某个证的出现很可能是由于人体内某个或某一组相关联的基因异常表达和调控失常所致。早期用分子生物学方法来研究中医药时，往往从单基因的角度来探讨中医药在基因水平的变化，而很少从多基因角度来研究，主要原因是当时的研究手段较落后。利用成熟的表达谱基因芯片来研究中医证候，能充分发挥基因芯片高通量和平行监测的优点，较传统方法省时、省力、省经费。将人体本身（正气）的基因背景与 HBV（邪气）的基因突变影响结合起来进行研究，将全面地反映慢性乙型肝炎随病程进展中正邪斗争的分子网络相互作用机制，这是慢性乙型肝炎分子证候研究的基本思路。

从动物身上进行实验，实验标本的获取非常方便可行，但在活人体身上进行研究的可行性受到极大地限制。中医证候理论是完全建立在对活人体观察基础上的，动物实验的结果很难直接应用到人体。因而，要直接在活人体进行分子证候的研究，必须解决方法学问题。只有方法学的创新才能为全局性、公益性研究工作奠定基础。HBV 基因突变检测可直接从血清中获取标本，不存在太大的技术问题；关键是要解决从活人体获取何种标本来研究疾病状态下的基因背景。当分子生物学深入到生物的微观世界，不仅打破了生物的种间、属间甚至界间的界线，而且打破了组织器官的界线。基因检测的目的物是 DNA 或 RNA，前者反映基因的存在状态，后者反映基因的表达状态。基因是细胞内 DNA 分子中的一段核苷酸序列，它存在于细胞核和线粒体内，是生物体遗传的物质基础；基因表达合成的酶控制着生物体内的各种化学反应和生化代谢过程；组成人体所有细胞的基因变化有高度的一致性，只要抽血检测血细胞（外周血以白细胞为主）的基因表达谱变化就可从一个侧面了解机体内基因差异表达的状况，而不必对所有或某一特定组织或器官进行检测，因此，用表达谱芯片检测外周血细胞的基因差异表达的状况十分方便、安全、可行。

相对于基因诊断来说，基因芯片技术假阳性率偏高（约 3‰）并不影响其在发病机制研究中的应用，因为通过基因芯片技术所筛选得到的信息只是初步的，还可通过 northern blot 杂交等下游的分子生物学技术进行证实。为了尽量减少同一证型不同患者之间的个体差异，我们可将同一证型不同患者标本的 RNA 混合后进行基因芯片检测（"混合基因芯片"），可以综合或平衡同一证型不同患者之间基因表达的个体差异。将混合后的 RNA 重复 3 次基因芯片检测，可以极大地减少假阳性的出现。另外将每个个体的芯片结果与"混合基因芯片"结果进行比对，从而将个体（特殊）和整体（一般）情况综合进行分析。

慢性乙型肝炎中医证型转换存在多基因、多途径、多阶段的作用机制，基因芯片技术可以探明差异表达的基因，但对基因网络的作用机制必须借助现代数学知识和计算机技术。基于聚类、支持向量机等多数据挖掘和机器学习方法对基因表达谱数据进行分析是具有国际先进和国内领先水平的创新性成果，在解决小样本、多信息、非线性及高维等方面具有许多特有的优势。

证的产生与个体差异性密切相关，基因表达的差异体现证的差异，应用基因组多态性研究慢性乙型肝炎的症候，建立基因多态性与证型易感性和转归性的联系，是现代中医理论研究的核心问题之一，发现证候形成的基因背景，将取得中医症候理论的突破，同时极大促进基因组研究的发展。

我国慢性肝炎的病因以肝炎病毒占绝大多数，其中又以慢性乙型肝炎为主，历时三年的全国病毒性肝炎流行病学调查显示：我国乙型肝炎的人群平均感染率为 60%，乙肝病毒表面抗原人群携带率为 9.75%，一些特殊人群或高发地区的感染率更高。近年来慢性乙型肝炎的发病率呈上升趋势，与之相应的重症肝炎、肝硬化和肝癌的发病率亦呈上升趋势，目前国内外尚无较好的治疗方案。慢性病毒性肝炎的治疗，仍是当前亟待解决的难题。

中医对慢性病毒性肝炎进行辨病辨证施治，确能收到良好效果。从病毒性肝炎到肝硬变（肝癌），最重要的治疗是：清除病毒、抑制肝内炎症和坏死、抗肝纤维化、促肝细胞再生、恢复肝脏的功能与代偿、防治并发症等。常用的治疗法则包括：清热解毒、清利湿热、疏肝解郁、健脾利湿、补气养血、温补脾肾、滋补肝肾、活血软坚等。由于慢性肝炎的发病机制极为复杂，每个具体的病人发病机制又不尽相同，因此，想用一种方法治疗所有的病人是不可能的。中医针对慢性肝炎病程进展的不同阶段所出现的"证"进行辨证论治，行之有效，体现动态化、个体化特点，但由于缺乏客观化和规范化的辨证论治标准，随意性较大，其疗效亟待提高。

中国中医药学会内科肝病专业委员会1991年12月天津会议制订的慢性乙型肝炎常见五种证型（湿热中阻证、肝郁脾虚证、脾肾阳虚型、肝肾阴虚型、瘀血阻络证）的辨证标准，为进一步研究其分子机制奠定了坚实的基础。慢性乙型肝炎随病程进展而出现证型转换，不同的患者会出现不同的证型转换规律，如急性发作期（包括初期病情发作和慢性过程中疾病急性发作或加重）常出现湿热中阻证，较早期的慢性过程常出现肝郁脾虚证，病情进一步发展，会出现脾肾阳虚型，或肝肾阴虚型，或瘀血阻络证等不同证型的转换。这些证型转换与诸多因素的影响密切相关，但其具体机制尚不十分清楚。

中医学认为，疾病的发生发展过程就是正邪斗争的过程：正胜邪退，邪衰正强，则疾病趋向好转和痊愈；邪盛正弱，正虚邪进，则疾病趋向严重和恶化；正强邪不退，邪盛正不虚，则正邪交织，变证丛生；正容邪居，邪避正除，则疾病缠绵难愈，变生他证。在慢性乙型肝炎随病程进展中，邪气以乙肝病毒为主，包括各种促进病情进展的不良因素（如不良情志刺激、不良生活方式、不良环境因素，等），正气泛指包括免疫机能在内的抗病及修复能力，在正邪斗争的过程中，机体的神经－内分泌－免疫网络处于紊乱状态，正气不能完全行使清除邪气（病毒）的功能，病理状态得不到恰到好处的修复，致使疾病缠绵难愈，随着病程进展而证型发生转换。正邪斗争的过程就是它们的基因网络相互作用和调控过程。证型转换虽可通过外部表现出来，但必定有其分子网络的内在调节机制；不管致病因素多么复杂多变，但最终都会影响分子网络而表现出不同的基因表型，揭示证候的基因表型才能抓住疾病的本质，揭示证候转换与基因表型转换的相关机制及其变化规律能极大地推动证候的客观化和规范化，使治疗更具预见性和针对性，才可能进一步提高中医药治疗的疗效。

影响证型转换的基因表型可分为邪气（如慢性乙肝患者体内的HBV）基因表型和正气（机体内的防御系统）基因表型，正邪二者的基因表型是相互影响的。

研究疾病的分子表型，必须同时研究正邪二者的基因表型相互影响的规律。近几年来，随着基因芯片技术的发展，大规模研究基因表达成为现实。利用目前较成熟的技术来对乙肝（hepatitis B）疾病进行研究就有很大的优势，也是解决这一难题的有效方法。

（七）分子证候辨证研究实例

中医证候的现代研究早期以症状、疾病、组织、细胞等为主体，随着时代的进步，近十多年来分子基因水平的研究也逐渐增多，如肾虚证、血瘀证等。但有关慢性乙型肝炎中医证候（病证结合）却未见系统而深入地研究。

湖北中医学院（现湖北中医药大学）附属医院在连续承担国家科委"六五""七五""八五"和"九五"重大医学攻关项目（中医防治慢性乙型肝炎及肝硬化的临床及实验研究）的过程中，对慢性乙型肝炎病程进展中证型转换的机制进行了初步探讨。据长期临床观察的结果表明，肝纤维化的发生发展与"瘀血阻络证"发生发展密切相关。乙型肝炎病毒（HBV）为逃避免疫、药物等压力而发生基因变异是 HBV 反复或持续复制的重要原因，其基因变异的可能性随慢性乙型肝炎病程进展而呈上升趋势；肝纤维化是慢性肝炎向肝硬化、肝癌发展的重要病理阶段，慢性乙型肝炎患者大多存在不同程度的肝纤维化；但 HBV 基因变异与肝纤维化的发生发展是否存在某种联系，尚不清楚。我们应用聚合酶链反应 – 单链构象多肽性分析（PCR – SSCP）银染技术检测 HBV 前 C 区基因变异和放射免疫法检测血清肝纤维化标志物（血清透明质酸，HA 和血清Ⅲ型前胶原肽，PCⅢ）检测 103 例 HbeAg 阴性而 HBV – DNA 阳性的慢性乙肝患者的血清，进行前 C 区基因变异与血清肝纤维化标志物水平的相关性分析。

我们还采用基因芯片技术检测 HBV 前 C 区基因变异与慢性乙型肝炎中医证型的相关性。结果发现：相同位点的变异率在不同证候之间不同，如 1762 位点的变异率，肝肾阴虚证为 32.35%，瘀血阻络证为 92.5%，肝郁脾虚证为 13.29%，三证之间均有显著性差异（P < 0.001）。

1764 位点的变异率，肝肾阴虚证为 38.24%，瘀血阻络证为 90%，肝郁脾虚证为 15.38%，三证之间均有显著性差异（P < 0.001）。

1862 位点的变异率，肝肾阴虚证为 8.82%，瘀血阻络证为 0.00%，肝郁脾虚证为 0.70%。

1896 位点的变异率，肝肾阴虚证为 67.65%，瘀血阻络证为 30%，肝郁脾虚证为 16.78%。肝肾阴虚证与瘀血阻络证比较，有显著性差异（P < 0.001）；肝肾阴虚证与肝郁脾虚证比较，有显著性差异（P < 0.001）。

1899 位点的变异率，肝肾阴虚证为 38.24%，瘀血阻络证为 50%，肝郁脾虚证为 4.20%。肝肾阴虚证与肝郁脾虚证比较，瘀血阻络证与肝郁脾虚证比较均有显著性差异（P < 0.001）。

相同位点变异株信号强度在不同证候之间不同，如 1762 位点变异株信号强度趋势为瘀血阻络证 > 肝肾阴虚证 > 肝郁脾虚证 > 湿热中阻证，肝郁脾虚证分别与肝肾阴虚证（P < 0.05）和瘀血阻络证（P < 0.01）之间比较，差异显著。

1764 位点变异株信号强度趋势为瘀血阻络证 > 肝肾阴虚证 > 肝郁脾虚证 > 湿热中阻证。瘀血阻络证与肝郁脾虚证之间比较差异显著（P < 0.01）。

1862 位点变异株信号强度趋势为肝肾阴虚证 > 肝郁脾虚证，两者比较，差异显著（P < 0.05）。

1896 位点变异株信号强度趋势为肝肾阴虚证 > 瘀血阻络证 > 湿热中阻证 > 肝郁脾

虚证。肝肾阴虚、瘀血阻络、肝郁脾虚三证型之间存在显著差异（其中肝肾阴虚与肝郁脾虚之间 P＜0.01，其余 P＜0.05）。

1899 位点变异株信号强度趋势为瘀血阻络证＞肝肾阴虚证＞湿热中阻证＞肝郁脾虚证。肝肾阴虚证、瘀血阻络证、肝郁脾虚证三证相互间存在显著差异（P＜0.01）。

不同证候之间在变异位点和信号值强度上存在显著差异，如肝肾阴虚证与瘀血阻络证，在 1896、1899 位点变异株信号强度存在显著差异（P＜0.05）。肝肾阴虚证与肝郁脾虚证型，在 1762、1862、1896、1899 等位点的变异株信号强度存在显著差异（P＜0.05）。瘀血阻络证与肝郁脾虚证，在 1762、1764、1896、1899 等位点的变异株信号强度存在显著差异（P＜0.05）。

慢性乙型肝炎中医证型的转换不仅与 HBV 的突变类型相关，更重要的是决定于机体内在的基因表型，揭示 HBV 与机体相互作用而导致中医证型转换的分子机制是病（慢性乙型肝炎）证（"湿热中阻证"、"肝郁脾虚证"、"脾肾阳虚型"、"肝肾阴虚型"、"瘀血阻络证"）相关的理论基础。近年来，基因芯片技术的成熟为这一研究提供了有力的工具。基因芯片是将大量的靶基因片段有序地、高密度地固定在玻璃、硅等载体上的一项技术。基因表达谱芯片是目前应用得最广泛的基因芯片，是指将成千上万个基因特异的探针或其 cDNA 片段固定在一块基因芯片上，对来源于不同个体、不同组织、不同细胞周期、不同发育阶段、不同分化阶段、不同病变、不同刺激（包括不同诱导、不同治疗手段）下的细胞内的 mRNA 或逆转录产物 cDNA 进行检测从而大规模对这些基因表达的个体特异性、组织特异性、发育阶段特异性、分化阶段特异性、病变特异性、刺激（包括对治疗的反映）特异性进行综合的分析和判断。

我们已进行的人类基因表达谱芯片检测，初步显示出慢性乙型肝炎湿热中阻证、肝肾阴虚证、瘀血阻络证患者与正常人之间的白细胞基因差异表达，以及肝肾阴虚证与湿热中阻证、湿热中阻证与瘀血阻络证患者之间的白细胞基因差异表达。这些差异表达的基因主要涉及细胞分化、细胞信号转导、细胞结构、细胞成分、基因和蛋白表达、代谢和免疫等相关。

湿热中阻证与正常组比较，基因表达谱的变化规律表现为上调和下调表达的均较多，其中上调 1271 条，下调表达的基因 1255 条。

肝肾阴虚证与正常组比较，基因表达谱的显著变化（上调表达的基因 397 条，下调表达的基因明显多于上调表达的基因，共 628 条），上调与下调表达的基因与湿热中阻证比较均显著减少。

瘀血阻络证与正常组比较，基因表达谱的变化规律表现为上调与下调表达的基因与湿热中阻证比较均显著减少，下调表达的基因多于上调表达的基因。上调表达的基因 435 条，下调表达的基因 530 条。

肝肾阴虚证与湿热中阻证比较，基因表达谱的变化规律表现为下调表达的基因多于上调表达的基因，上调表达的基因 188 条，下调表达的基因 472 条。

湿热中阻与证瘀血阻络证比较，基因表达谱的变化规律表现为上调表达的基因344条，上调表达的基因多于下调表达的基因，下调表达的基因292条。

基因差异表达的总趋势表现为实证（湿热中阻证）上调和下调表达的均较多，其中上调表达多于下调表达的基因；虚证（肝肾阴虚证）和虚中夹实证（瘀血阻络证）上调和下调表达的均较少，其中下调表达多于上调表达的基因。

与此同时，初步发现了一批高表达（ratio 值 > 10）基因，这些基因中有部分基因的部分功能清除，部分基因的功能尚不十分清楚。

湿热中阻与正常组比较，高表达且功能部分清楚的基因如 NM_ 002778，ratio = 42.37，神经梢内酯触酶活性蛋白 – 1；NM_ 005159，ratio = 11.55，肌肉的活力、收缩，并参与调节心脏节率；NM_ 002934，ratio = 10.66，在肝脏由 eosinophil 衍生的神经毒素；NM_ 134264，ratio = 15.17，细胞内信号层叠转导；NM_ 000072，ratio = 12.97，与细胞受体活性、血液凝结等相关；NM_ 004681，ratio = 15.11，与蛋白质的生物合成相关；NM_ 013451，ratio = 16.37，细胞结构、肌肉收缩等；NM_ 002068，ratio = 12.15，信号传感活性，磷脂酶 C 的激活；NM_ 018404，ratio = 20.54，GTP 酶催化剂活性；AF051782，ratio = 12.33，与突变相关。高表达但功能未知的基因如NM_ 001008，ratio = 10.71；NM_ 000698，ratio = 10.78；NM_ 015915，ratio = 10.83；BM469640，ratio = 16.32NM_ 018444，ratio = 16.15。

肝肾阴虚证与正常组比较，高表达且功能部分清楚的基因如 NM_ 004653，ratio = 23.36，精子发生相关。高表达但功能不清的基因如 NM_ 006445，ratio = 10.67；NM_ 001008，ratio = 14.72；NM_ 002609，ratio = 15.33；NM_ 007268，ratio = 14.75；NM_ 000491，ratio = 19.57；NM_ 001008，ratio = 14.2。高表达但功能不清的基因如 NM_ 001008，ratio = 14.2。

瘀血阻络证与正常组比较，高表达且功能部分清楚的基因如 NM_ 004681，ratio = 16.52，蛋白质的生物合成；NM_ 004653，ratio = 17.87，精子发生；NM_ 002343，ratio = 13.97，铁离子平衡、体液免疫反应等；NM_ 000250，ratio = 16.75，过氧化物酶活性、氧化还原酶活性、钙离子结合、抗凋亡、防御反应等；NM_ 006855，ratio = 18.97，受体活性，细胞内的蛋白质转运；NM_ 002343，ratio = 14.98，铁离子结合、转运与平衡，体液免疫反应等。高表达但功能不清的基因如 NM_ 001008，ratio = 14.2。

肝肾阴虚证与湿热中阻证比较，高表达但功能不清的基因如 NM_ 000558，ratio = 55.3；AC018889，ratio = 44.74；NM_ 005332，ratio = 17.28；NM_ 000032，ratio = 10.68；NM_ 000184，ratio = 54.99；BC015760ratio = 13.78。未见高表达且功能清楚的基因。

湿热中阻证与瘀血阻络证比较，高表达的基因较少（仅见 2 条），且为功能不清的基因，如 AF187554，ratio = 13.94；NM_ 134264，ratio = 10.14。

进一步工作是运用生物信息学技术进行数据挖掘，探讨与慢性乙型肝炎中医证候相关的候选基因、主效基因和证候基因组合。在此基础上，进一步采用分子生物学技术从转录水平和蛋白质水平验证差异表达的基因准确性，探讨慢性乙型肝炎中医证候发生发展的基因、蛋白质组学的科学内涵。

本项目研究的科学意义、对学术发展的影响与应用价值如下：

其一，对推动中医证候理论研究具有重要意义。应用基因芯片和生物信息学技术，同步研究 HBV 基因变异和慢性乙型肝炎病程进展过程中基因表达谱的变化规律与中医证型发生发展的相关机制，揭示中医证型转换的分子基础和病（慢性乙型肝炎）证（"湿热中阻证""肝郁脾虚证""脾肾阳虚证""肝肾阴虚证""瘀血阻络证"）相关的理论基础，从基因表达谱的差异性比较分析，研究慢性乙型肝炎中医证候发生发展及转换的基因表达及调控规律，探索证候表现的基因特征、基因表达调控的变化及其规律；总结证候发生发展及转换的基因组学特征。与此同时，了解 HBV 基因变异和慢性乙型肝炎病程进展中基因表达谱的变化规律与中医证候发生发展的相关机制，揭示慢性乙型肝炎中医证候发生发展的基因表达及与 HBV 基因变异相互作用的调控规律，阐明正邪斗争的基因网络调控机制，总结病证相关和中药复方治疗慢性乙型肝炎的分子机制，为提出分子证候辨证的客观标准，建立证候基因诊断的分子理论基础提供实验依据。

其二，对中医临床现代化研究具有重要作用。中医强调辨证论治，与西医相比具有重视疾病实体的特殊性的优点，同时存在对辨证者水平依赖性强的不足。证候形成的基因背景的发现，将使辨证时能够结合特定个体的基因表型作为依据，提出分子辨证的标准可大大提高对慢性乙型肝炎辨证的准确度和可信度，有助于得到国际医学界的认同。

其三，本实验结果初步揭示出慢性乙型肝炎患者湿热中阻、肝肾阴虚、瘀血阻络等病证的基因表达谱与正常人比较有显著不同，基因差异表达的总趋势表现为实证（湿热中阻证）上调和下调表达的均较多，其中上调表达多于下调表达的基因；虚证（肝肾阴虚证）和虚中夹实证（瘀血阻络证）上调和下调表达的均较少，其中下调表达多于上调表达的基因。同时发现了一批与上述证候相关的高表达基因。

其四，本实验结果初步发现 HBV 前 C 区基因变异与慢性乙型肝炎中医证型的证候的转换密切相关。相同位点的变异率在不同证候之间不同，相同位点变异株信号强度在不同证候之间不同，不同证候之间在变异位点和信号值强度上存在显著差异。

这些分子生物信息学与证候的相关性研究结果为"慢性乙型肝炎分子证候辨证理论"提供了一定实验资料，并为进一步研究奠定了坚实的实验基础。

第六节　从系统生物学挖掘证候信息

自 20 世纪 80 年代末期以来，生物信息学相继推动了系统生物学（systems biology）、功能基因组系统学等的兴起，发展了从系统观、信息结构、"复杂性"研究健康与疾病的新方法，并已深入到与人类疾病密切相关的基因组学、蛋白质组学、药物基因组学等各个领域。系统生物学则强调基因、蛋白、分子间的相互关系，以及从基因到细胞、组织、个体等各个层次的整合，强调基因组学、蛋白质组学等生物信息、信息通路以及信息网络的复杂相互作用研究，强调不同组成部分、不同层次间相互作用而"涌现"的系统整体特性。疾病的发生与环境（环境有害因素）和遗传（遗传易感性）有关。单基因病（monogenic disease）是疾病发病的遗传因素中以单基因缺陷占主导地位，且在家系成员中疾病传递符合孟德尔规律者。复杂性疾病（complex diseases）则是由多个基因及环境因素（包括致病微生物）相互作用所致，且在家系中不符合孟德尔规律，又称为多基因病（polygenic diseases），多基因遗传病（polygenic inheritance diseases），多因子病（multifactorial diseases）。如肿瘤、心血管病、代谢性疾病、神经-精神类疾病、免疫性疾病、帕金森氏症、肠癌等。由于机体常见的疾病、健康状态是环境暴露、遗传易感性和年龄等因素复杂交互作用的结果，基因-环境各种因素之间往往存在复杂的非线性关系，因此导致研究上存在困难。

复杂性疾病的特点往往是由多个中效、微效基因共同决定疾病的复杂性状，仅一个基因的改变对疾病的发生、发展，以及对药物作用的影响不大，其中某一或某些基因位点仅对应于该疾病的某个亚型、某个症状或体征。

疾病基因型与表型存在多因素致病、多基因调控、涉及多个层次、临床表型复杂等特征。如类风湿性关节炎（RA）的病理、免疫学改变虽然相似，但其临床表现、基因表达谱改变却呈现出多样性。同时，复杂病的遗传易感性不一定是对疾病表型本身的直接影响，而可仅是对疾病中间性状影响的间接后果。可以认为，现代医学与分子遗传学在疾病解释上存在可能的矛盾，即对于复杂疾病而言，分子遗传学的解释过于概括，以致不适用于分为若干不同类别乃至亚组的特定疾病。

"序列→结构→功能"的生物学观点是既往复杂性疾病机制研究的基础，即认为基因组本身包含蛋白质结构的所有必需信息，这一观点过于简单并有太多还原论色彩。由于生理-化学原理和生物学机制都不可避免地要涉及分子相互作用和反应的时空依赖性，当前从"相互作用→网络→功能"的模式出发，在转录组学和蛋白质组层次研究基因调控网络、蛋白质相互作用网络的丰富信息成为后基因组学、生物信息学的前沿和热点。同时，功能基因组研究也开始朝复杂系统的方向发展，这为复杂性疾病在大量已有数据资料的分析处理基础上，由局部朝向整体，由孤立朝向系统提供了可能。因此，以系统观为特点的生物信息学研究策略与方法，有望突破单基因病分析方法在复杂疾病研究中的局限，并将在生物学和临床医学的诊断、治疗、药物开发等方面提供理论指导和分析，具有广泛而关键的应用价值。

中医药学植根于临床实践，防治众多常见疾病具有较佳的疗效，是世界医学不可或缺的组成部分。然而长期以来研究策略与方法的局限，制约了中医药治疗规律和疗效机制的探讨。将侧重于宏观的中医药学及其诊疗特色、丰富资源与侧重于微观的生物信息学进行有机结合，开展"中医药生物信息学"（traditional chinese medicine bioinformatics，TCMB）有关理论与方法的研究，是我们提出的一个充满挑战和机遇的方向。研究表明，以生物信息学的有关理论与方法为桥梁，在中医学研究中发展相应的信息分析与整合手段，将有助于深入了解以整体观、辨证论治为核心的中医诊疗规律；一套行之有效的中医药生物信息分析方法，也将为在分子水平上发掘中医药的系统内涵，在系统层次上加深对于复杂性疾病的理解提供新的途径。由于中医学对人体体质因素、环境因素及疾病不同阶段证候演变的整体认识方法，使得在微观层面上研究中医学诊疗机制，必然需要大量的生物信息分析，特别是非线性规律的分析尤为突出。中医学对疾病的观察体现出机体与环境相交融的整体观念。对空间的"证"、时间的"候"进行证候学判断，从而指导方药的治疗是中医临床的核心特点。我们运用控制论方法与中医理论相结合，已初步揭示在机体与环境、机体内多因素相互作用基础上的稳态机制和系统特性。通过"降维升阶"等处理，则有助于从复杂的四诊信息、理化信息以及多层次生物信息中，使主要证候因素得以辨识。目前国际上认为，揭示复杂疾病机制的新途径，在于了解亚细胞、细胞、组织、器官及系统结构中的蛋白质相互作用，以及认识基于相互作用的疾病不同状态，而多学科的协作、有效的信息整合，其意义超过了单纯的基因研究。我们开展的中医证候与复杂性疾病有关病理、生理多层次信息的综合研究，也符合了这一发展趋势。

中医药在治疗上注重功能调节（证候的改善），可能是在调控疾病的相关（易感）基因的表达及表达产物上发挥重要作用，已发现中药可以影响一些细胞因子、组织损伤酶的比例、动态变化等。中药的作用具有多因微效基础上的突现特点，在一定意义上符合多基因病的形成特征及治疗趋势。因此，充分发挥生物信息学计算、设计的作用，在计算与实验相结合的研究框架下，进行基于多层次生物信息分析的中药有效分子组合筛选，中药生物信息与化学信息相关性研究，以及中药基因组学等研究，对于复杂疾病的药物设计及防治具有较大价值；同时，以确有疗效、成分明确的中药为探针，可望开启复杂疾病机制研究中"以药测病"和"以药测证"的思路，从新的角度扩充疾病相关的分子调控网络，并促进生物信息、医学信息的融合，这些认识可能会对药物开发产生极大的推动作用。长期以来，研究人员只将注意力集中在单靶标药物开发上，但是就像经济学家所说"只改变一件事是不可能的"，如果只将那些你认为致病的基因破坏，另外的某个基因或蛋白质可能又会呈现相同的功能，病人仍将生病。相反，系统生物学的方法能够识别出那些抑制药物活性或引起副作用的反馈信息。从系统药物学挖掘证候信息是一条重要的有效途径。

第七节　辨证论治决策支持系统的建立与应用

辨证论治决策支持系统是根据两项或两项以上的病人数据，主动生成针对具体病证建议的知识系统。该系统的主要成分包括可用于辨证论治的中西医知识、病证数据和针对具体病证的建议。

一、辨证论治决策支持方法

（一）用于辨证论治决策的医学知识

决策过程中涉及科学知识和经验性知识两种类型的知识。科学知识来自医学文献、书籍或期刊论文。进行辨证论治除了要掌握系统的中医药理论知识和辨证论治的基本规律外，还必须掌握现代生物学原理，以及病理生理状态与病证的关系。经验性知识主要来自个人或他人的完整病案资料，临床医生可将经验性知识类推于辨证论治的临床实践中。虽然这两类知识处于临床知识域的两端，但临床医生在进行辨证论治的过程中，这两类知识是相互交织贯通使用的。多数情况下，临床医生在拥有足够的知识和充分的病人资料的情况下可进行正确的辨证论治，不需要计算机协助。但在许多情况下，计算机有助于提高辨证论治水平。人的记忆力有限，无论是科学知识或经验知识，有可能出现记忆模糊或不完整，借助于计算机可有效地解决此类问题。医生在遇到常见病例可能因为疏忽而犯错误，遇到复杂病例更可能因为知识缺乏或能力不足而犯错误，借助于计算机（辨证论治决策支持系统）可在一定程度上减少犯错误的概率。现代科技，包括医学知识处于高速度增长的时代，临床医生的知识更新无法与急剧增长的医学知识同步。基于计算机技术的现代信息技术有利于增加医生医学知识更新的速度。计算机可以把病人的数据储存在数据库中，还可以把知识储存在知识库中，以补充人脑的知识和辅助大脑推理。

（二）学习与决策

通过认知和识别过程做出决策时需要知识，知识获得需要学习。学习是指在教育和培训中获得知识，然后在测试中检测认知水平。如果结果满意，获得的知识即可用于实践。人和计算机在决策时的"思路"根本不同，但学习和测试的两个过程却完全相同。在科学研究和临床工作中通过仔细观察可获得"病证→症状"的正向关系，在进行辨证论治时要解决"症状→病证"的反向关系。计算机的辨证论治系统也存在这两种关系识别事件，这是学习过程中最核心的问题。要知道哪些症状和体征属于哪一种疾病，必须通过学习，或在研究中发现，或通过经验获得。知道了哪些症状可能出现于某种病证，但不一定就能就此症状确定为某种病证，因为大多数症状都是非特异性的，不同的病证可出现相同的症状。

1. 证候与症状和测量值的变异　患者的所有症状和测量值都可能发生变异，这种变异的结果就导致证候的千差万别。患有同样疾病的病人所表现的证候往往有很大差别（即同病异证）。随着疾病发展和环境改变，同一病人所表现的证候会发生变化。中医用证候来把握症状和测量值的变异，这种证候变异可以用某种方式如平均数加方差表示，同一疾病与证候的相关性也可以用统计学方法表示。

2. 证候选择 在中医证候信息学中，我们把症状、体征、测量值和诊断性试验结果称为证候，而把计算机支持的决策或诊断称为分类。相关的证候特征体现了电子病历（CPR）中所有数据的语义信息。决策模型可辅助证候的选择，证候选择是训练计算机进行决策支持的主要内容。必须确定哪些症状、体征、测量值（证候特征）对区别健康和病态或鉴别病证最有价值（即有统计学意义）。没有合适的证候特征，计算机决策支持系统就无法提供帮助。

3. 证候特征与决策模型 决策模型有助于选择最佳的证候特征，故选择决策模型非常重要，但如果我们不知道哪些证候特征最有意义，所有决策模型都无法提供帮助。一旦我们有了好的证候特征，决策模型本身也可以得到优化。在训练计算机决策模型时，根据经验分类，先把患不同疾病的一组病人的证候特征输入计算机（称为训练集或学习集），要求计算机用决策模型把病人分成不同的疾病组。这种模式识别形式叫学习，计算机的学习过程原则上与人类相似，可分为指导性学习和自动学习两种形式。

（1）指导性学习：指在监督学习中，研究者（即"老师"）把训练集中每个病人的疾病或健康状态的特征告诉计算机，并要求计算机根据证候特征的判别力对证候特征进行排序，即判别病证 A 与病证 B 的第一最佳特征，第二最佳特征等，采用统计学和其他技术可以获得一组按判别力排序的证候特征。证候特征可按多种方式排序，但结果可能有所不同。最后由"指导者"根据"教学效果"决定决策模型中需要哪些证候特征以及需要多少证候特征。

（2）自动学习：是由计算机自己完成鉴别诊断。在自动学习中计算机也有特征训练集，但未被告知"真相"：即不知道什么病证属于什么病人。计算机需通过分析发现哪些证候特征最能代表各种不同的病证，这个过程叫"聚类"。

4. 决策支持模型 在确定所用的证候特征后，采取相应的诊断决策策略，即建立决策支持模型。我们对病人的情况、症状和人群中病证发生的情况知道得越多，就能开发出更好的病证决策模型。病证诊断决策与从其他许多事件背景中发现某一事件的方法有许多相似之处。发现事件或诊断病证越困难，我们就越需付出更多的努力。我们在辨证论治过程中常常遇见这样的问题，不同疾病会出现共同的症状，其正确鉴别诊断十分困难。一些"紧邻"病证有或多或少相似的症状，但每种病证却有着不同的预后和治疗方法。"同病异治""异病同治"是中医临床的重要辨证思路，这种辨证论治的精髓思想在一定程度上有效地指导着中医临床实践。"异病同治"是指不同的疾病在病程进展中出现相同的"证"可采用相同的治疗方法，这种从纷繁复杂的个性变化中抓住共性对不同的疾病进行辨证论治在通常情况下十分有效，但不同的疾病出现相同的"证"是相对的、暂时的和有条件的，而这种相同"证"的个性化特征则是绝对的、永恒的和无条件的。也就是说，我们通过深入分析总是可以从这种相同的"证"中找出不同，因而在治疗上，相同之中存在众多的不同，即"异病同证非恒同治"。如果将"异病同治"简单化，则有碍中医临床辨证精细化和个性化优势地发挥，"异病同

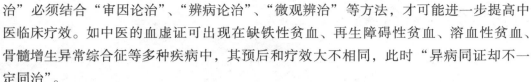
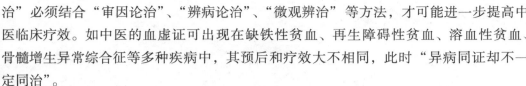

治"必须结合"审因论治"、"辨病论治"、"微观辨治"等方法，才可能进一步提高中医临床疗效。如中医的血虚证可出现在缺铁性贫血、再生障碍性贫血、溶血性贫血、骨髓增生异常综合征等多种疾病中，其预后和疗效大不相同，此时"异病同证却不一定同治"。

证候决策支持模型可采用医疗卫生中的常用决策支持模型，这些模型可分为不同的类型，主要有定量决策支持模型和定性决策支持模型两类。定量决策支持模型往往是基于公认的统计学方法，利用病人资料构成的训练集，通过统计学方法选择证候特征，并评估这些证候特征的判别力。一般的方法是把病证的先验概率整合到统计学模型如贝叶斯规则中；定性决策支持模型所采用的证候特征一般由专家提出，往往基于临床研究的结果。一般采用"逻辑演绎"的符号推理（布尔逻辑，又叫组合逻辑或符号逻辑）方法。也可将定量方法和定性方法结合起来构建证候决策支持模型。贝叶斯网络加上概率模型将特定事件的关系强度定量化，然后这些事件可能被用于模型来描述某种病证状态。使用这种定量和定性推理两种方法，必须用试验集对模型进行检测，以确保该模型的结果准确，并评估其局限性。

5. 定量决策支持方法　定量决策支持是应用统计学检验一些事件的发生概率的原理和方法用于病证决策支持，以估计某种病证发生的概率，一般要同时应用所有病证特征（症状、体征和测量值等）。以单个特征判别健康和病理状态为例，讨论证候定量决策支持方法。如为了判别血虚证和无血虚证的人群，而收集三个不同人群的外周血象值（红细胞总数和血红蛋白量），就可以判断这三组人群是否有血虚证。血虚证的确诊方法是：在几星期内的不同时间测定几次外周血红细胞总数和血红蛋白量。虽然在许多情况下单凭血红蛋白量不足以确诊血虚证，但本例为简化方法学，我们只采用每个对象的一个血红蛋白量的测定值，且暂不考虑测量误差和其他因素可能出现的假象。在普查的健康人群中，非血虚证组比血虚证组的分布更广，一般医院就诊的人群中两者的分布相等，在血液病专科就诊的人群中血虚证患者的分布高于健康人。如果要求我们应用单一特征（即血红蛋白量）的决策模型来区别血虚证和无血虚证者，最简单的方法就是设定一个决策阈值，低于该值即判断为血虚证，高于该值则为非血虚证。原则上我们可以在血红蛋白值重叠区任选一个判别阈值（见图中标示的三个判断阈值），但无论我们选择哪一个阈值，都不可能完全避免错误。一般来说，有四种可能的判断和两种类型的错误（图 10 - 1）。

TP：患有血虚证且该模型也判断正确的那一部分，也就是血红蛋白值低于判断阈值的所有血虚证病例。TN：非血虚证患者并且判断模型也判断正确的那部分。FP：非血虚证但决策模型错误地判断为血虚证的那部分。FN：患有血虚证但决策模型错误地判断为无血虚证的那部分。

从图中可知，TP + FN = 100%，FP + TN = 100%。用分数表示，TP + FN = 1，FP + TN = 1。

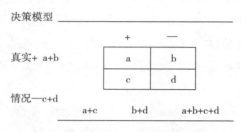

图 10 – 1 真阳性（TP）、真阴性（TN）、假阳性（FP）、假阴性（FN）的关系

决策模型的效能最好由其整个 ROC 曲线表示，但在实际运用中，一般只用两个参数（FP 和 FN）来估计二分类的决策模型（A 病证和 B 病证，或者健康和异常）。表示决策模型效能的最常用方法是 2×2 矩阵（n×n、n×m 矩阵），如图 10 – 2 所示。

图 10 – 2　敏感度、特异度和预测率

敏感度：TP = a／（a + b）的值。

特异度：TN = d／（c + d）的值。

阳性预测率：a／（a + c）的值。

阴性预测率：d／（b + d）的值。

当然，一个病证判断方法的效能不能只用一个数字表示，一个病证判断方法的效能应由特征分布所决定，特征的鉴别力越强，方法的效能越好。特定判断阈值的特异选择依赖于疾病或事件过去的流行概率，因假阳性和假阴性判断所付出的代价，正确判断的效益或效用。

贝叶斯（Bayes）法则反映了病证的既往或条件性发生概率对决策模型诊断病证概率的影响。假设已知病证 D 在人群中的发生率，也就是（a + b）／（a + b + c + d），即病证 D 在人群中的先验概率 P（D）。在血虚证的例子中，人群中正常者的既往发生概率为 P（N），那么 P（D）+ P（N）= 1。一般医院就诊的人群中，两者先验概率几乎相等，而健康普查人群中 P（N）> P（D），在血液病专科门诊人群中 P（D）> P（N）。

根据贝叶斯规则，如果已知病证的先验概率和该病证发生症状 S 的条件概率 P（S | D），就可以计算出病证 D 的后验概率 P（D | S）。贝叶斯规则可用于患病证 D 或健康（正常）人（N）的情况，正常对病证的贝叶斯公式为：

P（D | S）= {P（D | S）P（D）+ P（S | N）P（N）}

6. 定性决策支持方法　定性决策支持是由基本的决策单元组成，这些基本决策模块需判断某症状是否存在，或者测量值是否高于某一阈值。在基于规则的决策支持方法中，要判断某特征的值 x 是否高于某阈值 L 或者一种症状是否出现，判断结果可以用布尔（逻辑）表达式 E 表示，E 的逻辑可以为真（TRUE）或假（FALSE）。

表达式 1：E = "X > L"。

如果特征 X 的值大于阈值 L，那么上述表达式为真；如果特征 X 的值小于阈值 L，那么上述表达式为假。

表达式 2：E = "症状 S 存在"。

症状 S 存在则上述表达式为真，否则为假。表达式 E 可能更为复杂，甚至包括数种症状、特征和阈值的复合表达式。

启发式推理的基础是我们即拥有病人数据库资料，又拥有知识库。能够根据这两种资料进行推理，最后得出结论。进行这类推理需要适应性很强的程序，以便利用不同的病人数据库和不同的知识库。这种推理机制可以运用不同的策略进行推理，一般可分为正向推理和反向推理。在这两种策略当中，推理系统的有关推理对象的数据驱使推理机制从知识库中选择一条或几条可对这数据进行推理的规则。执行这些规则可能使推理机制进入两个分支：一是要求用户输入更多的数据；或者自动调入其他规则进行推理。推理机制使规则一条接着一条激活，这些规则在解决问题的过程中"产生"出推理链，故知识库中规则称为"产生式规则"。

正向推理是数据驱动的推理。始于从病人数据库选择的数据，随后检查知识库是否存在可用于对这些数据进行推理的产生式规则。如果存在可用规则，就执行这些规则，推理的结果被添加到数据集中，如果后面的规则依赖于这些新的推理数据，那么后面的规则将被激活。如果原始数据集没有可以激活的规则，根据先前推理的结论也没有可激活的规则，程序就停止运转。

反向推理机制是从知识库中选择规则开始，随后检查病人数据库中是否有可供推论的数据。实际上是从单一规则（目标规则）开始的，然后依据已知的病人数据评估该目的规则的前提是否为真。如果没有证据可以证实这一规则的前提为真，反向推理器就到知识库中寻找其他规则。如果其中一个规则为真，系统就会得出结论——此目标规则为真。当然建立某一规则的真值可能需要推理机制寻找知识库中的其他规则，可能还需要更多的病人数据。这种目标驱动的推理过程反复进行，直到证实目标规则为假，或者目标的所有前提都为真。在推理过程的任何阶段，如果没有足够的数据，反向推理器会要求用户提供更多的数据。为了判断目标规则的真值，反向推理可能还要启动更多的规则，对现有的病例数据进行推论。这些结论汇集起来成为决策问题的答案。

数据很少的时候，最好是从数据开始，因为这些数据可以选择性的启动知识库中相应的规则。如果手头有很多数据，就不用正向的推理机制，以避免启动无数规则，这种情况下反向推理的效率更高。必要时可将正向和反向推理结合起来应用。

框架结构：在框架表达方式中知识被理解为一系列概念，每个概念有很多属性，这些属性可以用特定的值来表示。例如，证候概念的框架可有下列属性：名称、中医病证分类与代码（TCD）、患病的部位、标准治疗，等。肝肾阴虚证的简单框架可能是：

概念	证候
名称	肝肾阴虚
TCD 编号	ZZGS40
患病部位	肝、肾
标准治疗	滋养肝肾

二、辨证论治决策支持系统

基于知识的系统其特征是把专业知识、推理方法和病人数据分离。这些系统包含来自专家的知识，其解决问题的方式可能也与专家类似，故过去常称专家系统。一般基于知识的系统都有一个知识获取程序，用于建立和维护知识库。一个解释模块，以帮助用户使用。当非专家用户应用含有专家知识的决策支持系统时，可能因为不能彻底理解系统得出结论的原理而影响应用。应用辨证论治决策支持系统的常见问题是：在采纳系统的决策后，用户仍应对决策负责，还是盲从系统的提议？目前，辨证论治决策支持系统还没有获得很好应用，关键问题是缺乏临床医生接受辨证论治决策支持系统的标准。如果有经验的临床医生浏览一下原始数据就能知道病人所患的病证，就不需要基于计算机的辨证论治决策支持系统的支持。但一个临床医生的知识总是有限的，临时学习和查阅会有很多困难；一个临床医生的经验也是有限的，缺乏经验的医生，其辨证论治的准确性必然受到影响；一个临床医生在进行辨证论治的临床推理时总可能发生错误，其辨证论治的准确性就会存在问题。基于计算机的辨证论治决策支持系统如得到广泛应用，必将在上述诸方面提供辨证论治决策支持，以提高辨证论治的准确性和可靠性。

（一）辨证论治决策支持系统的作用

通常辨证论治决策支持系统可在以下几个方面发挥作用，以提高辨证论治的质量。

1. 其他途径无法快速得到的原始医学数据与资料。

2. 对快速决策所需数据提供综合分析。

3. 数据的管理支持、记录备案、储存和转运。

4. 指导无经验的医护人员作复杂决策。

5. 在大量病例进行常规诊断情况下，向有经验的医护人员作提示性诊断。

6. 在非常规情况下向用户提供诊断辅助。

7. 在循证医学系统中可对证据进行评估。

8. 在疗效评价体系中可对其疗效进行评估。

（二）辨证论治决策支持系统的发展趋势

目前的辨证论治决策支持系统尚不完善，还没有达到把数据输入、归档、报告生成、处理批量数据流和评估功能都整合在一起的常规水平。中医药疗效评价体系尚在建立之中，符合中医药特点的循证医学平台正待建立和完善，辨证论治决策支持系统不仅要接受彻底的评估，还要符合法律和道德的准则。辨证论治决策支持系统在质量和可靠性方面必须符合社会标准，发生伤害时就要负法律责任。如果辨证论治决策支持系统成为"标准医疗"程序，未用或误用该系统可能导致要承担"未提供标准医疗"的法律责任。临床误用的原因可能是用户缺乏使用该系统的资格，或用户虽已具备使用该系统的资格，但缺乏足够的培训，对该系统的能力和局限性认识不够。这包括经常遇到的词汇匹配错误，一些医学术语可能对机器系统和临床医生意味着不同的事物，由于人机对话的误会而出错。由于判别不明也会导致错误，在应使用系统时却放弃系统，在该放弃系统的错误建议时却又接受了这一错误建议。建立中医药"个体化诊疗体系"和"中医药疗效评价体系"是辨证论治决策支持系统得到广泛应用的必要前提和迫切任务，是今后相当一段时间辨证论治决策支持系统的发展趋势。

第十一章　中医四诊信息规范化与量化应用研究

中医四诊即望、闻、问、切四种诊察疾病的方法。通过望、闻、问、切四种诊察手段收集病人病情资料，再经归纳、分析获取证候信息作为临床辨证的依据。四诊的准确性会直接影响疾病的诊断，所以自古以来中医界十分重视"四诊"信息的规范化和采集方法的改进和提高，特别是现代"四诊"信息量化方法学研究方兴未艾，在四诊信息采集技术应用研究领域，取得了丰硕成果。本章将从四诊信息规范化和量化方法学研究和技术应用角度，对这些研究成果进行分类归纳和介绍。

第一节　脉象信息的规范化与量化研究

脉诊的发展与整个中医学发展息息相关。自 50 年代起，许多学者致力于脉象信息的规范化与量化技术研究。按研究特点可以分为仪器研制、临床研究两个方面。

一、仪器研制

在仪器研制中，一方面，通过对脉搏波动的描记，研制出各种各样的脉象仪，能客观化重现脉图的规律；另一方面，对脉图提供的脉诊信息，运用各种信号分析技术，如小波分析和希尔伯特－黄变换（hibert－huang transformation，HHT）等，得到了很多定量化、客观化的指标。

（一）原理设计

对桡动脉脉搏波的研究方法，大多是把适当的换能器置于被测部位，将脉搏的搏动转换成电信号，再输入放大电路，将微弱的生理病理信号用记录仪记录，或用 A/D 数模转换技术，将脉图数字化，存入计算机数据库中，再应用数据处理方法对脉搏波进行分析，实现脉图的自动分析诊断。

脉象传感器是脉象仪的关键组成部分之一。20 世纪 50 年代我国学者朱颜首次将杠杆式脉搏描记器引用到中医脉诊的研究中来。自 20 世纪 70 年代至今，研究人员已研制出种类繁多的换能器以模拟中医切脉的手指，采集脉搏信号并记录。根据其工作原理可分为四种：一种是通过感受脉动处压力的变化而描述脉搏图，即压力传感器；另一种则是通过感受脉管容积的变化来描述脉象，即光电传感器；第三种即传声器，是利用声学原理，拾取由脉搏引起的振动，即所谓听信号；第四种是超声多普勒检测技术。压力传感器又可分为压电式传感器、压阻式传感器和压磁式传感器三种，其中压阻式传感器虽应用最为广泛，而传声器、超声多普勒技术等非接触式的脉象检测方式，与中医指压切脉的特点不符合，难以正确反映中医脉象的特征。

近年来，我国研制出许多种性能各异的脉图仪，其脉象传感器探头有单探头、双探头、多探头等多种形式。单探头是目前传感器中最常用的形式。多年来的研究发现，单探头脉象传感器反映的信息尚比较局限。汤伟昌等在单探头传感器的基础上，设计了由外围传感器和中心传感器组成的双探头复合式脉象传感器，中心传感器测得单纯垂直方向的力，而外围传感器测得脉搏搏动力、皮肤切向张力等的综合力。对两路信号进行运算，能区分血管径向搏动力、轴向张力、血管等效硬度等力学指标。后来又研制了多路换能器，不但能检测到普通换能器所能检测的脉象信息，还能检测到脉象宽度方向上的有关信息。

从各种报道来看，目前脉图仪的技术水平基本趋于一致，少有突破，多是利用单头式压力传感器。今后的研究方向一方面要进一步采用计算机智能化技术方法来分析处理所获取的信息；另一方面还要在脉诊客观化研究中采用多种其他辅助性的传感器，组成多信息，多功能测试仪器来进行脉诊研究，同时还要使其具有方便、经济、易于操作的特点。

（二）信息处理

对于脉图所反映的多方面、综合的信息，单靠直观形态分析法会将许多重要的信息掩盖住，因而，目前分析方法正向更加全面与多样化发展，其主要方法包括时域和频域分析两大类。

时域分析法是通过结合人体心血管系统的动态特征或中医脉象的特性，对脉波图上与时间有关的主峰、潮波、重搏波的幅值、曲线下的面积、曲线与坐标的夹角等内容进行统计分析、多元分析等，以寻找判别脉象的特征参数，与此相应还常采用脉波

189

曲线的一阶导数配合同步分析。时域分析法是中医脉象分析方面最常用的一种分析方法，包括直观形态法、多因素识脉法、速率图法等。傅骢远研究了脉诊浮、沉、虚、实的客观指标，指出取脉压力 – 主波幅关系曲线可作为判别浮、沉、虚、实的客观指标，并给出了具体数值。速率图分析法即波形微分波的分析，可反映脉象波形在每一点的变化速度，对于比较各种波形的升支变化率尤有帮助。

频域分析是近代工程上处理复杂的振动信号常用的方法，这种方法几乎无法用手工进行计算。它主要采用富利叶频谱分析方法，可以把一个很复杂的由许多重叠波构成的脉搏波分解成不同的谐波，这样就能把其中所包含的丰富信息和能量提取出来，因此较时域分析法能更清楚地反映脉象的各种变化。20 世纪 80 年代贵州省脉象协作组运用 DJS – 6 中型计算机对弦脉、滑脉作了频谱分析，发现弦脉频谱特征类似于大量文献报道中的血管内肾上腺素能神经介质含量较高的情况。20 世纪 90 年代中国台湾新竹交通大学与加拿大的同行合作，用频谱研究中医脉象，发现 5Hz 以上的脉谱图在病人与正常人之间存在显著差异。对健康人和病人的脉搏信息用电子计算机作 FFT，得到功率谱，计算出能量比率，发现正常人的能量比率均大于 100，病人的则小于 100，并且正常人频谱在 10Hz 以下幅值较高，病人的在 10Hz 以上幅值较高且频谱曲线变化大。

二、临床应用研究

在临床脉诊信息采集和数据处理研究方面，20 世纪 70 年代对正常人作了大量的测试，并将脉搏波的参数按年龄段进行统计分析，结果证实不同的年龄段的脉波参数特征与应用生物力学原理推断的脉象参数变化特征是一致的。另外，山东、贵州、上海等地对正常人四季脉象及昼夜脉象进行跟踪测试及分析，发现脉象随昼夜阴阳消长、四季气候的变化而变化，其结论基本与古人对中医脉象的论述相一致。通过这一阶段的工作，对正常人不同年龄、不同季节的脉波特征有了一个基本的认识，这为进一步探索中医脉象打下了基础。

在中医典型脉象的脉波特征方面，国内围绕弦脉与滑脉研究最多在临床疾病方面运用脉象仪描记得较多的疾病，有肝病（包括急慢性肝炎、肝硬化、肝癌等）、高血压、冠心病、风心病、慢性肾炎、慢性胃炎等疾病。在探索传统的寸关尺三部候脉方面，上海、广州、美国加州的 Michall Broffman 等作了不少工作，通过临床测试发现寸口脉分配脏腑有一定的临床意义。另外台湾的汪叔游经过近二十年的努力，创导了一套独特的脉波辨证方法，并首次提出"类虚里脉"的概念。从现有的资料来看，虽然国内外在中医脉象客观化研究方面已做了大量的工作，不过在中医脉象辨识方面，目前认识比较一致的并不多，只有浮沉、迟数、促结代、弦滑涩、虚实等十多种。

第二节　舌诊信息规范化与量化研究

舌诊是观察病人舌质和舌苔的变化以诊察疾病的方法，是望诊的重要内容，是最具中医特色和代表性的诊断方法之一。研究最初的构想起于 20 世纪 80 年代中后期，但真正开始进行则在 20 世纪 90 年代中期以后。例如，北京西苑医院翁维良与清华大学等联合研制"舌诊专家"软件；北京工业大学沈兰荪等研制舌象自动分析仪；台湾的蒋依吾等以舌色为主要内容进行"电脑化中医舌诊系统"研究；香港理工大学与哈尔滨工业大学合作通过舌图像的多种参数及量化特征，依据统计模式识别方法，建立了疾病诊断系统；张志枫等建立 WZX 中医舌色分析系统。

早期的舌诊客观化检测和识别方法是以舌色为突破口和主要研究内容的，它改变了舌诊完全由"眼睛来观察、语言描述"的状态，丰富了现代化，客观化研究中医的内容与方法。但存在着一些问题，如在舌体和舌苔的质地、纹理、动态等内容客观识别方法上还是空白，所以造成早期的识别方法不能集结成为一个完整的体系。因此，舌诊研究期待着新的更完善的客观识别检测方法的出现，而计算机舌象识别方法正是在这样的一种情况下产生的一种新兴的技术与方法。

一、舌色信息检测

舌色研究方法较多，包括舌色客观测定仪应用物理学方法，以灯泡光源照射舌体，根据亮度、色调和饱和度来判断舌体色度值；应用单一紫外线照射舌体，根据舌体产生荧光光谱之荧光峰值波长作为客观指标，发现荧光峰值波长按青紫舌、红绛舌、淡红舌和淡白舌而依次递增，对舌质、舌苔计算机定量描述和分类进行研究，收集胃、肠、肝、胆病及其他病种患者 150 例彩色舌象幻灯片，采用电子计算机图像分析系统，对舌质、舌苔颜色进行客观定量分析。大量研究资料表明：早期的舌诊客观化检测和识别方法是以舌色为突破口和主要研究内容的。目前国内主要的舌色研究方法有以下几种。

1. 荧光法　用固定波长的紫外线照射舌面，激发产生荧光，根据被激发荧光波长的不同来辨别舌色。20 世纪 80 年代初期，上海依此原理研制了舌色仪，并做了大量的临床研究，发现荧光峰值的波长按青紫舌、红绛舌、淡红舌和淡白舌依次递增，研究报道显示具有较高的符合率。

2. 光电转换法　通过光电信号的转换，将红、绿、蓝等颜色转换为电压信号，以电压值来反映色调、亮度、饱和度的信息。研究显示，淡白舌、淡红舌、红舌等不同舌色之间红、橙黄、绿、蓝、紫等各种光分量值均有显著差异。

3. 光谱光度法　应用色度学原理，并按照国际照明委员会（CIE）规定标准，采用 CIE 推荐的颜色三刺激值 X、Y、Z 和 L3、a3、b3 色度坐标系，通过仪器对舌面的反射光谱特性进行直接测量，模拟人眼的标准观察条件来检测人体的舌体舌苔的颜色，这一表色方法和人眼的观察结果基本相一致。上海的光谱光度法舌色仪、哈尔滨的 HR－1 舌色比色仪、天津和沈阳共同研制的 SHSY－1 型舌色测定仪、江苏的舌色仪等均采用此法，并在临床应用于正常人和再障贫血等患者的舌色测定。国外也有人用彩差计测门诊及糖尿病、中风患者舌色，对舌色测定值与舌色视诊间的关系进行观测分析。

4. 舌诊比色板　20 世纪 80 年代初，有单位按照国际色谱的色位，由专业人员制成"舌诊简易色谱"，用于舌色的观察。中国中西医结合研究会肿瘤专业委员会中医诊断协作组制定了统一的舌诊比色板，该板颜色分为淡白、淡红、红、绛、红紫、淡青紫、青紫和紫黑。该协作组在 20 世纪 90 年代初期组织了全国 29 家医疗单位，应用该比色板对近万例癌症患者和健康人进行舌象观察和分析，对癌症患者舌象与病种、舌象与诊断治疗、舌象与分期和舌象形成机理等方面进行了研究。

二、舌象信息检测

1. 图像摄像识别法　天津研制的舌象摄影仪，用于临床舌象的拍摄记录，可用于舌象的识别比较和保存。有学者用此法观察急性心肌梗死（AMI）的特殊舌象，发现 AMI 患者早期舌前部出现"剥斑"高达 48%，对于 AMI 早期诊断具有辅助价值。国外有人将有胶片的显微镜探头放置于舌上，放大 100 和 250 倍，录像记录舌诊信息与舌表面血管、乳头颜色、形态的关系。也有人用近拍透镜在 20～30mm 近距离拍摄幻灯片，由不同医生通过幻灯片对舌象特征进行评定。

2. 舌体（形）测算仪　河北研制了智能化舌体测算仪，测量舌体前中 1/3 处宽度和厚度，并且用舌体指数来判断舌体的大小，总结出舌体指数 ≥ 正常值上界 10% 为胖大舌，≤ 正常值下界 10% 为瘦小舌。并用此仪器对 1773 例患者进行舌体测量，发现胖大舌以慢性支气管炎最多，恶性肿瘤及消化系统疾病次之，心血管疾病最少，而瘦小舌则以心血管疾病最多。

3. 舌津液测定仪　天津研制的舌津液测定仪，用于临床舌面津液的测定，为临床舌象的干湿润燥提供了客观检测指标。

4. 舌表浅血流量测定仪　中日友好医院运用温差电动势原理研制了舌表浅血流量测定仪，利用该仪器对儿童肾炎舌表浅血流量及动物内脏表浅血流量观察，并认为利用该仪器可以从宏观上定量反映舌的微循环状态。

5. 舌下络脉的检测方法　基本上是以人眼的主观视觉检测为主。有研究者为探索舌下络脉的实质及其显现的类型与规律，弄清正常与异常的界限，以裸眼、放大镜与照片相结合的方法观察舌下络脉的显现类型与特征；又用舌血管铸型、局部解剖与组织学观察相结合的方法观察舌下络脉的实质。结果显示内带显现型主要显现的为舌下神经伴行静脉及其属支；外带显现的为舌神经伴行静脉及其属支；双带显现的为上述两条静脉及其属支，有时它们间有交通支，但都缺乏明确的客观识别标准。

6. 舌诊自动识别系统　清华大学与中国中医科学院西苑医院将舌诊自动识别定位于色彩模式识别，联合研制舌诊自动识别系统，应用模糊数学理论，并借助 Munsell color 颜色系统建立/舌诊专家 0 软件，主要对舌质、舌苔颜色、性质进行定量分析识别。该系统主要进行常见舌质 RGB 量值范围分析，常见舌苔定量分析，舌苔苔厚指数等参数测定，并在此基础上与北京普利生公司合作研制舌诊仪。近两年，北京赵氏等从数学形态学和 HIS 模型的彩色舌图象分割、舌象彩色校正、舌色苔色分类方法等内容研究舌象自动分析仪，该仪器由图像采集设备、标准光源、计算机、输出设备等构成。在研究方法上，利用数学形态学结合 HIS 模型进行舌象分割，并引入了学习矢量量化（LVQ）神经网络分类器进行舌色、苔色的分类。苏氏等建立二分光反射模型，利用基于图像亮斑特征分析的方法，进行舌苔润燥检测与识别的研究。台湾蒋氏等以舌色为主要内容进行"电脑化中医舌诊系统"研究，应用增强影像对比、影像二值画及边缘检测等方法，实现舌体的分离、舌质与舌苔的分离。这些研究充分利用计算机图像技术，对舌象的自动识别提出了更高的要求，在方法和技术上给舌诊客观化研究注入了新的内容，并为舌诊客观化的进一步研究奠定了基础。香港理工大学与哈尔滨工业大学合作开展中医诊断自动舌象分析与研究，已建立了有 5000 多个病例的舌象库。自行设计制作了舌象采集工具，运用图像处理技术对舌图像的舌质颜色、舌苔厚薄、纹理特征等进行处理，通过舌图像的多种参数及量化特征，依据统计模式识别方法，建立了疾病诊断系统。有研究应用计算机图像识别研究中医舌诊的客观化，把舌象划分成 36×36 的舌象特征块（TTB）以分析局部纹理特征，提出了对每个小块分析彩色与纹理特征的两种算法，用 CIEL×u×v× 彩色空间模式的分层 K2means 聚类方法确定色彩类，用 Gabor 滤波器彩色对比特征与线性判断函数分析舌象纹理特征。试验表明这些方法在判断舌象时有较强的分辨力。目前在国内外的各项研究中，研究的主要内容以颜色为主。

7. 计算机舌诊系统　计算机技术是舌诊信息自动识别的主要依托，早期的计算机舌诊系统以 IBM286 机型为主，而且无论是在硬件上还是在技术方法上都无法满足研究要求。近十几年来，中医和计算机专业人员对舌诊的客观化识别研究投入了大量的精力，也取得了一些研究成果，但仍存在着许多问题亟待解决。一是研究工作虽然在局部的方法学上逐渐成熟，比如舌色的识别，但在舌诊信息的全面综合识别、分析、处理方面仍明显不足，而且在舌象的识别上仍然以舌色为主，未能在舌的形态、质地、纹理、动态等方面实现舌象信息的综合、全面的客观化识别。研究存在的另一个薄弱环节是舌诊信息的医理阐释和临床应用方面的不足。随着计算机技术取得了突飞猛进的发展，相应学科的产生和发展也为舌诊客观化识别提供了更加完善的技术支持，目前在互联网上已经有舌诊信息的应用，远程诊断必将成为舌诊计算机识别的另一个重要应用领域。

近年来受到广泛关注的舌象客观度量方法是计算机舌象自动分析，在标准的成像环境下采集受试者的彩色舌图像，再进行图像处理与分析，对舌色、苔色、舌苔的厚度与湿度、齿痕、裂纹等舌象指标进行分类与定量化。在这些舌象指标中，舌色与苔色及其分布是舌诊辨证论治的主要依据。舌色是指舌质的颜色，临床将其分为淡红、淡白、红、暗红、青紫等类型；苔色是指舌苔的颜色，主要有白、黄、灰、黑等类型。中医望舌时不仅要判断舌色、苔色的主要类型，还要描绘出舌色、苔色在舌面上的具体分布情况。因此，实现舌图像中舌面上各局部区域的舌色、苔色自动分类，才能符合中医舌诊要求。已有的舌色、苔色分析方法中，或根据一幅舌图像中 R、G、B 的整体统计值进行人工分类，或利用鼠标在舌图像中选取感兴趣点或小正方形区域，显示该点的 R、G、B 值或区域的 R、G、B 均值。有研究基于学习矢量量化（LVQ）神经网络分类器，实现了舌象分析中的舌色、苔色自动分类。在分类器的设计中，提出了基于"2R"准则的训练样本筛选方法，并采用 Fisher 比率作为色度空间选择的依据，有效提高了分类正确率。

8. 舌诊的微观研究和定量检测　　大致说来，目前国内外采用的研究方法有以下几种：舌印片脱落细胞检查、活体显微镜检查、舌组织切片检查、刮舌涂片检查、生理生化检查（包括唾液分泌量、唾液酸碱度、唾液淀粉酶测定、血浆蛋白、血浆比重、蛋白电泳、血清电解质、红细胞计数、尿 17 羟类固醇、尿 17 酮、维生素饱和试验、基础代谢、冷压试验等）、超声波扫描等。

第三节　其他四诊信息规范化与量化研究

一、望诊信息规范化与量化研究

望诊是中医诊法中的重要内容之一。医学工作者利用测色仪、色差计、信息诊断仪、热像仪等现代科学技术，使望诊得到了广泛的研究，并为望诊提供了定量、定性依据；运用生物全息律原理，已涌现出如耳诊、穴位诊、甲诊、掌诊、指诊、指纹诊、尺肤诊、第二掌骨侧诊等全息诊法，使望诊的范围在不断拓宽。

1. 头发信息检测　　头发的色泽变化与脏腑病变有着密切关系，头发的形态变化也能反映脏腑及阴阳气血的盛衰。对不同年龄人的头发进行扫描电镜观察，结果表明头发的变化与年龄有关，其生长、变化与人的肾气盛衰有密切的关系；应用原子吸收分光光度法测定头发中多种微量元素的含量，以探求其与中医病证间的相互关系。

2. 面色信息检测　　目前面部色诊的实验研究已逐渐开展起来，采用仪器对颜面色诊进行检测，从而取得定性、定量的数据。如为了准确测定面部皮肤温度，利用摄像机与电视机进行彩色照相，发现面色与温度的关系是：温度从高到低，面色依次为白、橙、黄、绿、绛红、紫、青绿、蓝、黑共 10 色，每色温度差 0.3℃，以面白、红为实；

橙、黄为稍实；黑、蓝为虚；紫为稍虚；绛红、绿为正常；将拍照结果与患者"十二经虚实证候群"调查表的症状作对比，在受试患者中准确率达80.5%。研究者也曾对正常人的肤色偏白、偏黄、偏青、偏黑者进行面部的亮度与色度测定，发现正常人的面色有五色分布的趋势，从而证实了测色仪与测色技术可为中医色诊提供客观指标与定量依据。有研究采用瑞典进口的热像仪，进行了阴阳寒热红外面图的试验，结果表明，《内经》的阴阳寒热可在面部反映出来，这对《灵枢·五色》的理论是一个证明。

3. 目诊信息检测　受中医理论影响而产生的"虹膜诊断学"，是目前国外颇为盛行的新学科，它认为人体内脏、器官、四肢百骸在眼虹膜上占有一定的代表区，当人体内脏或肢体患病时，其产生的信息则反映到相应的代表区，而表现为虹膜纹理的分离、凹陷、变色或色素堆积、瞳孔变形等，通过检查虹膜上的这些变化，来诊断疾病。

"望目辨证"是在当前用肉眼观察的基础上，运用模糊控制理论和人工智能等现代化高科技手段，观察双眼白睛特征和白睛血络特征出现的部位、形态、颜色、长度、宽度、浮沉、相互关系及变化，以中医脏象理论为根本，辨析脏腑疾病证候的诊断法，具有《内经》理论基础、古代医家论述基础及临床实践基础。

4. 耳诊信息检测　国内学者在望耳方面有大量的研究，通过观察耳郭大小、厚薄、形态、颜色、血管等变化，或局部按压耳郭穴位查阳性压痛点，或用耳部信息测量仪检测信息变化，或用特制染色液对耳穴染色来诊断疾病。近几十年来，耳诊已发展到有耳郭视诊、耳穴压痛、耳穴电测定、耳穴染色、耳痛原因分析、耳穴知热感度测定、耳温测定、耳穴压痕、耳心反射等多种方法，并已运用于各科疾病的诊断中。

国内普遍使用耳诊器进行诊断。如采取 WR－F1 型无外加电源耳穴复合参数探测仪，发现在人体耳穴电参数中，病人 E（电势）极显著高于对照，R（电阻）极显著低于对照。R 与 E 之间有极显著相关关系与回归关系。用 XZ－20 信息诊断仪探测 60 岁以上老人的耳部信息，以健康青年人作对照，发现老人的肾上腺、甲状腺、内分泌、皮质下、垂体、交感、神门、激素等 8 个与内分泌调节有关的耳穴电流指数均高于青年组，且随年龄增大，其增高倍数也增加。老人组的血浆皮质醇、血清 IGA 均低于青年组，故可能提示耳穴的电流变化与人体神经－内分泌系统的调节有关。

5. 腭黏膜信息检测　研究者提出软、硬腭黏膜可因疾病发生变化，这些变化统称为腭黏膜征，可用于诊断血瘀证，并实验观察 1032 例患者及 1144 例健康人的腭黏膜，发现患者组在腭黏膜上出现不同程度的小静脉曲张、小动脉扩张、出血及黏膜面色调改变等腭黏膜征，且显著高于健康人组；在肝癌、肝硬化、冠心病、糖尿病、月经不调等五种疾病中辨证属血瘀者，腭黏膜征更为显著。也有研究分别对 90 例老人与 30 例儿童进行观察，发现老人腭黏膜征异常出现率较儿童显著增高，故提出腭黏膜征为衰老的重要标志之一。

二、闻诊信息规范化与量化研究

闻诊即医生通过听觉了解患者发出的异常声音、通过嗅觉来嗅气味，以诊察疾病的方法。《素问·阴阳应象大论》云"肝在音为呼""心在音为笑""脾在音为歌""肺在音为哭""肾在音为呻"。呼、笑、歌、哭、呻均为人的一定情志活动的反映，人所发出的声音，与其内脏有一定的联系。通过言语和声音，可以推知患病的脏腑状况。近年来医学上利用声音的特性对其频率、振幅、持续时间进行分析，运用声谱仪、语声仪、喉声气流图仪、频谱分析仪等结合电子计算机对语声、咳嗽声、肠鸣声、呼吸声等进行了初步观察，为闻诊信息采集技术的现代化迈出了可喜的一步。

1. 闻语声　应用声纹图分析心肝脾肺肾五声，将 70 例患者的资料作一系列的图像解析处理和数学分析，构成定量的评价指标作为认识声音心理属性依据，并与声学家和临床医师的诊断结果进行对照。结果在声纹图上可见肝之声高频成分量多，相当于声学上的高亢声；脾之声含高频成分比肝之声少；肺之声除高频成分少外尚含有噪音，属于听不清的声音；肾之声频率紊乱含高频成分少，相当于呻吟声。

2. 闻咳嗽声　对肺气虚、肺阴虚、实证组各 30 例进行咳嗽声声纹图分析。结果显示，咳嗽声是非同期性的声波，没有规律和谐波和共振峰，肺气虚组顶频一般在 4KHZ 左右，振幅较弱，杂音分布较散，密度不大，基频、顶频持续时间较短；肺阴虚组顶频在 5KHZ 左右，振幅较强杂音分布较集中，密度较大，基频、顶频持续时间较长；实证组顶频在 6KHZ 左右，振幅很强，杂音分布集中，密度大，基频、顶频持续时间长。

3. 闻肠鸣声　采用 MSC–IT 心音拾音器，通过放大器将拾得的信号用磁带机储存后，放入医用数据处理机进行分析并做出肠鸣音曲线图，对几种急腹症常用中药对正常人肠运动的影响作了观察，结果表明大承气汤有兴奋小肠肠管运动的功能，客观的、定量的显示了药物对肠道的作用，从而代替了"肠中辘辘有声""腹中雷鸣"等模糊描述。

4. 闻呼吸声　用呼吸音示波曲线描记法观察分析 50 例小儿支气管喘息患者的针灸治疗效果，根据记录的波形判断，结果显示，记录到的波形曲线能很好地再现支气管喘息患儿所特有的呼气性呼吸困难的呼吸音及杂音。

三、腹诊信息规范化与量化研究

近些年来，对腹诊的研究，业已从单纯临证应用进而探索其客观化的检验，如有人提出光电腹诊仪的设想，通过用 X 射线荧光屏探测胃肠中含气量的多寡，以判断腹部胀满的程度，还有的对群体进行了临证调查研究，以使探索新的研究途径与方法。

中国中医科学院与清华大学研制的 QZ–1 型中医腹诊参数检测仪，应用中医理论，制定定量指标，对 718 例患者进行腹诊检查，提出了腹诊的原理和新概念，对腹诊进行了理论构建，为这一诊断方法的辨证数据化、定量化提供了新的依据。该研究课题组并编成《中国腹诊》一书，从而使腹诊这一古老的技术在诊断学上形成了独立的体系，向一门独立分支学科迈进。

四、问诊信息规范化与量化研究

在诊断中，问诊是最重要、最直接的方法。医生通过与病人或其陪诊者进行有目的的交谈，可了解病人的起病经过，自觉症状轻重，治疗过程，思维意识，感觉记忆，生活习惯等情况。诚如《素问·征四失论》所说："诊病不问其始，忧患饮食之失节，起居之过度，或伤于毒，不先言此，卒持寸口，何病能中。"这就是说，在诊察疾病之时，应首先询问疾病的开始情况、致病原因等，若不询问明白，仓促诊脉，是难以正确诊断的。清代医家赵晴初在《存存斋医话稿续集》中也曾说："脉居四诊之末，望、闻、问贵焉。其中一问字，尤为辨证之要。"充分说明问诊在疾病诊断中的地位。

在现代中医临床诊断中，为保证问诊信息采集的完整性和可靠性，在方法学上主要开展了问诊程序的规范化和问诊信息的量化研究，如在中医临床研究中，根据所研究的"病证"，设计专门的诊断信息采集表，它属于临床信息采集量表研究范畴。近年来，中医临床信息采集量表技术发展迅速，在此基础上，应用计算机技术研究开发的中医临床信息采集平台，则代表着在这一领域的最新成就和发展方向，是实现中医临床问诊信息化和智能化的一条新途径。

第四节　四诊融合研究

信息融合技术是关于如何协同利用多源信息，以获得对同一事物或目标更客观、更本质认识的综合信息处理技术。中医临床强调四诊合参，辨证论治。从信息科学的观点看，中医辨证论治的过程即是一个典型的信息融合过程。近年来已有学者尝试将现代信息融合技术应用于中医四诊信息的分析处理研究中。

多元统计方法是信息融合技术中常用的有效工具。学者应用多元统计方法对心系疾病的症状与证候的分类进行了初步研究，探讨多元统计方法在中医四诊信息融合中应用的可行性，并对多种多元统计方法在中医四诊信息分类中的应用情况进行了分析与评价，分析了聚类分析、主成分分析、因子分析、回归和判别分析、隐类分析等一些方法在使用中的各自特点。

中医证候分类研究中的各种统计方法都有其各自的优点和缺点，如果单独运用于中医证候研究中，有时结果并不令人满意，因此可以考虑综合两种或多种方法联合使用，以提高结果的准确性和可靠性。如可利用主成分分析和因子分析对变量进行降维处理，消除证候指标间的共线性，然后采用判别分析和回归分析作进一步分析，也可以用主成分分析对聚类分析得到的结果进行处理，以判定证候中症状的主次关系。随着人工智能技术的不断进步，亦可以把人工智能技术同传统的多元统计方法相结合，比如聚类分析中，已经有 Fuzzy c – means 聚类分析、神经网络聚类分析等。对于多层隐类分析，由于模型的运算需花费较长时间，可以考虑对算法过程进行改进，从而减少运算时间。同时可以考虑将一些智能优化思想引入到隐类分析中，以更好地发挥隐类分析的潜能。总之，在中医证候分类算法研究中，应综合考虑各种方法的优点，取长补短，发挥各自的特长，以达到更佳的分类效果。

综上所述，四诊是中医临床诊疗的重要资料来源和信息采集的手段。近年来，采用现代高新技术开展的四诊客观化研究所获得的大批成果，大大地促进了四诊的理论发展和技术进步，已经形成了一个独具特色的临床信息采集体系。但是也不能不看到，由于长期受到旧中国社会经济，科学技术落后的制约，在近代世界社会与科学技术高速发展的进程中，四诊体系，乃至整个中医学术的发展与进步均显滞后。加之，中医学特殊的历史背景和理论体系形成条件的影响，当前，中医四诊体系还不能适应和满足临床诊疗工作的需要，如何规范中医四诊流程？如何解决四诊信息的标准化和量化问题？如何为临床研制经济、实用的四诊设备？这些重要课题急待解决，需要认真对待。

我们应在继承中医理论的基础上，进行创新和发展，充分发掘中医历代医家的学说、认识，运用现代科学技术方法尤其是标准化与信息技术手段，实现对中医的现代语言的诠释，建立中医四诊和信息检测技术规范，构筑具有中医特色的临床网络数据库，并借助数学方法和计算机综合分析技术，开展中医证候信息学研究，对中医临床辨证论治进行深化和广化。在此过程中，"四诊"技术体系的发展前景和对整个中医现代化的促进作用将是无可估量的。

第十二章　中医药信息分类与代码

第一节　国家标准《中医病证分类与代码》

一、概述

　　疾病分类已成为用于疾病、损伤和死亡原因统计分类的工具，采用统一的疾病分类与代码是医疗质量控制和医院管理的一项基础工作；是医疗卫生单位病案管理、卫生统计工作、提高医疗质量和教学水平、开展科学研究所必不可少；也是每个国家福利、行政、人口、医疗、保健诸方面制定政策的重要依据，它从一个侧面反映了每个国家的医疗管理水平。我国政府已于1981年决定在全国卫生部门统一使用《国际疾病分类》（ICD－9）。但中医学在长期的医疗实践中，形成了具有自身特点的理论体系和辨证论治规律，不能沿用《国际疾病分类》。所以迫切需要尽快建立一个统一的、科学的、实用的、符合中医学术理论体系的中医疾病分类和代码体系，以满足中医医疗、教学、科研、卫生统计、病案管理、出版和国内外学术交流的需要，以利提高中医医疗质量，促进学术发展，加强与国际医学的交流、接轨，使中医学以全新的面貌走向世界。

　　中医疾病的分类最早见于战国时代的《黄帝内经》，迄今已有两千多年的历史。随着中医学术的发展，中医对疾病的认识和分类逐渐深化，但由于诸方面的原因，长期以来未能形成相对规范的疾病名称分类体系，以至在一定程度上影响了中医学术的发展。

　　根据国家中医药管理局的指示精神，在医政司和科技司的直接指导下，由全国中医医院信息管理中心组织专门人员，在大量调查中医学术理论文献和临床病案的基础上，参照《中医病证诊断疗效标准》等文献，反复进行分析、研究，提出以病、证并列的方式，给予分类、编码，并经全国有关专家、教授进行论证，提出修改意见，通过全国部分中医医院临床验证，制定本标准。

　　鉴于疾病分类工作技术性强，中医学术理论渊博、经验丰富，需要我们坚持不懈地继续进行探索，不断充实、完善。

本标准的附录 A 是标准的附录。

本标准由国家中医药管理局医政司提出并归口。

本标准起草单位：国家中医药管理局全国中医医院信息管理中心。

本标准主要起草人：陈佑邦、潘筱秦、金椟生、章如虹、毛树松、张奇、杨勤建、邵企红、段孝著、文建华、沈绍武。

本标准委托国家中医药管理局全国中医医院信息管理中心负责解释。

二、标准摘要

1. 范围

本标准规定了中医病证的分类与代码。

本标准适用于中医医疗、卫生统计、中医病案管理、科研、教学、出版及国内外学术交流。

2. 引用标准

下列标准所包含的条文，通过在本标准中引用而构成为本标准的条文。本标准出版时，所示版本均为有效。所有标准都会被修订，使用本标准的各方应探讨使用下列标准最新版本的可能性。

ZY/T 001.1～001.9－94　中医病证诊断疗效标准

3. 术语、符号

3.1 术语

3.1.1 中医病证分类

中医病证分类是将中医的各种病、证按照某些既定的原则归入类目及系统的方法。

3.2 符号

3.2.1 圆括号"（）"

圆括号中的词与圆括号前的词属于同一属性类别，采用同一属性类别代码。

3.2.2 破折号"——"

破折号后的内容是对破折号前面内容的进一步解释

4. 编制原则

4.1 中医病证分类

中医的临床诊断要求在明确病名诊断后还需确定其证候，以指导临床治疗。因此，中医的病、证是中医诊疗不可分割的二个重要组成部分。据此，本标准规定对病名和证候分别予以分类。

4.1.1 病名分类原则

本标准规定病名的分类以该病所属的临床科别和专科系统进行类目和分类目分类。

a. 科别类目

本标准规定病名的科属类别为内科、外科、妇科、儿科、眼科、耳鼻喉科、骨伤科，共计七个类目。

b. 专科系统类目

本标准规定病名的专科系统分类目以病名科属中的二级专科划分为据分类。

4.1.2 证候分类原则

本标准规定证候分类以中医学辨证系统归划类目；以各类目中的证候属性为分类目、细类目进行证候分类。

a. 证候类目

本标准将证候类目分为病因、阴阳气血津液痰、脏腑经络、六经、卫气营血等六大类，并规定将某些属性不明确而暂无法归类的证候均归入"其他证候类"中。

b. 证候分类目

本标准规定证候的分类目以该证候的第一个内涵属性为据分类。

c. 证候细类目

本标准规定证候的细类目以该证候的第二个内涵属性为据分类。

4.2 中医病证分类编码

4.2.1 病名分类编码方法

本标准规定病名分类编码采用汉语拼音字母和阿拉伯数字符混合编码方式，其编码结构如下：

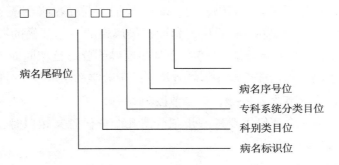

病名标识位：以汉字"病"的拼音首字母"B"作为病名标准符。

科别类目位：以各科科别名称的第一个汉字的拼音首字母为科别类目标识符

专科系统分类目：以其专科系统名称的第一个汉字的拼音首字母为专科系统分类目标识符。

病名序号位：为在同一个科别类目和专科系统分类目中的多种病名序号位，以保证每一病名有一个不重复的独立编码。

病名尾码位：当一个病名需要进一步细分时，在这一尾码位进行标识。其标识符为阿拉伯数字。

4.2.2 证候分类编码方法

本标准中证候分类编码采用汉语拼音字母和阿拉伯数字符混合编码方式，其代码结构如下：

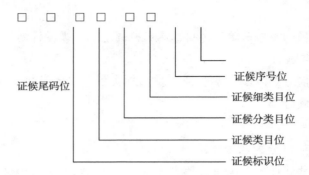

证候标识位：在证候分类代码中，以汉字"证"的拼音首字母"Z"为证候标识符。

证候类目位：以该证候类目名称的第一个汉字的拼音首字母作为该证候类目的标识符

证候分类目位：以该证候的第一个内涵属性名称的第一个汉字的拼音首字母作为该证候分类目标识符。

证候细类目位：以该证候的第二个内涵属性名称的第一个汉字的拼音首字母作为该证候的细类目标识符。若该证候中仅内涵一个证候属性，则以所有仅含该属性的证候在本码位和证候序号所构成的双码位上，以阿拉伯数字符编制顺序号。

证候序号位：在一个证候分类目中，相同证候属性的一组证候的顺序号位（0～9数字符顺编，可继以A～Z字母符续编）。当某些证候的分类目相同而细类目标识符也相同时，为避免重码，本标准规定在本序号位上采用数字和字母按序分段编码的方法。

本标准规定：第一节段为0～9，第二节段为A～K，第三节段为L～Z。

证候尾码位：当一个证候需要进一步细分或几个证候意义相似时，在本尾码位进行标识，其标识符为阿拉伯数字。

4.3 中医病证分类特殊代码

本标准规定在同一类类目（或分类目）代码中，当分类代码出现重复时，依序将第一个类目（或分类目）名称中的第一个汉字汉语拼音的首字母定为该类目（或分类目）的代码；将第二个类目（或分类目）名称中第一个汉字汉语拼音的第二个字母定为该类目（或分类目）的代码，余类推。

本标准将以病证名称读音确定的代码标识符"I"及"Q"分别以"M"及"V"，代替。

4.4 中医病证分类编目方法

本标准采用病名分类代码及证候分类代码并列编目。每一个病证分类代码皆由它

的病名分类代码和它的证候分类代码组成，其结构为：病证分类代码 = 病名代码 + 证候代码

5. 分类代码表

5.1 中医病名分类代码表

5.1.1 病名标识符、科别类目名称和代码表（表 12 – 1）

表 12 – 1

病名标识位	科别类目名称	类目代码
B	内科	N
	外科	W
	妇科	F
	儿科	E
	眼科	Y
	耳鼻喉科	R
	骨伤科	G

5.1.2 科别类目名称、专科系统分类目名称和代码表（表 12 – 2）

表 12 – 2

科别类目名称	专科系统分类目名称	代码
内科		N
	肺系病	F
	心系病	X
	脾系病	P
	肝系病	G
	肾系病	S
	外感热病	W
	虫病	C
	内科瘤病	L
	内科癌病	A
	内科其他病	V
外科		W
	疮疡病	C
	乳房病	R
	男性前阴病	N
	皮肤病	P
	肛肠病	G
	外科瘤病	L
	外科癌病	A
	外科其他病	V

中医证候信息学

科别类目名称	专科系统分类目名称	代码
妇科	月经病 带下病 妊娠病 产后病 妇科瘤病 妇科癌病 妇科其他病	F Y D R C L A V
儿科	新生儿病 儿科时行病 儿科杂病 儿科虫病 儿科瘤病 儿科癌病	E X S Z C L A
眼科	胞睑病 眦病 白睛病 黑睛病 瞳神病 外伤眼病 眼科瘤病 眼科癌病 眼科其他病	Y B Z M H T W L A V
耳鼻喉科	耳病 鼻病 咽喉病 口齿病 耳鼻喉瘤病 耳鼻喉癌病	R E B Y K L A
骨伤科	骨折病 脱位病 伤筋病 损伤内证病 创伤病 骨伤科瘤病	G G T S U C L

5.2 中医证候分类与代码表
5.2.1 证候标识符、证候类目名称和代码表（表12－3）

表12－3

证候标识符	证候类目名称	代码
Z	病因证候	B
	阴阳气血津液痰证候	Y
	脏腑经络证候	Z
	六经证候	L
	卫气营血证候	W
	其他证候	V

5.2.2 证候类目名称、证候属性名称和代码表（表12－4）

表12－4

证候类目名称	证候属性名称	代码
病因证候		B
	风	F
	寒	H
	暑	S
	湿	M
	燥	Z
	火	U
	热	R
	毒	D
	邪	X
	情志	V
	饮食	Y
	外伤	W
	虫	C
阴阳气血津液痰证候		Y
	阴	Y
	阳	A
	气	V
	血（瘀）	X
	津液	J
	痰（饮、浊、水）	T

证候类目名称	证候属性名称	代码
脏腑经络证候	心（小肠） 肺（大肠） 脾（胃） 肝（胆） 肾（膀胱） 经络（脉）	Z X F P G S J
六经证候	太阳 阳明 少阴 太阴 少阴 厥阴	L T Y S A H J
卫气营血证候	卫分 气分 营分 血分	W W V Y X
其他证候	其他证 期 型	V V M X

三、中医病证分类与代码

（一）中医病名分类与代码举例

名称	代码
内科病	BN
肺系病类	BNF
咳嗽病	BNF010
外感咳嗽病	BNF011
内伤咳嗽病	BNF012
肺痿病	BNF020
心系病类	BNX
心悸病	BNX010

惊悸病	BNX011
怔忡病	BNX012
外科病	BW
疮疡病类	BWC
手足疗疮病	BWC030
蛇眼疗病	BWC031
蛇头疗病	BWC032
蛇腹疗病	BWC033
红丝疗病	BWC040
妇科病	BF
月经病类	BFY
月经先期病	BFY010
痛经病	BFY070
儿科病	BE
新生儿病类	BEX
胎黄病	BEX010
脐血病	BEX050
脐突病	BEX050

（二）证候分类与代码举例

名称	代码
病因证候类	ZB
风证类	ZBF
风邪证	ZBF000
风邪偏盛证	ZBF001
风邪袭络证	ZBF020
风邪犯肺证	ZBF040
风邪热毒证	ZBF060
阴阳气血津液痰证候类	ZY
阴证类	ZYY
亡阴证	ZYY010
阴闭证	ZYY020
阴、寒证类	ZYYH
阴寒凝聚证	ZYYH10
阴寒凝滞证	ZYYH11

脏腑经络证候类	ZZ
心证类	ZBF
心神不宁证	ZZX010
心神惑乱证	ZZX020
肺证类	ZZF
肺虚不固证	ZZF030
肺卫不固证	ZZF040
肺卫气虚证	ZZF041
肝、肾证类	ZZGS
肝肾不足证	ZZGS10
肝肾亏损证	ZZGS11
肝郁肾虚证	ZZGS50

第二节　国家标准《全国主要产品(中药部分)分类与代码》

一、概述

　　经国家技术监督局中国信息分类编码研究所、国家中医药管理局、卫生部、国家药品监督局、国家经贸委等部门协商"中药"的产品目录编制工作由国家中医药管理局负责。国家中医药管理局责成国家局信息统计中心负责项目的组织实施，由湖北中医学院中医工程研究所具体承担标准的研制任务，成立了由中药、中医临床、医学工程及卫生统计等专业人员组成的国家标准《全国主要产品（中药部分）分类与代码》编制组，在国家修订 GB7635－87 的总原则和中医药学理论及临床实践，在中药、中医、药政、信息工程和分类编码专家的指导下，完成了本标准编制。以下从使用方面对本标准进行相关介绍。

二、分类原则与编码方法

　　中药产品"药材、饮片"和"中成药"，在国家标准《全国主要产品分类与代码》中归在 06 大类目中，其代码采用六层八位结构，用阿拉伯数字表示。前五层框架采用联合国《主要产品分类》（简称 CPC）的代码结构，第六层为延拓的细类，由 3 位代码组成。

　　（一）药材、饮片部分

　　本标准中，药材、饮片归于 061 至 063 大类，由"药材"和"饮片"的分类与代码组成。其具体分类原则与编码方法说明如下。

　　1."药材"分类原则　　"药材"的分类原则为以该药材的"药用部位"属性分

类，对具有相同"药用部位"属性的"药材"，则再主要以它们的名称的汉语拼音字母排列顺序编号。即，一级分类，分为植物类药材、动物类药材和矿物类药材三个大类；其二级分类为"药用部位"中类；其三级分类为"药用部位"小类。相同"药用部位"的"药材"，则再以细类划分。

药材"药用部位"属性分类是依据《中华人民共和国药典》（简称《药典》）和《中华人民共和国卫生部药品标准》（简称《药品标准》），并参考了普通高等教育中医药类规划教材（简称"规划教材"）《中药学》而定，参照附表1：药材药用部位属性分类类目代码表。

2. "饮片"分类原则 "饮片"是"药材"通过炮制（净制、切制或炮炙）操作，制成一定规格的药品。"饮片"分类是在其"药材"分类基础上，再以其不同的"炮制方法"进行细分类，即，"饮片"的大类别与其"原药材"相同，而细分类是按其"炮制方法"（净制或切制或炮炙）进行区分。其"炮制方法"类目是依据《药典》2000年版《附录ⅡD. 药材炮制通则》和《全国中药炮制规范》确定的，参见附表2：中药炮制方法属性分类类目表。

3. 药材、饮片代码结构和编码方法

（1）药材、饮片代码结构：药材、饮片的代码前五层等效采用联合国统计委员会制定的《主要产品分类》（《Central Product Classification》，简称 CPC. 1.0 版 1998 年）的代码结构体系，在第五层下延拓一细类，由三位阿拉伯数字表示。其结构为六层八位，如下所示：

```
0  6  □  □  □ . □□□
|  |  |  |  |     |
|  |  |  |  |     └── 第六层  药材、饮片序号  细类
|  |  |  |  └──────── 第五层  "药用部位"  小类
|  |  |  └─────────── 第四层  "药用部位"  中类
|  |  └────────────── 第三层  药材、饮片  大类
|  └───────────────── 第二层  中药产品  部类
└──────────────────── 第一层  农林水产  中药产品  大部类
```

（2）药材、饮片分层编码说明

第一层：农、林、水产、中药产品大部类，代码为："0"。

第二层：中药产品部类，代码为："6"。

第三层：药材、饮片大类，代码为："1"植物类；"2"动物类；"3"矿物类。

第四、五层："药用部位"类目，代码是按药材的"药用部位"属性分类，参照附表1：药材药用部位分类类目代码表。

第六层：共三位序号码，前两位为"药材序号"从01至99顺编。相同"药用部

位"的药材品种数可能超过99种，本标准在上一层"药用部位"分类类目编码时均根据情况适当留有空码位，以备扩展使用。第三位为"饮片序号"是按药材的净制、切制、炮炙方法不同而编排的序号，该序号不是"中药炮制方法"属性分类代码，在此仅为区分同种药材用不同方法加工而成的饮片序号，从1~9顺编。因"药材"未经炮制加工，故其代码的第六层第三位无代码，本标准规定以"0"补位。

4. 药材、饮片分类编码举例

（1）"药材"分类代码举例

例如：药材"巴戟天"的分类代码为［06111.010］，其中第一、二位代码06，表示"巴戟天"为中药类产品，第三位代码1，表示"巴戟天"为植物类药材、第四位代码1，表示"巴戟天"为植物根、根及根茎类药材，第五位代码1，表示"巴戟天"为根类1药材、第六、七位代码01，表示"巴戟天"在根类1药材中的序列号，其第八位原为空码，本标准规定以零补位，故代码现为"0"，余类推。

药材代码	药材名称	药材拉丁名
06111.010	巴戟天	RADIX MORINDAE OFFICINALIS
06111.020	白芍	RADIX PAEONIAE ALBA
06111.030	白头翁（药用）	RADIX PULSATILLAE
06111.060	北沙参	RADIX GLEHNIAE
06111.070	柴胡	RADIX BUPLEURI

（2）"饮片"分类代码举例

例如：药材"巴戟天"分类代码为［06111010］。其"饮片"品种有净巴戟天、蒸巴戟天［巴戟肉］、制巴戟天（甘草）、盐巴戟天（炙），其中前七位代码与"巴戟天"代码相同，第八位代码，若为1，示药材"巴戟天"经过净选制成的净药材即"净巴戟天"；若为2，示药材"巴戟天"经过蒸制而成的饮片即"蒸巴戟天［巴戟肉］"；若为3，示药材"巴戟天"经过甘草煮制成的饮片即"制巴戟天（甘草制）"；若为4，示药材"巴戟天"经过酒炙而成的饮片即"酒巴戟天（炙）"；若为5，示药材"巴戟天"经过盐炙而成的饮片即"盐巴戟天（炙）"；余类推。

药材代码	药材名称	饮片名称
06111010	巴戟天	
06111011		净巴戟天
06111012		蒸巴戟天［巴戟肉］
06111013		制巴戟天（甘草制）
06111014		酒巴戟天（炙）
06111015		盐巴戟天（炙）

注：方括弧中内容为可替代名称；圆括弧中为可省略的说明内容。如表中饮片

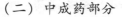

"蒸巴戟天"又可称"巴戟肉";"盐巴戟天"为盐炙巴戟天。

（二）中成药部分

"中成药"在本标准中归在 065～069 大类目中，其分类原则是：以中成药的"功用"和"剂型"属性分类，即，一级分类为"中成药大类"，二级分类为"功用"属性大类，三级分类为"功用"属性小类，相同"功用"属性的中成药，则再以序号细类划分。

1. 中成药"功用"属性分类 标准中中成药"功用"属性分类主要依据《药典》和规划教材《方剂学》，分为解表剂、泻下剂、和解剂等 37 个中类目，再分为辛温解表、辛凉解表等 126 个小类目。参照附表 3：中成药功用属性分类类目代码表。

本标准规定对具有多种"功用"属性的中成药进行分类时，仅以《药典》或《药品标准》所颁布的主要"功用"作为其功用属性分类依据。

2. 中成药"剂型"属性分类 标准中中成药"剂型"属性分类主要依据《药典 - 附录 I 制剂通则》，并参考规划教材《中药药剂学》，中成药的"剂型"属性分为 73 个类目，参见附表 4：中成药剂型属性分类类目表。

3. 中成药代码结构与编码方法

（1）中成药代码结构：本标准规定中成药分类代码前五层框架采用联合国《主要产品分类》（简称 CPC）的代码结构，第六层为延拓的细类，由 3 位代码组成，即六层八位结构，用阿拉伯数字表示，其结构如下所示。

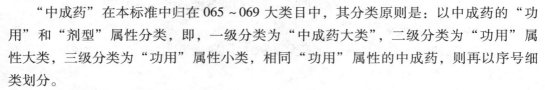

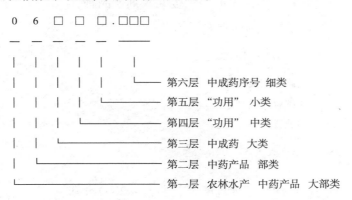

（2）中成药分层编码说明

第一层：农、林、水产、中药产品类代码为"0"。

第二层：中药产品部类代码为"6"。

第三层：中成药大类因中成药产品种众多，其代码为"5、6、7、8、9"五个。

第四、五层："功用"类目代码是根据中成药"功用"属性分类编码，参照附表中成药功用属性分类类目代码表。

第六层："中成药序号细类"共三位代码，其中，前两位从 01～99，共计 99 个序号码。若相同"功用"的中成药种数超过 99 种，本标准规定给该"功用"顺序增加一个类目代码。第三位是根据相同的中成处方药制成的不同"剂型"的中成药品种而编排的序号，从1~9顺编。该序号仅能区分相同处方而"剂型"不同的中成药品种，不是"剂型"属性分类代码，参见附表4：中成药剂型属性分类类目表。

4. 中成药分类编码举例

例如："发汗解热丸"的分类代码为［06511.031］，其中第一、二位代码06，表示中药类产品，第三位代码5，表示其为中成药，第四、五位代码11，表示此药具有"解表剂"中的"辛温解表"功用；第五、六位代码03，表示其在"辛温解表"类中成药中排列在第3位；第八位代码1，表示此药品第一种剂型（该药为"蜜丸"），余类推。

中成药代码	中成药名称
06511.011	表虚感冒颗粒
06511.031	发汗解热丸
06511.113	感冒疏风片

同一药物组成的中成药有不同剂型的产品，本标准将它们作为不同品种收载。例如：感冒疏风丸（蜜）、感冒疏风丸（水蜜）、感冒疏风片为相同的处方不同"剂型"，即蜜丸、水蜜丸和素片的中成药。本标准分别以三个品种予以收录，它们的分类代码前七位完全相同为［06511.11］，仅第八位"剂型"序号码不同，其中，"1"，表示该药的"蜜丸"剂型品种；"2"，表示"水蜜丸"剂型品种；"3"，表示"素片"剂型品种。该中成药三个不同剂型的品种分类代码。

中成药代码	中成药名称
06511.111	感冒疏风（蜜）丸
06511.112	感冒疏风（水蜜）丸
06511.113	感冒疏风片

三、收载品种范围

本标准收载的药材、饮片品种范围为《药典》2000年版一部、《药品标准－中药材》01册和《全国中药炮制规范》1988年版，所颁布的全部药材及饮片品种，其中国家明令禁用的药材品种和在标准的农林类部分已收载，而又无需特殊炮制加工的中药品种，共计41个未予收载。

本标准收载药材、饮片品种数共计：1799个，其中包括677种"药材"和1122种"饮片"。

本标准收载的中成药品种范围为《药典》2000年版一部、《药品标准－中药成方制剂》01~20册和《药品标准－新药转正标准》01~15册所收载的全部中成药品种，共计4643个。

四、中药产品命名

为保证中药产品名称的统一和"一物一名"，对中药产品药材、饮片和中成药的名称进行了命名规范。

1. 药材名称　药材是经产地加工的原药材产品。本标准以《药典》及《药品标准 – 中药材》颁布的中药材名称为准。例如，山麦冬、广升麻等。

其中，因部分"药材"已作为农林类产品收载，考虑到其需经特殊的中药炮制加工处理，为与农林类产品相区别，本标准在原品种名称后注"（药用）"，仍予以编码收载。例如，木通（药用）、山楂（药用）等。

2. 净药材名称　净药材是药材经净制加工而成的饮片，其命名原则是在其药材名前冠以"净"字。例如，净莲子作为药材莲子的净药材名称。

3. 切制品名称　切制品是净药材经切制法操作而制成的饮片，其命名原则是在其"药材"名后加"丝、片、段、块"等字。例如，香附片（薄）、陆英段等。

对于不宜切制的药材，应捣碎用，其命名原则是按其碎制方法命名，若采用"碎制法"制成的饮片，其名称是在其"药材"名前加"碎"字。例如："碎白矾"。若采用"研粉法"制成的饮片，其名称是在其"药材"名后加"粉"字，例如："琥珀粉"。

4. "炮炙品"名称　"炮炙品"是"净药材"经"炮炙法"操作而制成的饮片，命名原则是在其"药材"名称中标注"炮制方法"。例如："酒香附（炙）"作为药材"香附"的一个炮炙品名称。但经"制（炒、煅）炭法"操作而制成的饮片则是在其"药材"名后加"炭"字。例如："香附炭"。

5. 中成药名称　中成药是中药成方经过制剂方法和按一定工艺要求生产的药品。其名称是以《药典》和《药品标准 – 中药成方制剂》所颁布的名称为准。为保证"一物一名"，对其中名称相同的中成药产品，在收载时按以下不同情况处理：若它们的名称，药物组成和剂型均相同仅作一个品种收载。

例如：妇炎净胶囊分别在《药典》464 页和《药品标准》1 册 30 页收载，标准中仅被作为一个品种收载。

若它们的名称和药物组成相同，但剂型不相同，标准中作为不同品种收载，并在其名称中增加剂型标记，以示区分。例如：感冒疏风丸（蜜）和感冒疏风丸（水蜜）。若它们的名称相同，但药物组成不相同，标准中作为不同品种收载，并在其名称后增加"产地"标记，以示区分。例如："清音丸（山东）"和"清音丸（北京）"。

五、附表

1. 药材药用部位属性分类类目代码表　表 12 – 5。

表 12 - 5　药材药用部位属性分类类目代码表

代码	药材药用部位分类类目名称	说明
	植物类药材（061）	
1	根、根及根茎类	
11	根类1	
12	根类2	
13	根及根茎类	
14	块根类	
15	根茎类	
16	块茎类	
17	鳞茎类	
2	茎、木、树皮、叶类	
21	藤茎类	
22	茎、枝类	
23	茎刺、茎髓类	
24	木、心材类	
25	树皮类	
26	根皮类	
27	叶片类1	
29	叶柄类	
3	花类	
31	花序类	含带花的果穗
32	单花类	
33	花蕾类	
34	花托类	
35	雄蕊类	
36	雌蕊类	
4	果实、种子类	
41	未成熟果实类	含不育果实
42	成熟果实类1	含近成熟果实、果穗
43	成熟果实类2	
44	果皮类	含维管束、果隔、果壳
45	宿萼类	含果柄、带果实的宿萼

代码	药材药用部位分类类目名称	说明
46	种子类	
47	种皮类	含假种皮
49	种子其他类	
5	草类	
51	全草类 1	
52	全草类 2	
55	地上部分草类 1	
56	地上部分草类 2	
6	藻、菌、地衣类	
61	藻类	
62	菌类	
9	植物类其他产品	
91	孢子类	
92	树脂类	
93	植物油类	
98	植物加工品类	
99	植物其他类	
	动物类药材（062）	
1	动物体类	
11	动物全体类	
12	去内脏动物体类	
2	动物皮类、动物角类、动物鳞甲、贝壳类	
21	动物皮类	
22	动物角类	
23	动物鳞甲、贝壳类	
3	动物骨骼类、动物脏器类	
31	动物骨骼类	
32	动物脏器类	
4	动物产物类、动物加工品类	
41	动物产物类	
42	动物加工品类	

代码	药材药用部位分类类目名称	说明
49	动物类其他产品	
	矿物类药材、饮片（063）	
1	矿物中药材类	
11	矿物中药材产品	

2. 中药炮制方法属性分类类目表　表 12 – 6

表 12 – 6　中药炮制方法属性分类类目表

代码	中药炮制方法分类类目名称	说明
	净制方法部分（01～29）	
01	去杂质净选法	
02	挑选法	
03	风选法	
04	筛选法	
05	水选法	
06	刮削法	
07	刷擦法	
08	洗泡法	含"洗净"
09		
10～29	剔除法	剔除非药用部位方法
10	剔除法（去芦头、残根）	
11	剔除法（去残茎、残根茎）	
12	剔除法（去残枝、残梗、残余木心）	
13	剔除法（去植物外皮）	含剔除粗皮、栓皮
14	剔除法（去植物绒毛、被毛）	
15	剔除法（去梗、叶）	
16	剔除法（去叶柄、果柄）	
17	剔除法（去果实外壳、种子外壳）	
18	剔除法（去果皮、种皮）	
19	剔除法（剔除其他植物非药用部位）	
20	剔除法（去种胚）	
21	剔除法（去果核、毛核）	

代码	中药炮制方法分类类目名称	说明
22	剔除法（去果肉）	
23	剔除法（去动物毛、皮）	
24	剔除法（去动物骨骼）	
25	剔除法（去动物皮膜、皮肉）	
26	剔除法（去动物头、鳞片）	
27	剔除法（去动物头、足、翅）	
28	剔除法（去动物筋、肉）	
29	剔除法（去动物其他非药用部位）	
	切（碎）制方法部分（30～39）	
30	切丝法	丝宽：皮类 2～3mm；叶类 5～10mm
31	磅片法	厚度：0.5mm 以下
32	切片法	厚度：0.5～1mm
33	切薄片法	厚度：1～2mm
34	切厚片法	厚度：2～4mm
35	切段法	段长：10～15mm
36	切块法	方块：8～12mm　含剪、敲块
37	碎制法	含砍，劈，捣，碾碎
38	研粉法	含制绒
39	其他切制法	
	炮炙方法部分（40～89）	
	炒制方法类	
40	（清）炒法	
41	炒焦法	
42	炒炭法	
43	麸炒法	
44	米炒法	
45	土〔砂〕炒法	
46	蜜麸炒法	
49	其他炒制法	
	煅制方法类	
50	明煅法	

代码	中药炮制方法分类类目名称	说明
51	煅淬法	含水，醋，酒，盐水淬
52	煅炭法	
	烫制方法类	
55	砂烫法	
56	烫淬法	含砂烫醋淬
57	蛤粉烫法	
58	滑石粉烫法	
59	其他烫制法	
	煨制、烘焙、火单制方法类	
60	煨制法	
61	烘焙法	
64	火单制法	
	蒸制方法类	
65	清蒸法	
66	酒蒸法	
67	醋蒸法	
68	盐蒸法	
69	其他辅料蒸制法	
	炖制方法类	
70	清炖法	
71	酒炖法	
72	其他辅料炖制法	
	煮制方法类	
76	清煮法	
77	酒煮法	
78	醋煮法	
79	其他辅料煮制法	
	炙制方法类	
82	酒炙法	
83	醋炙法	
84	盐炙法	

代码	中药炮制方法分类类目名称	说明
85	蜜炙法	
86	油炙法	含油蜜炙法
87	姜炙法	
88	甘草炙法	
89	其他炙制法	
	其他炮制方法类	
90	制霜法	
91	制霜（去油成霜）法	
92	制油法	
93	水飞法	
96	复制法	含四制法
97	拌制法	含朱砂拌制法
99	其他炮制法	

3. 中成药功用属性分类类目代码表　表 12 - 7。

表 12 - 7　中成药功用属性分类类目代码表

代码	中成药功用类目名称	说明
	中成药 1（065）	
1	解表剂	
11	辛温解表	
13	辛凉解表	
15	扶正解表	含补益解表
2	泻下剂	
21	寒下	
22	温下	
23	润下	
24	攻补兼施	
26	逐水	
3	和解剂	
31	表里双解	
32	和解少阳	

中医证候信息学

代码	中成药功用类目名称	说明
33	调和肝脾	
34	调和寒热	
4	温里剂	
41	温中祛寒	
42	温经散寒	
43	回阳救逆	
5	清热剂	
51	清热泻火	
52	清热凉血	
53	清热解毒 1	
54	清热解毒 2	含解蛇毒
55	清热解毒（消肿散结）	
56	清热生津	
57	清脏腑热	
58	清虚热	含泻虚火
6	祛暑剂	
61	清热祛暑	
62	利湿祛暑（辟秽）	
63	解表祛暑	
7	补益剂	
71	补气	
72	益气养阴	
73	益气活血	
74	补血	
75	气血双补 1	
76	气血双补 2	
77	补阴	
78	滋阴养血	
8	补阳、阴阳并补、补肝肾、强筋骨剂	
81	补阳 1	
82	补阳 2	

代码	中成药功用类目名称	说明
83	阴阳并补1	含补气血阴阳
84	阴阳并补2	
88	补肝肾，强筋骨	
9	固涩剂	
91	固表止汗	
92	涩精止遗	
	中成药2（066）	
1	安神剂	
11	重镇安神	
12	清热安神	
13	补养安神	
2	开窍剂	
21	凉开	
22	温开	
3	理气剂	
31	理气行滞	活血、通络、散结
32	理气宽胸	
33	理气舒肝	
34	理气调中	
4	理血剂	
41	活血祛瘀	
42	活血祛瘀（宽胸）	
43	活血祛瘀（散结消癥）	
44	活血祛瘀（舒筋通络）	
45	活血祛瘀（消肿止痛）1	
46	活血祛瘀（消肿止痛）2	
47	活血养血	
5	止血剂	
51	凉血止血	
52	补益止血	
53	活血止血	

代码	中成药功用类目名称	说明
54	收敛止血	
6	治风剂	
61	疏散外风	
65	平息内风	
66	平息内风（平肝潜阳）	
7	祛湿剂	
71	清热祛湿	
72	清热祛湿（清肝胆湿热）	
73	清热祛湿（排石通淋）	
74	利水渗湿（化浊）	
75	化湿和胃	
8	祛风湿剂	
81	祛风除湿	
82	祛风除湿（散寒止痛）	
83	祛风除湿（强筋壮骨）	
84	祛风除湿（活血止痛）1	
85	祛风除湿（活血止痛）2	
9	祛痰剂	
91	祛痰止咳	
92	清热化痰	
93	温化寒［燥湿化］痰	
94	润燥化痰	
95	化痰散结	

中成药3（067）

代码	中成药功用类目名称	说明
1	止咳平喘剂	
11	祛痰止咳平喘	
12	清热止咳平喘	
13	补益止咳平喘	
18	降［纳］气止咳平喘	
2	消食剂	
21	清热消食导滞	

代码	中成药功用类目名称	说明
22	解表消食	
23	健脾消食 1	
24	健脾消食 2	
25	理气消痞［痞］化食	
3	治泻［痢］剂	
31	清热利湿［凉血］止泻［痢］	
32	温中止泻［痢］	
33	补益［涩肠］止泻［痢］	
4	小儿镇惊剂	
41	解表、清热祛风，除痰镇惊	
5	调经、止带剂	
51	清利湿热调经［止带］	
52	温经暖宫调经［止带］	
53	补益调经［止带］	
54	补益调经［止带］（行气理血）	
6	治产后病剂	
61	治产后病	
7	安胎剂	
71	清热安胎	
72	补益安胎	
73	理气安胎	
8	利咽剂	
81	清热解毒利咽	
82	疏风散热利咽	
83	养阴清热利咽	
9	治口疮、牙痛剂	
91	治口疮、牙痛	

中成药 4（068）

代码	中成药功用类目名称	说明
1	明目剂	
11	清肝明目	
12	疏风散热明目	

中医证候信息学

代码	中成药功用类目名称	说明
13	补益明目	
2	通鼻剂	
21	清热祛湿，疏风通鼻	
22	散寒祛湿，化浊通鼻	
3	治耳剂	
31	清热消肿利耳	
32	清热祛湿利耳	
4	驱〔杀〕虫、止痒剂	
41	驱虫杀虫	
42	清热燥湿（杀虫）止痒	
43	祛风除湿（杀虫）止痒	
44	健脾驱〔杀〕虫	
5	治痔剂	
51	治痔疮	
6	治疮疡剂	
61	清热解毒治疡	
62	清热燥湿治疡	
63	凉血止血治疡	
64	活血化瘀治疡	
69	其他治疮疡（治烧伤、烫伤、冻伤等）	
7	制酸解痉治胃痛剂	
71	制酸止胃痛	
72	解痉止胃痛	
8	抗痨剂	
81	抗痨	
9	治癌剂	
91	治癌	

中成药 5（069）

代码	中成药功用类目名称	说明
9	其他功用剂	
91	其他功用	

说明：本标准中凡类目名称带圆括号中的内容为可省略；方括号中的内容为可替换其前内容。

4. 中成药剂型属性分类类目表 表 12 - 8。

表 12 −8 中成药剂型属性分类类目表

代码	中成药剂型类目名称	说明
00	原料	
	丸剂	
01	蜜丸	
02	水蜜丸	
03	水丸	
04	糊丸	
05	浓缩丸	
06	微丸	
07	蜡丸	
08		
09		
10	散剂	粉剂
11 ~ 14		
15	颗粒剂	冲剂
16 ~ 19		
	片剂	
20	素片	
22	包衣片	
23	糖衣片	
24	薄膜衣片	
25	肠溶衣片	
26	多层片	
27	泡腾片	
28	微囊片	
29		
30	锭剂	
31	煎膏剂	膏滋
32		
33	胶剂	
34	糖浆剂	
35		

中 医 证 候 信 息 学

代码	中成药剂型类目名称	说明
36	合剂	
37	口服液（合剂）	
38	滴丸剂	
	胶囊剂	
40	硬胶囊	
41	软胶囊	
42	肠溶胶囊	
43		
44	酒剂	
45		
46	酊剂	
47	浸膏剂	
48	流浸膏剂	
49		
50	膏药	
51	橡胶膏剂	
52	药膏	
53	巴布膏剂	
54	软膏剂	
55	油脂性软膏	
56	水溶性软膏	
57	乳软膏	
58	露剂	
59		
	茶剂	
60	块茶	
61	袋装茶	含袋泡茶
62	煎煮茶	
63		
64		
	注射剂	

代码	中成药剂型类目名称	说明
65	注射液	
67	注射用粉针剂	
68	注射用片剂	
69		
70	栓剂	
71	醋剂	
72	洗剂	
73	搽［擦］剂	
74	滴眼［耳］［鼻］剂	
75	乳剂	
76	油剂	
77	丹剂	
78		
79		
80	涂膜剂	
81	糊剂	
82	膜剂	
83	糕剂	
84	曲剂	
85	灸剂	
86	熨剂	
87	海绵剂	
88	钉剂	
89		
90	棒剂	
91	条剂	
92	线剂	
93	烟剂	
94	香囊剂	
95	气雾剂	
96	喷雾剂	
97		
98		
99	其他剂型	

第十三章　证候分布规律研究

第一节　概　述

一、概念

证候的分布是指患病人群中证候出现的频率，同一疾病中不同证候的构成比，或不同疾病、不同地区证候构成的异同等。从流行病学角度来说，证候在患病人群中的分布状况和分布规律是我们必须掌握的信息。

二、研究内容与价值

（一）研究的内容

有关证候分布规律的研究，是从中医"异病同证"和"同病异证"两个角度进行的。从"异病同证"角度，往往是研究某一证候在多种中医或西医疾病中的分布情况及其特点；从"同病异证"角度，则是通过分析某一疾病下的证候构成比及其相关影响因素，寻找并确定其常见证候（指出现频率较高者）、次常见证候（指出现频率较低者）、非常见证候（多与并发症、体质、地域环境等有关）、主要证候（指由疾病本质所决定的证候）等。

1. 常见与非常见证候　目前，对于常见、次常见及非常见证候的分析，主要采用频次统计方法，统计各证候在总体样本中的构成比。

2. 主要证候　对于主要证候的分析，首先分别统计合并病证、体质类型、地域环境、气候季节等与证候发生密切相关因素中各常见证候的构成比，然后，采用显著性检验、相关分析等统计学方法和医理分析方法，分析常见证候与上述相关因素的关系，从常见及次常见证候中区分出由疾病本质所决定的主要证候，以及因合并病证、体质类型、地域环境、气候季节等影响而非疾病特殊本质决定所出现的非主要证候。

（二）研究的价值

分布规律的研究是通过对临床实际存在的证候分布资料的分类处理和成因分析，

归纳总结其规律性分布的条件与特征。通过对临床病证的分布规律的研究可直接获得该病的主要证候，因此为临床证候演变规律和调控规律的研究提供了重要依据和指导作用，使中医证候信息学研究目标明确，可操作性更强，亦是该学科研究的基础。

第二节　研究现状

从 20 世纪末至今，十几年来中医理论工作者和中医临床工作者携手对证候分布规律开展了积极的研究，这一工作对推进中医学的发展是功不可没。从思路与方法学的角度出发，这些研究主要着重于以下几个方面。

一、中医药工程学、计量学的研究方法

中医证是一类以"功能态异常"为主要特征的基本病理过程，具有动态易变性、复合性和相互转化等特点，这些特点使对中医证的认识和把握显得更为困难。由于在很多情况下，一个证的确认，往往需要多个症状出现，而一个症状又常常对多个证有诊断意义，证与症状之间这种多对多的关系，决定了证所对应的症状集合群，不一定能唯一地认定该证，所以临床上常常出现一个病的证分类多至 6～7 种。显然仅仅靠定性的表述，不引入数学方法量化其中每一症状对确定该证的诊断意义，这些主要症状组成的证就不可能清晰而明确。要唯一地确定证的成立，必须引入数学方法，将证由经验性分类上升到理论性分类，并定量地确定症状集合群中每一症状对确定该证的贡献度。

计量诊断是以统计学概率论为理论，依据有关的医学理论，将症状、体征及各种化验检查结果量化，通过概率运算，使其成为诊断和鉴别诊断的重要依据，并可用以判断病情的发展趋势，评价治疗效果，做出预后诊断。通常就是先将已知的一定数量的确诊病例（参照组）的症状和体征，按照一定的数学模型，经过统计计算归纳成为一定的数学公式。当待诊患者就诊时，将其症状体征存在与否和/或轻重程度，按事先规定的计量标准转换成为变量，代入公式即可得出以数量或概率大小表示的诊断结果。在科研设计上常用的方法有以下几种。

（一）半定量方法

作为向计量诊断的过渡，半定量方法在诊断中有一定的可行性。将中医临床症状分级记分，采用相加计数法、累积记数法、分类记数法等进行指征积分的记数，然后根据指征的出现率和指征积分数的高低，并适当考虑临床实际，进行辨证、诊断、治疗和疗效评价。病证的计量诊断，既要考虑症征多少，又要结合病征程度。

（二）多元分析方法

多元分析方法是定量分析事物间复杂相互关系的一种数理统计方法，对于中医证

229

的诊断与鉴别诊断，寻找灵敏度高、特异性强的中医实验资料，具有一定的应用价值。它是实现中医证候定量化、规范化的重要手段。在众多临床资料中，有些对中医辨证诊断价值较大，有些则较小。因此，必须首先评估各症状、体征、实验室指征对中医辨证诊断的价值，逐步筛选出诊断意义较大的指征以作进一步的量化研究。目前，常用的方法有：出现率、X2 法、Ridit 分析法与条件概率法等。经过初步筛选的指征，就可以采用多元分析方法进行定量分析。目前，常用的分析方法有：判别分析、相关分析、回归分析等。相关分析主要是分析变量间的相关关系，主要有主成分分析、因子分析、典型相关分析等。其中主成分分析应用较多。回归分析主要有多元逐步回归、Logistic 回归分析等。

（三）模糊数学方法

模糊数学是研究和处理模糊现象的数学。模糊性主要是指互为中介的客观事物在相互联系和相互过渡时所呈现出来的"亦此亦彼"性。根据模糊数学的原理，认为"证"的实质是一个模糊概念，可以使用模糊数学中的"隶属度"来刻画，进行量化分析，确定"证"的模糊集合中某些症状隶属于某证的程度，从而建立起"证"的数学模型，并使之客观化、精确化。

现代研究中大多采用多因素统计分析方法，如聚类分析、多因素方差分析、主成分分析、因子分析等方法。而我们在证候研究过程中，当根据研究目的，选择几种统计方法联合运用。例如刘莺等对 152 例胃癌术前病人运用聚类分析与主成分分析方法进行了病证特点分析。根据临床四诊资料拟定 62 个症状，事先不对病人进行辨证分型，通过聚类统计，其结果胃癌可分为三大证型六个亚型：气虚血瘀（48 人）：气虚夹瘀（18 人）、气滞血瘀兼气虚（30 人）。痰瘀互结（54 人）：痰瘀互结兼气虚（18 人）、痰瘀夹气阴虚（36 人）。邪热内蕴（50 人）：气虚兼热（24 人）、热毒内蕴兼气虚（26 人）。同时进行了主成分分析，其结果显示了明确每一症状对证型的贡献度和证的动态变化：主成分贡献度及组成：主成分 1（26.830%）：呕吐、气短、神疲、四肢无力、四肢挛急、失眠、面色苍白、脉弱、形体消瘦。主成分 2（16.648%）：舌瘀斑、舌紫暗、呕血、呕血暗紫、胸脘胀闷、大便黑、心下痞满、痛窜胸背。主成分 3（14.625%）：嗳气反酸、恶心、饱胀。主成分 4（13.430%）：食入则呕、嘈杂不适、心下痞满、面色萎黄。主成分 5（10.369%）：隐痛、腹部肿块、脉细、舌胖有齿印。推导出主要症状群的出现规律：气虚的病理变化贯穿胃癌整个过程，尤其是脾气虚导致运化功能下降突出；血瘀出现是随着气虚的加重而出现并加重，在邪热内蕴时瘀血现象偶尔出现；热象的出现则是在气虚不明显时，动态反映了疾病发展过程的正邪变化。

二、分子生物学、基因组学的研究方法

基因组学研究方法与中医学的整体观、辨证观有许多相似之处，在微观水平的基

因调控与修饰，反映着生命机体功能状态。基因组多样性高度地强调了每个人的基因组特异性，特别是从结构研究向功能研究的转化，反映出基因组学与中医学两个学科在思维方法上的趋近特征，显示了研究思路与方法相互渗透的可能性。利用基因芯片技术，对不同个体的"证"状态的基因组进行扫描，绘出不同证的基因表达谱，通过计算机分析来建立"证"相关谱，可望从基因水平为证候的规范化、标准化和现代化研究提供可能。例如美国生物学家 Goldberg 在 20 世纪 70 年代初提出细胞功能调节的"阴阳学说"，以环核苷酸 cAMP 和 cGMP，参与细胞反应调节的拮抗性解释中医的阴阳现象。这一生物控制二元论学说，得到了许多实验和观察结果的支持，特别是邝安堃等人的研究结果更具有代表性。阳虚者 cAMP/cGMP 比值明显降低，阴虚者 cAMP 水平升高，但 cAMP/cGMP 比值变化不明显。认为 cAMP、cGMP 含量及其比值测定可以作为判断阴虚、阳虚的一个客观指标。类似的许多学说都对推动中医证候分布研究的发展起到了积极作用。功能基因组学对基因组功能表达与调控的时间变化、空间变化、动态变化、个体差异表现规律以及一（基）因多效（表型）、复杂性状表现型可能涉及多个基因活动的认识和个体化治疗方案发展趋势，与辨证论治原则非常吻合。尤其是基因组研究采用了基因网络研究策略，已上升到了从哲学角度思考问题的高度，为中医学利用其研究成果来发展自身创造了非常有利的条件。

三、文献资料回顾性总结分析的研究方法

随着现代科技的发展，利用回顾性研究、文献复习收集资料，对于证候分布研究也有着巨大的意义。例如聂莉芳、余仁欢等采用循证医学的研究方法，从中医证候研究、辨证治疗研究、基本方治疗研究（以方测证）三个方面，运用 CMCC（解放军医用图书馆中文生物医学文献数据库）和人工方法检索了 1988 年 1 月—2003 年 1 月国内中医期刊、中西医结合期刊和西医期刊 358 种，共检索出有关 IgA 肾病的中医和中西医结合研究文献 156 篇，并对 15 年来的相关文献、累计 2092 例 IgA 肾病患者进行了系统分析。得到的结论是：IgA 肾病患者中，最常见的中医证候为气阴两虚（46.6%），其次为肝肾阴虚（38.6%）、脾肾气虚（11.8%）、脾肾阳虚（1.8%）、肺肾气虚（1.3%）。

在上述的分析中，有一点需要说明的是，文献选择标准的制定是为了保证分析结论的可靠性，然而，由于较多的文献不符合要求而被舍弃，有可能使某些有价值的信息被丢失，这可能对分析结论有一定的影响。有鉴于此，如想对疾病的中医证候分布特点有一个准确的把握，尚需进行大宗病例的流行病学调查。

四、临床流行病学（DME）的分析研究方法

流行病学从宏观或群体的角度，采用人群对照设计方案，研究疾病的分布特点、流行因素（包括外环境和人群自身的某些特征）以及消长规律，从而探讨疾病在人群

中发生和流行的原因。中医证候分布临床流行病学调研，则是以中医辨证理论方法为核心，借鉴现代医学病例对照研究和流行病学人群对照研究及横断面研究的设计方法，按照事先设计的方案，在患病人群中采用抽样调查的方法，收集特定时间内疾病中医证候及其脉证的描述性资料，并进行处理，为疾病辨证分型规律的阐明提供依据。由于流行病学调查样本数相对一般临床研究较大，样本的分布具有广泛性和均衡性，可以较好地消除地区环境、体制、合并病证等多因素的影响，并有助于研究探讨证候与上述因素的相关性，为临床"因人、因地、因时制宜"提供依据。

一般来说，进行流行病学调查，首先要制定调研方案。调研方案的主要部分有：调研表格设计、调研对象选择、调研现场选择、调研人员培训、调研实施步骤等。调研表可分一般项目、病情资料、中医证候和填表说明四大部分。一般项目除住院病历相应部分的内容外，还应根据中医证候及疾病并发症的特点，设计体质、生活嗜好、心理特点、工作性质、居住环境等内容。病情资料部分主要包括病史、一般体检项目及主要阳性体征、主要理化检查结果、诊断等，对常见并发症的记载应与所调研疾病同样详细。中医证候是调研表的核心和重点，应逐证具体列出证候名称及脉证。为了保证所列证候的科学性、实用性和可操作性并防止遗漏，在设计证候表之前，应进行相关文献调研和专家咨询，所收集证候分型及其脉证，不应局限于各级行业主管部门、学术会议颁布制定标准（指导原则）及中医本科教材的有关内容，还应尽可能收入近十余年国内主要学术期刊的资料。当然，对于某些疾病证候分类和脉证庞杂，可以适当予以归类及精简。为了使调研对象的分布具有广泛性和均衡性，调研现场的选择应遵循多地域、多层次医疗单位随机选点的原则。当资料收集完成后，应进行调研资料的处理。调研资料的处理采用中医专业理论分析综合与统计学处理有机结合的方法，并按一定的步骤进行，如包括常见证候分析、主要证候分析、主要证候转化关系分析、常见证候主要脉证分析等。

例如，余学庆、李建生等在对慢性肺源性心脏病中医辨证的研究中，为客观反映肺心病在不同地域的证型分布，于 2000 年 3 月～2002 年 10 月分别在江苏省中医院、江苏省苏北人民医院、河南中医学院（现河南中医药大学）附属医院、四川省广元医院等医院现场收集门诊及住院病例，进行现场调查研究。调查采用设计统一的调查表，内容包括一般情况、诊断、临床治疗、四诊信息及现代医学检测指标。由两名高年资住院医师职称以上人员根据假设的辨证标准及分级标准定证型，并进行量化，客观填写现场调查表格。整个调研过程严格执行质量控制，抽查前对工作人员进行临床调查的培训，由上级医师对工作人员进行审核登录资料，整个过程采用两人双机独立录入数据，并对数据进行核对及逻辑检查，保证数据无误后锁定数据库。之后根据纳入标准（即符合慢性肺源性心脏病西医诊断要点和中医假设辨证标准）进行归类分析。统计学分析方法采用 EpiData 建立数据库，应用 SAS612 软件及 Amos40 软件进行数据统计分析，用描述性和推断性相结合的方法进行单变量分析，用聚类、对应、因子分析等方法进行多变量统计。得出的结论是入选的 778 例肺心病患者中，痰热郁肺证 282 例，占 36.247%；肺肾两虚证 168 例，占 21.594%；痰饮伏肺证 150 例，占 19.280%；心肾阳虚证 86 例，占 11.054%；正虚喘脱证 2 例，占 0.257%；热瘀伤络证 25 例，占 3.213%；痰浊闭窍证 55 例，占 7.069%；瘀血内阻证 7 例，占 0.900%；其他证型 3 例，占 0.386%；呈偏态分布。患者男性明显多于女性；年龄最小 40 岁，最大 94 岁，平均年龄 69.9 岁；病程最长 50.58 年，最短 3 年，平均病程 18.26 年。年龄、病程在各证型中的分布无明显差异（P > 0.05）。所调研的疾病在冬春季节气候骤变时高发，符合本病的流行病学规律。以上的研究取得了较好的精度和可信度。

五、辨证规范化研究方法

研究证的分布规律，就必须遵循辨证规范化，其中证的量化是关键。证的量化实际是证的诊断标准化的一部分，其实质是量化各种中医症状，从而使证的诊断实现量化。关于如何量化，目前的大多研究多应用流行病学或数理统计的各种方法来实现这一转化，但转化过程及应用方法各异，主要体现在相关因素赋分、确定诊断阈值两个方面。

（一）相关因素赋分方法

临床上，相关因素对诊断证候所起的作用并不完全相同，因此可以根据相关因素对某证贡献程度的大小而赋予不同的分值，从而解决相关因素量化的转化。从目前研究来看，评估方法主要有三类。

1. 专家经验进行评估 在研究的早期，主要根据专家经验估计相关因素对证候的贡献程度，并以此为依据赋分。例如 1988 年王永炎教授、孟家眉教授等一批中西医专家经过深入研讨，确定了中风病各中医证候的相关因素并按其对相应证候的贡献程度对这些相关因素进行了赋分，提出了中风病辨证量表。

2. 数理统计方法赋分 多因素回归分析是应用较多的方法，而吴大嵘等人在近年的研究中，提出了通过比较 Logistic 回归分析过程中各变量比数比值（即 OR 值）的大小来评价变量对证候贡献大小的新思路，在一定程度上丰富了数理统计赋分方法的内容。随着研究的发展，多学科与中医学的相互渗透，有人参照数学的原理提出了条件概率转化的方法，其基本原理为：首先计算证候各相关因素的条件概率，再将条件概率转化为诊断指数，按照诊断指数的大小对相关因素赋分。与各种多因素回归分析的方法相比较，条件概率转化法似乎更为简单明了，更有利于进行分析。

3. 多种方法相结合进行综合分析 中医学是一门临床医学，因而对证候相关因素赋分必须紧密结合临床实际，朱文锋在常见症状计量辨证的研究中，以古今文献资料分析、名老中医经验总结为基础进行流行病学调查，通过应用数理统计方法对调查结果的分析明确各辨证要素的贡献度（隶属度），并以此来定量刻画辨证要素（相关因素）。从临床角度看，综合分析方法应该比单纯根据专家经验或数理统计分析进行赋分更能反映中医的临床实际。

（二）确定证的诊断阈值方法

确定诊断阈值是建立证的量化标准的关键点，目前流行病学、统计学以及其他学科方法的应用越来越受到重视。早在 20 世纪 80 年代初，日本的寺泽捷年便在血瘀证量化诊断研究中率先应用逐步线性回归分析的方法确定了血瘀证的诊断阈值。湖南医科大学中西医结合研究所在流行病学调查的基础上，运用多种多元回归分析的方法，在对中医肝病的证候进行计量鉴别诊断的同时，计算出肝气郁结证等九种证候的量化诊断阈值，建立了半量化标准，进一步拓展了多因素分析方法应用的范围。有学者将最大似然判别分析的方法和计量学中概率换算的方法结合起来运用在有关的研究中。例如邱向红等人在脾气虚证计量诊断的研究中，首先运用条件概率换算方法建立"诊断指数表"，按"诊断指数表"计算指数积分，继而应用最大似然判别法确定诊断阈值。这些研究在很大程度上丰富了中医证候计量研究的内容，使其在方法学应用上得到不断完善。

第三节　方法学归纳与评价

综上所述，中医证候分布规律研究方法迫切需要创新，总体思路为文献研究与临床研究相结合，回顾性研究与前瞻性研究相结合，个案研究与群体研究相结合，传统研究与现代研究相结合；依据临床流行病学/DME 原则、循证医学的规范要求进行总体设计。并开展多中心、大样本的随机临床研究，对现行新的辨证方法加以整理提高。

目前的研究中还存在着一些不足和问题。例如在中医证候量化诊断标准的研究中有三个主要问题：①专家经验的科学总结不够；②相关学科的方法在运用上存在不足；③标准的临床验证存在循环论证的缺陷。但是随着研究的深入，相信这些问题能够逐渐得到解决。中医证候分布研究的方法学在现代中医临床研究中具有统一规范、技术先进，可信度、共享性、动态性和可操作性高的明显优势，是值得推广的。

第四节　典型案例

1995 年由国家中医药管理局医政司立项，委托湖北中医学院（现湖北中医药大学）中医工程研究所，开展项目组采取临床流行病学抽样调查的方法，以全国中医医院住院病人出院病历资料为对象开展项目研究，并撰写了"国家标准《中医病证分类与代码》应用研究报告（北京中医药大学学报分期发表）"，本文"1994 年 88 家中医医院住院病人中医病证分布研究报告（摘要）"是该报告的内容之一，是中医证候分布研究的典型案例。

一、概述

（一）资料来源

本资料来源于 1994 年"全国中医医院病种质量管理现状调查"，该调查是依据卫生部"1993 年国家卫生服务总调查"所采用的多变量分析方法，综合社会经济、文化、教育、卫生保健、人口结构等项指标，以县（市或市区）为单元，进行分层抽样确定的有效样本地区的 88 所中医医院，其中省级 7 所，地（市）级 21 所，县级 60 所（见附件一）。本研究将提取上述 88 所中医医院 1994 年出院患者病案首页中的中医临床诊断资料和相关信息建库，作为研究的原始资料。

（二）资料分类统计

1. 不同治疗方式的病例构成　全国不同地区，不同层次的 88 所中医医院 1994 年出院病人病案首页共 126574 份。按不同治疗方式分类，其中，中医及中西医两法方式治疗病例 88414 份，占该年总病例 69.85%，西医方式治疗病例 38160 份，占 30.15%（表 13 – 1）。

表 13 – 1　不同治疗方式病例构成

治疗类别	病例数	百分比（%）
中医及中西医两法	88414	69.85
西医	38160	30.15
合计	126574	100.00

2. 中医临床诊断完整性分析　依照国家中医药管理局颁布的中医病案书写规范，要求中医医院的中医病历应具有完整的中医病、证诊断和西医疾病诊断。本研究将具有完整的中医病、证诊断和西医疾病诊断的病例视为符合要求病例，否则为诊断不符合要求病例。根据这一原则，并去除西医方式治疗的 38160 份病例，对中医及中西医两法治疗的 88414 份病例进行筛选，其中诊断完整性符合要求的病例为 78605 份，占88414 份病例的 88.91%；不符合要求的病例有 9809 份，占 11.09%。中医临床诊断完整性情况见表 13 – 2。

表 13 – 2　中医临床诊断完整性符合要求病例分析

病例类别	病例数	百分比（%）
诊断符合要求病例	78605	88.91
诊断不符合要求病例	9809	11.09
合计	88414	100.00

对上述中医临床诊断完整性不符合要求的 9809 份病例分析见表 13 - 3。

表 13 - 3　中医临床诊断不符合要求病例分析

类别	病例数	百分比（%）
缺中医病名	359	3.64
缺中医证候	9379	95.63
缺中医病名及证候	38	0.39
缺西医病名	33	0.34
合计	9809	100.00

表 13 - 3 提示，其中医临床诊断不符合要求的病例主要为缺中医证候诊断，此类病例多集中在骨伤科，这与该专业特点及临床诊断规定有关。

二、中医病证诊断分布研究

中医病证诊断分布研究是以国家标准《中医病证分类与代码》（简称《国标》，其"代码"简称为（TCD）为依据，以 1994 年全国 88 所中医医院出院患者中医病证诊断符合本研究要求的 78605 份病例为基础资料（简称资料），进行统计得到中医病证诊断的病例构成情况，通过其构成数据的分析，获得它们的分布特征和规律。本研究对"资料"病例统计得出中医病证诊断名数，其中中医病名诊断 475 个，中医证候诊断 1027 个，中医病证诊断 5908 个。

（一）中医病、证诊断分布

《国标》首次以法规的形式规定，临床中医病、证诊断模式应为：

中医病名＋中医证候名

根据这一规定，对"资料"进行统计分析，发现中医病、证诊断名共 5908 个。按其每一个中医病、证诊断占有的病例数及其构成比顺位列表，得出 1994 年全国 88 所中医医院出院患者人群中医病、证诊断分布情况。为便于分析，现取其前 100 位中医病、证诊断资料列表分析见表 13 - 4。

表 13 - 4　1994 年全国 88 所中医医院前 100 位中医病、证诊断构成　总例数（78605）

顺位	中医病名	TCD	中医证候	TCD	例数	占小计(%)	占总数(%)
1	骨折病类	BGG000	气滞血瘀证	ZYVXK0	2345	5.20	2.98
2	肛肠病类	BWG000	湿热下注证	ZBMRD0	2338	5.18	2.97
3	中风病	BNG080	风痰阻络证	ZBFT30	1743	3.86	2.22

顺位	中医病名	TCD	中医证候	TCD	例数	占小计(%)	占总数(%)
4	胁痛病	BNG010	肝胆湿热证	ZZGM20	1227	2.72	1.56
5	伤筋病类	BGS000	气滞血瘀证	ZYVXK0	1205	2.67	1.53
6	肛漏病	BWG050	湿热下注证	ZBMRD0	1022	2.27	1.30
7	感冒病	BNW010	风热袭表证	ZBFR20	998	2.21	1.27
8	胸痹心痛病	BNX020	心血瘀阻证	ZZXX30	946	2.10	1.20
9	咳嗽病	BNF010	风热犯肺证	ZBFR50	939	2.08	1.19
10	风湿痹病	BNV070	风寒湿痹证	ZBFH91	875	1.94	1.11
11	喘病	BNF050	痰湿蕴肺证	ZYTM90	871	1.93	1.11
12	肺炎喘嗽病	BEZ020	风热犯肺证	ZBFR50	837	1.86	1.06
13	热淋病	BNS020	湿热下注证	ZBMRD0	836	1.85	1.06
14	咳嗽病	BNF010	痰热壅肺证	ZYTR90	820	1.82	1.04
15	胃脘痛病	BNP010	肝胃气滞证	ZZGP90	710	1.57	0.90
16	头部内伤病	BGU010	瘀阻脑络证	ZYXJ63	706	1.56	0.90
…	……	……	……	……	…	…	…
100	带下病	BFD010	湿热下注证	ZBMRD0	137	0.30	0.17
小计					45121	100.00	57.40

表 13 - 4 分析可见：前 100 位中医病、证诊断共计 45122 份病例，占总病例数 57.40%。在中医病、证诊断序列中同一病名，因有多个不同证候而重复出现，其所列 不同位序以其占有病例数多少为准。在表 13 - 4 中可见此种情况，如肛肠病、中风病、 咳嗽病等，现以这三个病为例分析中医病的证候分类诊断构成，见表 13 - 5。

表 13 - 5　肛肠病、中风病、咳嗽病的证候分类构成　总例数（78605）

中医病名	中医证候	顺位	病例数	占本病（%）	占总数（%）
肛肠病类	湿热下注证	2	2338	79.74	2.97
	气滞血瘀证	36	396	13.51	0.50
	脾虚气陷证	79	198	6.75	0.25
	小计		2932	100.00	3.72

中医病名	中医证候	顺位	病例数	占本病（%）	占总数（%）
	风痰阻络证	3	1743	44.67	2.22
	气虚血瘀证	17	699	17.91	0.89
	阴虚风动证	19	680	17.43	0.86
中风病	肝阳暴亢证	32	464	11.89	0.59
	痰火闭窍证	93	160	4.10	0.20
	痰热腑实证	94	156	4.00	0.20
	小计		3902	100.00	4.96
	风热犯肺证	9	939	32.20	1.83
	痰热壅肺证	14	820	29.00	1.19
咳嗽病	痰湿蕴肺证	30	486	17.18	0.63
	风寒袭肺证	41	388	13.72	0.49
	肺阴亏虚证	80	195	6.90	0.25
	小计		2828	100.00	3.59

表 13-5 提示，一个中医病名可有多个中医证候分类诊断，经对资料统计，肛肠病有 49 个证候分类诊断，中风病有 129 个证候分类诊断，咳嗽病有 100 个证候分类诊断。此与临床病情相关。从每一个中医病、证诊断的病例占有量，可反映出各个中医病所侧重的证候；从其不同的证候分类诊断，又可反映该病的不同病情与性质。

（二）中医病名诊断分布研究

《国标》共计收录了 625 个中医病名，其分类类目有两个，即科属类目及专科系统分类目，科属类目包括：内科病、外科病、妇科病、儿科病、眼科病、耳鼻喉科病、骨伤科病等 7 个，专科系统分类包括肝系病类、肺系病类、伤筋病类等共计 52 个。以《国标》中医病名规范为据，对本研究"资料"中医病名分类统计分析。

1. 中医病名诊断分布 对资料病例统计，发现中医病名 475 个，按资料中医病名诊断占有病例及其构成顺位列表，获得 1994 年全国 88 所中医医院出院患者人群中医病名诊断分布。为便于分析，取其前 100 位中医病名诊断资料列表分析，见表 13-6。

表 13-6　1994 年全国 88 所中医医院前 100 位中医病名诊断构成　总例数（78605）

顺位	中医病名	TCD	例数	小计（%）	占总数（%）
1	中风病	BNG080	4822	6.69	6.13
2	咳嗽病	BNF010	3558	4.94	4.53
3	肛肠病类	BWG000	3279	4.55	4.17

顺位	中医病名	TCD	例数	小计（%）	占总数（%）
4	眩晕病	BNG070	3264	4.53	4.15
5	伤筋病类	BGS000	3239	4.50	4.12
6	骨折病类	BGG000	2487	3.45	3.16
7	胃脘痛病	BNP010	2364	3.28	3.01
8	胁痛病	BNG010	2271	3.15	2.89
9	喘病	BNF050	2216	3.08	2.82
10	胸痹心痛病	BNX020	2163	3.00	2.75
11	心悸病	BNX010	1973	2.74	2.51
12	肺炎喘嗽病	BEZ020	1931	2.68	2.46
13	感冒病	BNW010	1872	2.60	2.38
14	风湿痹病	BNV070	1669	2.32	2.12
15	热淋病	BNS020	1244	1.73	1.58
16	腹痛病	BNP090	1219	1.69	1.55
17	头部内伤病	BGU010	1175	1.63	1.49
18	水肿病	BNS010	1166	1.62	1.48
19	肛漏病	BWG050	1139	1.58	1.45
20	泄泻病	BNP110	1108	1.54	1.41
21	积聚病	BNG040	1106	1.54	1.41
22	肠痈病	BWV020	1098	1.52	1.40
23	腰痛病	BNS150	1046	1.45	1.33
24	消渴病	BNV060	979	1.36	1.25
25	小儿咳嗽病	BEZ010	884	1.23	1.12
26	小儿泄泻病	BEZ120	832	1.15	1.06
27	外感热病类	BNW000	821	1.14	1.04
28	便血病	BNP130	816	1.13	1.04
29	黄疸病	BNG020	798	1.11	1.02
…	…………	……	…	…	…
100	凝脂翳病	BYH030	99	0.14	0.13
	小计		72035	100.00	91.64

表 13 - 6 分析可见，前 100 位中医病名诊断，共占有病例 72035 份，占总例数 91.64%；前 50 位占有病例 63298 份，占总例数的 80.50%。表明病例主要分布在位居前位的中医病名中。

2. 中医病名专科系统分布 将资料中全部 475 个中医病名，按《国标》病名专科系统分类目归类统计，共有 47 个专科系统。将每一专科系统占有病例及其构成比顺位列表，得出中医病名专科系统构成，见表 13 - 7。

表 13 - 7　1994 年全国 88 家中医医院前十位中医病名专科系统构成　总例数（78605）

顺位	专科系统	TCD	例数	占总数（%）
1	肝系病类	BNG	14231	18.10
2	肺系病类	BNF	8287	10.54
3	脾系病类	BNP	7031	8.94
4	肛肠病类	BWG	5696	7.25
5	肾系病类	BNS	4614	5.87
6	儿科杂病类	BEZ	4592	5.84
7	心系病类	BNX	4455	5.67
8	外感热病类	BNW	4315	5.49
9	内科其他病类	BNV	4218	5.37
10	伤筋病类	BGS	3239	4.12

表 13 - 7 分析可见：前 10 位专科系统，共有 60678 份病例，占总病例数 77.19%，即有总数 3/4 的病例集中在前 10 位病名专科系统内，前 10 位属内科类目的专科系统有 5 个，共有 47151 份病例，占总例数 59.98%，占前 10 位小计例数 77.71%；前 3 位专科系统，肝系病类、肺系病类、脾系病类共有 29549 份病例，占总例数 37.58%，占前 10 位小计例数 48.70%，表明它们在中医临床诊断中占有重要位置，为当前中医病名专科系统病例分布的主要倾向。

（三）中医证候诊断分布研究

以《国标》中医证候分类为准，对资料中医证候诊断统计分析。

1. 证候诊断分布 对资料的统计，发现中医证候名 1027 个，按每一个中医证候诊断占有病例及其构成比顺位列表，可见其病例分布。为便于分析，取其前 100 位中医证候诊断资料列表分析，见表 13 - 8。

表 13 - 8　1994 年全国 88 家中医医院前 100 位中医证候诊断构成　总例数（78605）

顺位	中医证候	TCD	例数	小计（%）	占总数（%）
1	气滞血瘀证	ZYVXK0	7265	11.55	9.24
2	湿热下注证	ZBMRD0	5037	8.01	6.41
3	风热犯肺证	ZBFR50	2982	4.74	3.79
4	痰热壅肺证	ZYTR90	2066	3.29	2.63
5	肝胆湿热证	ZZGM20	1844	2.93	2.35
6	风痰阻络证	ZBFT30	1769	2.81	2.25
7	风热袭表证	ZBFR20	1570	2.50	2.00
8	痰湿蕴肺证	ZYTM90	1500	2.39	1.91
9	肝肾阴虚证	ZZGS40	1498	2.38	1.91
10	心血瘀阻证	ZZXX30	1386	2.20	1.76
11	血瘀证	ZYX120	1160	1.84	1.48
12	气血亏虚证	ZYVX20	1114	1.77	1.42
13	脾胃虚寒证	ZZPH30	1048	1.67	1.33
14	瘀阻脑络证	ZYXJ63	1020	1.62	1.30
15	风寒湿痹证	ZBFH91	1014	1.61	1.29
16	湿热蕴结证	ZBMRE0	1013	1.61	1.29
17	湿热证	ZBMR00	973	1.55	1.24
18	气虚血瘀证	ZYVXM0	789	1.25	1.00
19	心脾两虚证	ZZXP60	747	1.19	0.95
20	湿热内蕴证	ZBMR20	739	1.18	0.94
21	风寒袭肺证	ZBFH51	729	1.16	0.93
22	肝胃气滞证	ZZGP90	716	1.14	0.91
23	肝气郁结证	ZZGV10	716	1.14	0.91
24	热毒炽盛证	ZBRD10	715	1.14	0.91
25	痰浊上蒙证	ZYT141	706	1.12	0.90
26	肝阳上扰证	ZZGA40	694	1.10	0.88
27	阴虚风动证	ZYYG20	690	1.10	0.88
28	阴虚火旺证	ZYYU30	604	0.96	0.77
29	下焦湿热证	ZBMRT0	575	0.91	0.73
30	肝肾不足证	ZZGS10	509	0.81	0.65
…	……	……	……	……	……
98	肝经风热证	ZZGJ10	158	0.25	0.20
99	胃阴亏虚证	ZZPY30	158	0.25	0.20
100	肾阳亏虚证	ZZSA20	154	0.24	0.20
	小计		62874		79.99

表 13 - 8 分析可见：

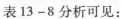

①前100位中医证候诊断共有62874份病例，占总例数79.99%；前50位共有51325病例，占总例数65.29%。说明病例主要分布在位居前位的证候诊断中。中医证候反映中医疾病本质及病情，是立法、处方的依据，分析表列中医证候诊断皆为实证、热证、瘀证、急证、重证范畴。

②前20位的中医证候诊断为：气滞血瘀证、湿热下注证、风热犯肺证、痰热壅肺证、风痰阻络证、肝肾阴虚证、肝胆湿热证、心血瘀阻证等。共有36534份病例，占总例数46.48%。表明占总病例近半数的病例集中于前20位中医证候，分布反映了当前中医医院收治患者的主要病情程度和性质。

2. 证候辨证系统分布 以《国标》规范的6个中医证候辨证系统类目，在"资料"中占有的病例和其构成比顺位列表，得出中医证候辨证系统构成情况，见表13-9。

表13-9 1994年全国88所中医医院中医证候辨证系统构成

顺位	辨证系统	TCD	例数	构成比（%）
1	病因证候类	ZB	27782	35.34
2	阴阳气血津液痰证候类	ZY	27729	35.28
3	脏腑经络证候类	ZZ	22125	28.15
4	其他证候类	ZV	495	0.63
5	卫气营血证候类	ZW	444	0.56
6	六经证候类	ZL	30	0.04
	合计		78605	100.00

表13-9分析可见："资料"病例主要集中于辨证系统中的"病因证候类"、"阴阳气血津液痰证候类"及"脏腑证候类"，三个辨证系统类目约占"资料"总数98.77%；而"卫气营血"和"六经"两个辨证系统病例分布频率极低，仅占总病例数1.19%，反映了当前证候辨证系统临床应用频度的倾向性。

3. 证候属性分类与细类分布 按《国标》中医证候属性分类，将"资料"中的1027个证候归类统计，得到37个属性分类目，发现有174个属性细类目。这些具有相同分类目，而细类目又不同的中医证候反映了该类证候不同的内涵。为便于分析，取其前10位证候属性分类目及其相应的细类目构成资料列表13-10分析可见：

表 13 - 10 1994 年全国 88 所中医医院前 10 位中医证候属性构成 （病例数 78605）

顺位	属性分类目	属性细类目	TCD	例数	占比（%）
1	气	气血	ZYVX	10415	85.10
		气阴	ZYVY	462	3.78
		气痰	ZYVT	229	1.87
		气湿	ZYVM	102	0.83
		气火	ZYVU	46	0.38
		气阳	ZYVA	24	0.20
		气热	ZYVR	24	0.20
		气毒	ZYVD	6	0.05
		气寒	ZYVH	1	0.01
		本证类		929	7.59
		小计		12238	100.00
2	风	风热	ZBFR	6011	50.20
		风寒	ZBFH	2894	24.17
		风痰	ZBFT	2178	18.19
		风湿	ZBFM	410	3.43
		风火	ZBFU	336	2.81
		风毒	ZBFD	13	0.11
		风燥	ZBFZ	7	0.06
		风脾	ZBFP	6	0.05
		本证类		120	1.00
		小计		11975	100.00
3	肝	肝肾	ZZGS	2705	27.23
		肝湿	ZZGM	1854	18.67
		肝阳	ZZGA	1704	17.15
		肝脾	ZZGP	1140	11.48
		肝气	ZZGV	1105	11.12
		肝火	ZZGU	456	4.59
		肝经络	ZZGJ	351	3.53
		肝痰	ZZGT	210	2.11
		肝阴	ZZGY	124	1.25
		肝风	ZZGF	37	0.37

顺位	属性分类目	属性细类目	TCD	例数	占比（%）
		肝血	ZZGX	34	0.34
		肝热	ZBFR	12	0.12
		本证类		201	2.02
		小计		9933	100.00
4	湿	湿热	ZBMR	9495	96.64
		湿卫分	ZBMW	136	1.38
		湿毒	ZBMD	65	0.66
		湿痰	ZBMT	62	0.63
		湿脾	ZBMP	42	0.43
		湿火	ZBMU	8	0.08
		湿经络	ZBMJ	3	0.03
		湿肺	ZBMF	2	0.02
		本证类		12	0.12
		小计		9825	100.00
5	痰	痰热	ZYTR	2867	37.11
		痰湿	ZYTM	2013	26.05
		痰气	ZYTV	431	5.58
		痰火	ZYTU	227	2.94
		痰肺	ZYTF	122	1.58
		痰血	ZYTX	57	0.74
		痰脾	ZYTP	37	0.48
		痰饮食	ZYTY	6	0.08
		痰毒	ZYTD	1	0.01
		本证类		1966	25.44
		小计		7727	100.00
6	血	血经络	ZYXJ	1475	27.87
		血热	ZYXR	989	18.69
		血肝	ZYXG	57	1.08
		血气	ZYXV	33	0.62
		血痰	ZYXT	20	0.38
		血肺	ZYXF	13	0.25
		血寒	ZYXH	6	0.11

顺位	属性分类目	属性细类目	TCD	例数	占比（%）
		血燥	ZYXZ	2	0.04
		血心	ZYXX	1	0.02
		本证类		2696	50.94
		小计		5292	100.00
7	脾	脾寒	ZZPH	1112	24.94
		脾肾	ZZPS	533	11.95
		脾气	ZZPV	495	11.10
		脾热	ZZPR	439	9.85
		脾湿	ZZPM	436	9.78
		脾火	ZZPU	235	5.27
		脾肺	ZZPF	188	4.22
		脾阴	ZZPY	174	3.90
		脾血	ZZPX	119	2.67
		脾燥	ZZPZ	115	2.58
		脾痰	ZZPT	44	0.99
		脾阳	ZZPA	25	0.56
		脾肝	ZZPG	12	0.27
		本证类		532	11.93
		小计		4459	100.00
8	心	心血	ZZXX	1442	43.49
		心脾	ZZXP	839	25.30
		心气	ZZXV	294	8.87
		心阳	ZZXA	281	8.47
		心肝	ZZXG	222	6.69
		心肾	ZZXS	193	5.82
		心经络	ZZXJ	15	0.45
		心肺	ZZXF	14	0.42
		心阴	ZZXY	9	0.27
		心火	ZZXU	4	0.12
		本证类		3	0.09
		小计		3316	100.00

中医证候信息学

顺位	属性分类目	属性细类目	TCD	例数	占比（%）
9	肺	肺肾	ZZFS	619	22.04
		肺阴	ZZFY	520	18.51
		肺气	ZZFV	514	18.30
		肺湿	ZZFM	371	13.21
		肺经络	ZZFJ	301	10.72
		肺脾	ZZFP	260	9.26
		肺热	ZZFR	176	6.27
		肺邪	ZZFX	15	0.53
		肺肝	ZZFG	7	0.25
		肺燥	ZZFZ	5	0.18
		本证类		21	0.75
		小计		2809	100.00
10	热	热毒	ZBRD	1304	66.91
		热阴	ZBRY	148	7.59
		热心	ZBRX	21	1.08
		热肺	ZBRF	7	0.36
		热经络	ZBRJ	2	0.10
		热肝	ZBRG	1	0.05
		热气分	ZBRV	1	0.05
		本证类		465	23.86
		小计		1949	100.00

①表 13-10 中前 10 位中医证候分类目为：气证类、风证类、湿证类、肝证类、痰证类、血证类等。共占有 69523 份病例，占总病例数 88.45%。表明"资料"的病例多集中于前 10 位的证候属性分类目，它们是中医临床中证候属性的主要类别。

②表 13-10 中居第一位的"气证类"属性分类目，占总病例数 15.57%。现以它为例分析，可见其细类目属性构成顺序为：血、阴、痰、湿、火、阳、热、毒、寒等，其中"阴阳气血津液痰"辨证系统的证候属性有 4 个，"病因"辨证系统的证候属性有 5 个，其中"气、血证"所占病例最多，占"气证类"小计 85.10%，提示："气、血证类"证候是临床一个较为重要的证候类别，注重对它的临床研究具有现实意义。

三、本研究的创新点

本调查研究对 1994 年全国 88 所中医医院 78605 份病例的中医病、证诊断，中医病名诊断、中医证候诊断的分类统计是依据国家标准《中医病证分类与代码》、采用对住院患者病历首页资料的调查方法、利用计算机技术，首次精确地获得了 1994 年全国 88 所中医医院 78605 份出院病例中医病、证诊断（名）5089 个；中医病名诊断 475 个；中医证候诊断 1027 个及一批相关数据。以其中医诊断占有病例量顺位列表，通过对它们的病例构成分析研究，获得了中医疾病分布和相关的结论性资料，其突出的创新点是通过建立中医疾病诊断模式和病、证的内涵联系为了解中医疾病谱和中医临床流行病学研究提供了新途径。

（一）中医疾病谱

"病"和"证"是中医学术理论精华，完整的中医病、证诊断是其特色在临床的集中体现；它指导中医医疗实践、提高临床疗效、促进学术发展。本项研究提出中医病、证诊断分布序列作为中医疾病谱是符合中医理论和临床实践的。它是以《国标》规范的分类原则为纲、以雄厚的临床资料为基础、精确的病例统计为依据进行顺位排序获得的，因而真实可信。它的内涵和作用是中医病名分布序列和中医证候分布序列无法取代的。中医疾病谱在本质和内涵上区别于西医疾病谱，但在统计学、流行病学等方面具有同等重要的意义。作为中西医疾病双重诊断的需要，它是两个不同范畴医学领域疾病病名对照的最佳模式；也是中医学与国内其他医学接轨研究的最佳途径。

（二）中医病、证诊断内涵联系

完整的中医病、证诊断是中医病名加证候分类。由此已明确体现中医"病"与"证"之间密不可分的相互依赖关系，即"病"决定"证"，"证"说明"病"。本项研究以《国标》为纲，以临床资料为依据，应用统计学分析方法，以大量精确的数据揭示出中医临床"病"与"证"的内涵逻辑关系，论证了具有中医学术理论特色的"辨病"与"辨证"相结合的完整诊断模式的科学性和适用性。在对病、证诊断统计分析的基础上，以中医病、证诊断分布序列前 50 位的中风病的证候分类为例阐述中医病名与证候分类的内涵联系。

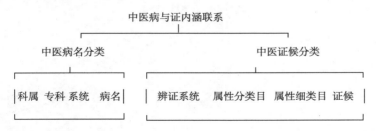

前 50 位中医病、证中中风病与其证候分类内涵联系

综上，本项研究是中医学史上一次开创性的大规模病例资料调查研究、其所获得的研究成果，对中医临床、教学、科研及医政管理工作等，都将产生导向性的积极影响。有关病证诊断分布的资料，获得了在国内有代表性的中医医院住院患者人群中医

科属	专科系统	病名	辨证系统	属性分类目	属性细类目	证候名	位序	例数	占小计%	占总数%
内—肝系—中风病			病因证类—风证类—	风、痰证类.		风痰阻络证	3	1,743	48.61	2.22
			阴阳气血—气证类—	气、血证类.		气虚血瘀证	17	699	19.49	0.89
			精液痰证类—阴证类—	阴、肝证类.		阴虚风动证	19	680	18.96	0.87
			脏腑证类—肝证类—	肝、阳证类.		肝阳暴亢证	32	464	12.94	0.59
						小计:		3586	100.00	4.57

证候诊断的分布情况，并揭示出中医证候深层次的内涵规律，这对促进中医学术发展及证候的深入研究，特别是建立规范化、定量化的证候诊断标准，发扬具有疾病本身所决定的证候特异性、阶段性及动态演变的特征的研究具有重要意义。

第十四章　证候演变规律研究

第一节　概　述

一、概念

证候演变是指临床中患者疾病状态（证）的动态演变过程，其中，在没有任何干预的情况下，疾病状态（证）的动态变化过程是自然演变，在存在干预或影响因素的情况下，疾病状态（证）的动态变化过程是受控演变。证候演变规律研究，包括对证的自然演变和受控演变这两种动态演变过程的研究，即它们在临床中的动态演变轨迹和规律性。前者能提供认识病证演变的本质，后者则能提供调控病证演变的手段和方法。

二、研究内容与价值

（一）研究的内容

疾病的病理基础决定了它有一定的传变规律和发展趋势。研究疾病的病能和病势，把握其发生和发展规律（图 14-1），截断其恶化趋势，是中医学治未病的预防治疗思想的体现。病能和病势是由疾病各个阶段的证候体现的，所以研究疾病的发展规律实际上就是研究证候的演变规律。

致病因素在一定条件下（这种条件包括诱因、途径方面）作用于人体后，在致病因素与机体反应性的相互作用下，机体的脏腑、气血、津液会发生一系列的病理变化。这种病理变化随着疾病的发展、演变以及个体抗病能力的强弱，会产生相应的、特有的证候表现，即症状与体征，经过某种治疗后，症状体征会得到缓解或变化，这些证候亦即辨证论治的依据。随着疾病的进一步发展与继续治疗作用，疾病出现不同的转归、结局，这个过程每种疾病都有特定的规律，这种规律又具普遍的共性。虽然由于个体差异、正邪的盛衰、机体的不同反应及其他因素（包括环境、情志等），甚至在疾病发展过程中，治疗是否及时、治疗是优是劣等的影响，会存在一定的差异性和个体特异性，但是其规律是不变的。即使是差异也带有一定的规律。医者应该认识并掌握每一种病证的发生发展规律，这样不仅可预防疾病的发生，也可预测疾病的发展、走向，还能控制疾病的演变过程；通过辨证论治与辨病论治，选择适当的药物，以药理改变病理，恢复生理，达到有效治疗。由此可见，认识证候的演变规律，对疾病有更深入的动态了解，辨证论治才能更为准确，从而使其提高到新水平。

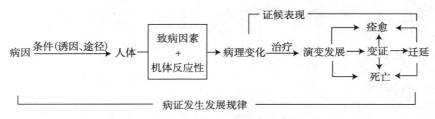

图 14 – 1　病证发生发展规律

（二）研究的价值

认识和掌握疾病发生发展规律，正是有效防治疾病的关键。因此，作为中医临床医务人员，在掌握辨证的同时，必须对中医病证的发生发展规律作全面深入的了解，从而在临床实践中，掌握疾病的证治规律，以不断提高临床疗效。基于中医理论特色和其临床"辨证论治"的复杂性，解决中医临床疗效评价的方法和体系建设问题已成为现代中医学术发展的重大课题。研究表明：采用证候信息学方法，准确把握中医证候的演变规律，是中医临床疗效评价的重要环节和技术关键之一。

第二节　研究现状

辨病、辨证与辨症结合是中医证候病机学研究的基本点。只有准确地把握症状和体征，才能够通过辨识综合得出正确的证候诊断，而证候则体现在疾病的不同阶段或不同过程中，因此，病–证–症是中医证候病机学研究的最基本要素。

中医病机理论研究内容分为三个层次：①基本病机，包括阴阳失调、邪正盛衰、气血津液失常等。②系统病机，包括脏腑病机、经络病机、外感热病病机（六经病机、卫气营血病机和三焦病机）等。③症状发生机理，包括症状和体征病机分析等。基本病机和系统病机主要是求同，从病–证–症中探求共同性的一般规律，即"共性"；而症状病机主要是求异，从不同的症状、体征中探求其特异性病理改变，即"个性"。研究层次不同，其研究方法、目的、结果因之而异。

中医证候病机学研究应提倡辨病–辨证–辨症相结合三位一体的研究方式。辨病–辨证–辨症相结合三位一体对中医病理机制进行研究的优点有：能够比较规范地界定诊断标准范畴，相对地、动态地分析病理变化机制，比较确切地掌握病理变化的规律，比较严格地探索其普遍性和特异性的客观指标，结论可以比较，可以重复，可信性也较大。证候具有疾病本身所决定的特异性、阶段性、动态演变性三个基本特征。

以病统证、提高证候诊断的特异性。每个疾病都有其特定的病因和病理，有一定的发展演变规律，包括了邪正斗争的全过程，是由不同的阶段，也就是不同的证候组成的。证候是呈现于外的综合性、特征性的总结，是邪正斗争在特定阶段总的形式，是认识疾病的途径和方法。

对证候进行深入研究，目前一方面是研究证候的共性，如探讨气虚、阳虚、阴虚等证候的实质，这对认识和发展中医理论具有非常重要的意义；另一方面是探讨不同疾病证候的特异性，这对提高辨证论治水平无疑也是十分重要的。

对证候阶段性的横断时限界定是保证证候研究科学性、准确性的基本条件之一。证候是动态变化的，与疾病的不同阶段有显著的关系，选择研究对象时所处的病程阶段不同可能得出截然不同的结论。

研究证候的动态演变规律才能全面地、完整地认识一个疾病的证候特点。疾病的病理基础决定了它有一定的传变规律和发展趋势。研究疾病的病能和病势，把握其发生和发展规律，截断其恶化趋势，是中医学治未病的预防治疗思想的体现。病能和病势是由疾病各个阶段的证候体现的，所以研究疾病的发展规律实际上就是研究证候的演变规律。另外，证候深入研究要注意对影响因素的质量控制，在方法学上与国际临床研究的要求接轨。

一、临床病证演变规律研究进展

（一）老年期痴呆证候演变规律研究

中日友好医院的郭改会认为不同类型的痴呆的发病原因及病理变化有较明显的不同，中医对本病的研究目前多着眼于笼统分析与辨证治疗，对不同类型痴呆的辨证论治及证候演变规律研究尚少，研究通过对1987～1994年期间住院治疗的30例血管性痴呆和28例老年性痴呆的回顾分析，就此问题进行探讨。

结果提示，证型的相同并不代表病机变化过程的相同。两种疾病的证候演变有其不同的规律。血管性痴呆患者的证候演变是与中风的演变规律一致的，即在发病初期常见心火亢盛、痰热内扰、肝阳上亢或血脉瘀阻等实证的表现，且较单纯中风更明显，随着病程推移及治疗的干预，实象渐去而显示出气虚血瘀候。老年性痴呆则往往在疾病的早期阶段以虚证为主。常为肾精不足、髓海空虚或肝肾不足等，随着病情不断发展，可出现某些实证表现，这时病人的症状加重，常常成为住院治疗的主要原因。以上分析可知，血管性痴呆之实为素体之实，即痰、火、风、瘀等内邪由各种原因致脏腑机能失调而产生，再遇诱因而发，上扰神明，清窍不利，血脉痹阻而引起痴呆症状；之后内邪渐衰，症情趋缓，然正气已伤或阴液暗耗，而成虚实夹杂或虚证。老年性痴呆之实为本虚标实，即因肾精不足、肝肾亏虚等使髓海失养而成痴呆，在病情发展过程中，或因阴不敛阳而阳亢，或肾虚生化无源而致气虚运化无力湿聚为痰，郁而化火扰于心神而显实象。

血管性痴呆与老年性痴呆某证候的相似性只能说明两种疾病在病情发展的某一阶段出现相同的病机，而无法代表病机变化及证候演变的整个过程。血管性痴呆与老年性痴呆的证候演变规律不同，必然导致治疗效果和转归的差异。基于血管性痴呆和老年性痴呆的差异，故临床辨证论治时应区别对待。

（二）中风病主证证候演变规律研究

1. 中风病"痰瘀证"演变规律研究　广东省中医院通过观察中风患者1418例的发病过程，探讨其证候分布特点和演变的规律。统计分析结果显示，急性期血瘀证537例（73.9%），痰证514例（70.7%），痰瘀并见483例（66.4%）；恢复期血瘀证343例（82.6%），痰证323例（77.8%），痰瘀并见285例（68.7%）；后遗症期血瘀证205例（74.3%），痰证178例（64.5%），痰瘀并见169例（61.2%）。认为血瘀证和痰证在中风患者证候分布中占有重要地位，是中风病的两大主要病理因素；瘀血证和痰证常相兼为患，痰瘀互结是中风病的基本病机，并贯穿疾病的始终。

中风病的主要病理因素有风、火、痰、瘀、毒、虚等。风有外风、内风之别，外风学说在金元前占有统治地位。至金元转从内风立论，明清时期内风说完善，认为由伤积损；肝肾不足，水不涵木，肝阳化风。民国时张山雷、张伯龙、张锡纯则结合《内经》"血之与气，并走于上，则为大厥""血菀于上，使人薄厥"，认为系阴虚于下、阳浮于上，引动血气上逆，冲激脑经，出现诸证。火热之说倡于刘河间，认为其火由于将息失宜，心火暴甚，肾水内亏，不能济火，内热怫郁，而生内风，风火相助，故病益甚。自朱丹溪明确提出湿热生痰理论以来，痰浊为患在中风病中的作用越来越为广大医家认识和重视，其后中风诸方，多有化痰之品，近来，豁痰开窍，作为中风病的治疗大法之一。瘀血之说在《丹溪心法》已有论述，清代以来得到医家的广泛认同，活血化瘀法成为中风的主要治法之一，瘀血说在目前占主导地位。

各家之说在临床上均有实际的应用价值，但随着中风病研究的逐步深入，需要明确究竟哪些病理因素占有主要地位、起到主导作用，以及各种病理因素在疾病发展过程中的演变规律，这对于指导立法用药有重要意义。通过以上临床研究发现，中风病诸多病理因素中以瘀、痰最为常见，并且贯穿本病发生、发展的始终。通过上述证候分布的研究可知，风、火证多出现在疾病的早期，经过治疗，其风、火均能较快缓解或消失，恢复期和后遗症期则气虚表现明显。由此可见，风、火、虚皆是无形之病理因素，不能贯穿疾病的始终，贯穿始终的是瘀血和痰浊这二种有形病理因素，且痰瘀每每相兼为患，这也是中风缠绵难愈的原因之一。这一证候分布和演变规律提示：瘀血和痰浊在中风病发病中占有重要地位，而且贯穿于中风病的始终。

2. 中风病"风火上扰证"证候演变规律研究　杨宏勇认为，中风病中脏腑者，临床以阳闭者居多，病机多属风火上扰清窍，且多兼夹痰热腑实，故治宜泻火通腑、潜阳息风、化痰活血为主，泻火通腑尤为重要。本证经积极救治，可由重转轻，转为中经络证；若邪盛正衰或失治误治，则可由闭转脱，出现危象。中重度脑出血及大面积脑梗死患者，大多有不同程度的意识障碍，属中风中脏腑阳闭证者居多，病机多属风火上扰清窍，且多兼夹痰热腑实。

（1）证候特征与辨治方法：风火上扰型中风起病急骤，病情重，变化快。此型患者素体多肝肾阴虚。阴虚火旺，肝旺犯脾，脾运失司，内生痰浊；或肝火内炽，炼液成痰。如遇情志过极、劳累或饮酒饱食、气候骤变等诱因，致阴亏于下，阴不潜阳，肝阳鸱张，引动心肝之火，阳化风动，风火相煽，风火挟痰，横窜经络，上扰清窍，蒙蔽心神而发为本证。此证虽以肝肾阴亏为本，但此阶段以标实为主，故风火上扰证的关键有四：其一为风，其二为火，其三为痰，其四为窍闭。其中以风、火为主，痰为次，窍闭的症状是由风、火、痰、瘀内闭清窍所致，风、火、痰、瘀是阳闭证的主要病因。针对上述证候特征及病机，治疗多泻火醒神、镇肝息风、化痰通腑、活血化瘀并用，其中以泻火通腑最为重要。

临床上要重视通腑，热结大肠必致腑实。临床凡火热实证，皆有腑实之势，故不论有无腑实证，皆宜用之。故治之要使大便稀泄，每日2~3次为宜。

（2）证候演变及其转归：其一，经积极救治，风火内旋上扰之势渐减，而痰热瘀之象渐现。其二，若病情笃重，或救治不及时，失治、误治，正不胜邪，邪盛正衰，气阴欲竭时，则本证可由闭转脱，而出现深度昏迷，瞳神异常，呼吸不规整或停顿，皮肤出现花纹，肢冷，脉微欲绝等症。

3. 中风病急性期证候演变规律研究　王顺道、杜梦华等应用证候变化诊断的方法，对733例经CT或MRT确诊的中风病始发态患者，进行了为期4周的7次追踪调查。结果显示：证候的得分均值、发生概率、组合形式、组合形态是动态变化的随时间序列呈现一定的规律性，并受到病变性质的影响；求得了不同时间序列6个基本证候的逐阶转移概率和高阶转移概率。研究结果对深入认识中风病急性期病因病机，判断病势转归，指导辨证治疗，防止向恶转变，具有重要的理论意义和应用价值。

在研究中为深入认识中风病急性期的病因病机、预测证候的演变趋势及指导临床治疗提供了客观依据。六个证候的演变规律及在急性期的意义：

风证是中风病发病时的主证候，其均值和发生概率均占第1位。发病3天后，其均值发生概率显著下降；急性期逐阶持续存在概率平均为36.01%，逐阶新生概率平均为2.40%；由始发态一步进入1周时的高阶持续存在概率和新生概率分别为15.00和8.75%，以后均保持在9.34%，说明风是中风病发病时的主要病因病机，中风病病情数变，在1周内表现最为突出。

火热证发病3天后其均值和发生概率上升为第2位，并保持至终；急性期逐阶持续存在概率平均为76.92%，新生概率平均为9.32%；由始发态一步进入2周以后各时间序列的高阶持续存在概率和新生概率保持在50%左右。

痰湿证发病3天后其均值和发生概率上升为第1位；急性期逐阶存在概率和新生

概率虽然随病程逐渐下降，但下降幅度不如其他证候明显，始终处于最高水平，分别平均为 80.66 和 10.90%；由始发态一步进入第 2 周以后各时间序列高阶持续存在概率和新生概率均保持在 70% 左右。

说明痰湿和火热是中风病急性期的主要病因病机，发病三天后其地位更为突出。痰湿证和火热证作为主证候贯穿整个急性期，是辨证论治的关键。

血瘀证其均值和发生概率变化不如其他证候明显，始终处于第 5 位或第 4 位；逐阶持续存在概率和新生概率急性期分别平均为 68.90 和 4.70%；由始发态一步进入 10 天后各时间序列高阶持续存在概率和新生概率均保持在 14.00% 左右。说明血瘀证是中风病的基本证候之一，病程对血瘀证的影响不如其他证候明显。

气虚证发病后两周其均值和发生概率上升为第 3 位，病程间的变化幅度不大；逐阶持续存在概率保持在 70% ~ 80%，平均 75.71%，新生概率逐阶下降平均为 6.98%；由始发态一步进入两周后各时间序列高阶持续存在概率和新生概率保持在 23.00%；有气虚证者死亡率最高，为 11.03%，说明气虚是中风病急性期的主要病因病机之一，急性期出现气虚证在一定意义上表明病情严重。

阴虚阳亢证其均值和发生概率总体处于最低水平；逐阶持续存在概率无规律变化平均为 77.56%，新生概率最低，平均为 1.95%；由始发态一步进入三周后，高阶持续存在概率和新生概率保持在 9.00% 左右。说明阴虚阳亢是中风病急性期的基本病因病机之一。

以上研究为制定中风病急性期的证类提供了依据中风病急性期不仅证候是动态变化的，而且证候的组合形式和组合形态也是动态变化的，始发态以三证组合为主；3 天至两周以两证组合为主；两周后以单证存在率最高。本次调查共出现 58 种组合形态，说明很难用少数证类归纳中风病人，也不可能用 1 个证类概括一个病人的急性期。另外，病变性质对证候的组合形态也有一定影响，脑出血风火、火痰、风火痰组合的概率高于脑梗死；脑梗死风痰、痰瘀组合的概率高于脑出血。

（三）小儿肺炎证候演变规律研究

王雪峰、刘芳等应用现代科学的方法对小儿肺炎的临床证型分布及演变规律进行规范研究。他们探索不同病原小儿肺炎中医证型分布研究思路与方法。应用小儿肺炎调查表收集的信息进行分析：①应用聚类分析方法，分别对不同病原（细菌性、支原体、合胞病毒、腺病毒、流感病毒、柯萨奇病毒）肺炎进行证型聚类，观察其证型分布规律。②应用 logistic 回归分析不同病原肺炎各证型中症状的贡献率，确立该病原肺炎中医证的辨证标准。

研究了不同地域小儿肺炎证型分布。对于中医来说，不同地域的同一疾病相同时期可能有不同的证型表现，初步调研结果表明：南方小儿肺炎急性期多见痰热夹湿之证，恢复期多见肺脾气虚之证，而北方小儿肺炎急性期多见痰热之证，恢复期多见肺热阴虚之证。以整体观为指导的中医理论来说，一直强调因人因时因地进行辨证论治。

因此通过大样本多家协作的方式，应用数理统计方法分析不同地域相同病原小儿肺炎的证型分布特点及证型演变特点，为小儿肺炎中医证的研究及临床诊疗提供依据。

中医"证"的研究一直受到中医药专家的重视，有些专家把中医证的研究看作是中医基础理论研究突破与创新的关键，认为只有将中医基础的研究建立在客观临证和实践的基础上，才能取得实质性的发展和进步。而中医"证"的研究也是中医研究的难点所在，因为它源于临床，影响的因素诸多，有来自患者的，有来自医生的，研究在尽量消除人为误差方面做了许多工作，以保证所收集的信息更加客观、科学。我们相信通过本次研究将在小儿肺炎的中医辨证规律方面有新的发现，对小儿肺炎的中医辨证治疗有所提示。同时由于我们在研究过程中对微观的临床症状、体征及理化检查进行收集和分析，这将对小儿肺炎的微观与宏观辨证结合、辨病与辨证相结合有新的启示。

（四）SARS 肺毒疫证候演变规律研究

仝小林、赵东等认为严重急性呼吸综合征（SARS）是一种人类新遇的传染性疾病，通过大量的临床资料将其命名为肺毒疫，其病位在肺，病性为毒（包括热毒、湿毒、血毒），属瘟疫范畴，具有极高的传染性。研究结果表明：

1. 首发症状与起病证候　有关 SARS 首发症状的各种报道中均以发热为主，几乎占100%，然而他们的统计结果发现发热仅占全部首发症状的62.25%，整体表现呈现症状的不典型性及多样性，我们认为系嗜肺之疫毒由口鼻而入，伏于肺之气络，酿热蕴毒，终成待发之势，因禀赋之异，热毒之气浮越于表，或浮越于太阳呈现恶寒、发热、头身痛、肌肉关节酸痛等；或浮越于阳明呈现发热、汗出、口干渴等；或太阳少阳并病；或卫分起病，或卫气同病，但总以太阳经证、卫分证或卫气同病多见，我们统计的128例患者中，首发太阳经证为主占58.59%，卫分证和卫气同病占21.88%。这种发病形式的多样性和首发症状的不典型性，均是疫毒致病的特点之一。

2. 主症特点与证候演变　肺毒疫之嗜肺疫毒非热非寒，非湿非痰，客于气络，酿热蕴毒，渐成壮热，热毒炽盛，浮越于表，而致发热，呈阶梯式上升热型，恶寒与发热始终相伴，热虽高但热感不明显，且汗后、午后热势更甚，多舌红而苔不黄，表而再表，抑或三表而见双峰热、三峰热。热毒所伤，气血交换受阻，气不利则血不利，血不利则为水，生湿生痰，气络属肺，手太阴肺经起于胸中，还行胃口，下络大肠，脾胃失和，运化失司而致食欲不振、呕恶、苔腻，此乃内湿，而非外湿所致。热毒、血毒、湿毒互结，内伤气络，吸气不畅，气机壅塞，而致喘咳突现，喘憋而咳，越咳越喘，喘多咳少，干咳为主，此乃病在气络之征；气络大伤，宗气外泄，喘憋加重，脉疾而数，汗多神疲，而致喘脱。

3. 舌脉特点　疫毒之邪伏于气络，酿热蕴毒，热毒炽盛而致发热舌红，脉滑数；气络受损，气不利则血不利，碍胃伤脾，生湿生痰，水湿潴溜，以及激素所致的水钠潴溜使胖大齿痕舌及腻苔出现概率增高，各期均多见。热毒伤络，血毒、湿毒互结，肺络损伤，瘀毒内蕴，而致喘咳期以暗红舌为多。热毒及激素伤津耗气，气阴两伤，故恢复期多见颤舌，脉细数。

综上，肺热疫毒客居气络，酿热蕴毒，浮越于表，而致发热；热毒炽盛，热、血、湿、毒相互胶结，气机壅塞而致喘咳；气络大伤，宗气外泄而致喘脱，形成肺毒疫证候演变的一般规律。

（五）慢性肾衰竭证候演变规律研究

安徽医科大学第一附属医院的余晓琪等探讨了慢性肾衰竭不同分期的正虚证型演变规律。按照慢性肾衰竭正虚辨证分型标准制订调查表，对 339 例住院病例进行证候调查，判定正虚类型。结果提示代偿期、失代偿期正虚诸证分布无统计学差异（$x^2 = 0.99$，$P > 0.05$）；四期诸证整体比较（$x^2 = 107.16$，$P < 0.01$），差别有高度统计学意义，认为慢性肾衰竭正虚诸证演变大致是脾肾气虚（气阴两虚）→脾肾阳虚→阴阳两虚。

慢性肾功能衰竭，多系统受累，中医病机复杂，证候繁多，临证把握难度大，长期以来，学者们在 CRF 中医证候学方面做了大量工作，对于本病正虚邪实的特点，认识基本一致，但就其正虚诸型仍难以统一，分歧颇大，有主张脾肾阳虚、脾肾阴阳两虚、肝肾阴虚三型分法，有持气阴两虚、肝肾阴虚、阴阳两虚论者，还有以正虚邪实孰轻孰重分为湿热蕴阻、耗气伤阴，以及正气亏损、邪毒内盛两型者。然多数学者认为将正虚分为脾肾气（阳）虚、肝肾阴虚、脾肾气阴两虚、阴阳两虚 4 型较为恰当。我们认为 CRF 是一个渐进的过程，在病变发展的不同阶段其病机、证型将发生动态变化，虽然处同一病变阶段的不同个体可能存在一定的差异性，但同一病因的 CRF 其中医病机的演变过程仍然具有某种趋向或规律。调查发现，脾肾气虚型，在代偿期、失代偿期和肾衰竭期多见，随病情进展而逐步下降；相反，脾肾阳虚型多见于尿毒症期；气阴两虚型在前三期无明显差别（$P > 0.05$），至尿毒症期，则出现了陡降；阴阳两虚型，特征性地出现在衰竭期和尿毒症期，尤以尿毒症期为突出；肝肾阴虚型在各期中均少见。进入尿毒症期后，中医各正虚证型的分布出现了明显变化，与前三期比较均有明显统计学差异。CRF 正虚证型演变大致循脾肾气虚（气阴两虚）－脾肾阳虚－阴阳两虚的基本模式进行。慢性肾小球肾炎进展至 CRF 期，长期的气不摄精，精气下流，精不化气，可造成气阴两虚，因此，虚证证型分布体现两面性，即脾肾气虚型或气阴两虚型。单纯肝肾阴虚者少见，仍以气虚为主，这是因为慢性肾炎早期以气虚为基础，随着病情的迁延，长期大量蛋白、红细胞等精微物质的丢失，渐显出气阴两虚证。至肾衰竭期与尿毒症期，由于肾功能严重减退，尿毒内停，水湿滞留，浸淫体内，湿盛则阳微，导致机体脾肾阳气耗损，表现为水肿、怕冷、体温下降、舌淡胖、苔白腻等阳虚表现，因此以脾肾阳虚和阴阳两虚证为主，此期邪实为标，正虚为本，病势直转。这就要求对本病的治疗，在其代偿期和失代偿期应以补脾肾之气或气阴同补为大法，并根据未病先防，既病防变的预防思想，考虑本病证型演变的一般规律，兼顾脾肾之阳，保护肾功能，而在其衰竭期和尿毒症期，补虚方面则以补阳为主，同时针对标实、标急的特点，重点在治标，或祛瘀，或泻浊，或息风，以挽其颓势。

该研究存在的缺陷：①本研究所调查的病例数仍不够大，尤其全部都是住院病例，相当一部分代偿期、失代偿期的患者并未收住入院，可能干扰了统计结果；②本调查未能体现地区间的差别，有待于今后进一步研究。

（六）"糖尿病慢性并发症"证候演变规律研究

广东省中医院的唐彩平、冯维斌等对 218 例糖尿病慢性并发症患者的中医辨证特点进行了总结。糖尿病早期阴虚热结为主要病机，日久伤阴耗气，而致气阴两虚，肾气不固，经脉失养，由虚致瘀，遂血脉不通，络脉瘀阻。随着病情发展，肾气受损，气虚及血，阴损及阳，而致气血俱虚，阴阳俱虚。血不利则为水，而痰湿血瘀互结。晚期在气血阴阳俱虚，血瘀痰浊水湿互阻的基础上，病情继续发展，气血阴阳俱衰，五脏俱病，血脉瘀阻，浊毒内留，可表现为纷繁复杂的五脏见症。从临床资料分析来看，糖尿病慢性并发症以虚实夹杂并见，从气阴两虚逐渐发展至阴阳两虚，脏腑功能减退，其中尤以肾之精气衰减为根本原因。肾之阴精亏损，累及肝脏，肝肾阴亏，阴虚阳亢，筋脉失养，易出现头晕目眩，视物模糊，双目干涩，四肢麻木及行动迟缓等。这些症状在糖尿病伴有高血压、视网膜病变、白内障或血管神经病变时更为多见。

血瘀为标证之首，随着病情发展，肝脾肾功能衰减，血瘀兼证率进行性上升，验证了"久病入络为血瘀"的中医观点。瘀血既是一种致病因素，又是病理产物。瘀血的产生与正虚邪实病机特点直接相关。因虚致瘀往往是血瘀证形成的始因或启动因素。正虚诸证与血瘀兼证存在密切关系，且随着正气虚损的加重，瘀血形成增加。气血虚少，血运无力，势必造成血瘀；或阴虚日久，暗耗精血，血凝成瘀；且病久入络，气血不畅，痰瘀互阻。佐证了气虚运血无力，阴虚血粘难行，阳虚寒凝血滞的理论。糖尿病血瘀证常表现为舌质紫暗，或舌体瘀斑、瘀点，头痛，心前区疼痛，腰膝酸痛，肌肤甲错，四肢麻木或疼痛等。这些症状在糖尿病伴有心脑血管病变，周围神经病变以及高脂血症时常可见到。祝谌予在多年辨治糖尿病的基础上首先提出了血瘀糖尿病的诊断指标：凡有瘀斑、上下肢痛，心前区痛，半身不遂、月经块多、舌黯有瘀斑、舌下静脉青紫或怒张。认为凡具备以上 3 条者即为血瘀。对于瘀血见证中的头痛、胸痛、肢体痛诸痛证，为病至后期并发症中出现，常是病情严重的表现。现代医学对糖尿病血瘀证进行了深入的研究，证实糖尿病患者血液流变学、微循环异常，血小板聚集及黏附增加，血脂代谢异常，血液呈高凝状态，提示糖尿病血管并发症有明显的高凝倾向。中药活血化瘀法可以降低血液高凝状态，改善血管病变，在糖尿病慢性并发症的治疗中是极为重要的。

糖尿病晚期慢性并发症病机错综复杂，虚实并见，本虚气阴两虚，可向脾肾阳虚，肝肾阴虚，阴阳两虚转化；标实为瘀血、痰湿、浊毒等。痰瘀互结，浊毒壅盛，致脑窍闭塞，心脑肾脏器衰竭，易出现中风喎僻不遂、语言不利、胸痛、尿少、尿闭、面色黧黑、恶心欲呕、腹泻或便秘等症，临床表现复杂的危重证候。治疗上除活血涤痰外，配合使用泻浊解毒法。浊毒是糖尿病肾病肾衰后期脾肾阳虚或阴阳两虚的后果。脾主运化水湿，肾主分清泌浊，脾肾阴阳衰败，气化严重障碍，分清泌浊减退，二便失调致湿浊毒邪内蕴。随着病情发展，痰浊瘀毒波及五脏六腑、筋骨、肌肤而产生众多的临床症状，最终导致五脏衰败，阴阳离绝，治疗上药物常难以奏效。研究通过临床病例调查，揭示了糖尿病慢性并发症中医病机错综复杂。在正虚方面，以气阴两虚为主，发展为阴阳两虚，邪实方面，瘀血贯穿于疾病的始终，随着病情发展，晚期逐渐出现痰湿、浊毒病理产物。

二、证候演变规律研究的思路与方法学

1. 理论与实践结合 中医证候演变规律研究，理论源于《黄帝内经》，以古代哲学思想为指导，通过对生命现象的长期观察，医疗实践的反复验证，由感性到理性，由片断到综合逐渐发展而形成，是理论与实践相结合的结晶。

2. 辨病辨证与辨证结合辨病 只有准确地把握症状和体征，才能够通过辨识综合得出正确的证候诊断，而证候则体现在疾病的不同阶段或不同过程中，因此，病—证—症是中医证候病机学研究的最基本要素。

3. 证候病机研究与防治机理研究结合 中医证候演变规律研究，旨在揭示病证发生、发展、变化的机理，从而为防治疾病提供理论依据。防治机理研究则是以中医证候病机理论为基础，通过药理学等方法研究中医治法及其方药的作用，从而为中医证候病机研究提供佐证。

4. 宏观与微观结合 并非仅仅是对中医病机理论的验证，而是综合与分析在新的水平上的统一，反映着现代人体研究中的新内容及其所带来的时代特征。

5. 中医与西医乃至多学科的结合 中西医结合、中医与多学科结合主要包括各学术领域人员的结合；各学术领域研究方法的结合；各学术领域相关理论的融会贯通。中西医结合、中医与多学科结合研究中医证候病机，对于改善中医传统的思维方式，开拓新的研究思路，重新构建现代中医证候病机理论，提高中医学术水平具有重要意义。

第三节 方法学归纳与评价

在证候演变规律的研究中，主要运用上一节提到的五种方法，但在研究中还存在着研究方法的不统一，以及病例选择标准等问题，都可能对研究结果产生影响，因此研究方法的制定，病例选择标准的制定，都是目前所面临的问题。随着医疗水平的提高，各地区研究交流的日益频繁，国家和中医工作者对证候演变规律的重视，许多疾病的证候演变规律的研究已经取得了可喜的成果，或者，正在进行深入细致的研究。

各种疾病证候演变规律的研究都要将大量的证候信息进行分类，由于疾病的复杂多样性以及在各病种的不同发展阶段中机体反应性的差异，临床上可出现多种证候，要认识证候演变的一般规律，就需将各种具体证候按照证的本质属性（如病位、病性、病因等）的共性和个性进行逐级划分，形成一个统一的分类体系，以使中医辨证理论更加完整、清晰、规范，加深对证候各基本要素的理解，掌握证候的发展、变化规律。

由于历史条件的限制，历代医家根据疾病的不同特征，从不同的角度认识归纳证候，形成了八纲、脏腑、气血、津液、病因、经络、六经、三焦及卫气营血辨证等。其适用的范围多不相同，各自形成相对独立的证候分类体系，有的笼统、抽象；有的具体、细致，有的以病位为纲；有的以病性为纲，还有的以病因为纲。它们既有各自的特点，不能互相取代，但又各不全面，不能概括临床所有常见证候，均不能单独使用，完成辨证思维过程，它们相互交错重叠，甚至有某些名实异同的情况。由于其均未形成完整的证候分类体系，临床必须按照其不同的思路结合具体情况联合运用。这样，就给理解辨证理论和临床实际应用带来麻烦和困难。因此，目前迫切需要在中医基本理论指导下，根据分类学原则，结合临床实际，对常见基本证候进行统一分类，使之形成一个完整、规范、统一的证候分类体系，以改变当前这种各成一体的分散状态。这是临床实际的需要，也是辨证理论发展的必然。

任何一种疾病都有它特有的发生发展规律。通过人类长期与疾病做斗争以及历代医家的临床实践和科学研究，不少疾病的发生发展规律已被认识。诚然，还有一些疾病由于种种原因的限制，尚未被认识或认识的不够深入，有待人们进一步去探索研究。但随着科技的不断进步，对证候演变规律的认识将不断深化和提高。

第十五章　证候调控规律研究

第一节　概　述

一、概念

证候调控，是指在中医学理论指导下，根据临床病证诊断，在综合考虑了患者体质和所处外界环境因素等的影响，采用药物、针灸推拿等治疗手段对其演变进行调节控制（治疗），即对证的论治过程。证候调控规律研究目标是，通过什么方法和手段能有效控制和影响疾病状态的演变，即解决状态演变与干预因素之间的相关性问题。

二、研究内容与价值

采用现代科技手段，寻找证候演变与相关影响因素（包括临床有效治疗方法）之间的内在联系，提出指导临床辨证论治的理论假说，并逐步建立新概念、新理论，使辨证论治进一步完善，是证候调控规律研究的主要内容。

在疾病的发展过程中，疾病的不同时点与阶段，可表现为不同的证候，其传变呈现一定的规律性。在医疗实践中研究和掌握证的传变及调控规律是临床中医学重要目标之一，也是中医辨证规范化和疗效评价的核心内容，对把握和提高中医临床"辨证论治"水平和质量具有有举足轻重的地位和价值。

第二节　研究现状

现代证候的调控规律研究是从临床研究和实验研究两方面进行。证候调控理论产生的方法学和经验主要来自人体试验。其主要依据是从望、闻、问、切四诊中得来，尤以问诊得到的症状信息最为重要，而这种信息从实验动物身上根本无法得到。因此，证候调控研究的主体应该是临床研究，现代证候的调控规律研究文献按方法学分类有以下几种。

一、动物实验研究方法

现代医药学研究中实验研究占有极其重要的位置，开展实验研究的首要任务是研制模拟与疾病相似的、重复性好的适用的动物模型。这一方法已为广大中医药工作者广泛采用，在证候研究中显示了重要的意义。与临床实验相比较而言，动物实验具有道德上和实验学上两方面的优势如替代人体，预测中药毒副作用，避免了在人身上进行实验所造成的危害；提供发病率低、潜伏期长和病程长的疾病材料；可严格控制实验条件，比较可靠地证实治疗效果；验证和发展中医理论，为中医理论提供实验科学依据；有利于样品收集和简化实验操作，缩短研究周期，加快中医发展；有利于全面认识疾病的本质。

采用这种方法进行证候调控研究的文献报道众多，例如刘氏等用肺炎双球菌、大肠杆菌以不同的浓度、不同的剂量、不同的给药方式分别建立的包括卫分证、气分证（热邪壅肺、阳明热炽、阳明热结、湿热气分、湿热中阻）、营分证、血分证、热毒神昏、暑热惊厥等动物模型，从舌面湿度、舌面酸碱度、血清钾、血清钠、淋巴细胞转化率、溶菌酶含量、病理解剖、血液流变学、微循环、血浆内毒素、细菌培养等指标观察发现，各证相关性强，可作为特异性检查指标。翟氏等采用地塞米松、呋喃苯胺酸及大肠杆菌内毒素联合造模的方法成功建立了温病营热阴伤证家兔病理模型，发现血清钾、钠皆有所下降，从一个侧面反映了该模型营分阴伤的病理变化；血清中 SOD（超氧化物歧化酶）活性明显降低，MDA 含量显著增高，反映出营分证阶段阴伤之时还存在着组织细胞的严重损伤；在血液学及血液流变学方面的表现以高凝高黏为主，同时存在着纤溶系统的代偿性激活，可能预示着 DIC（弥散性血管内凝血）即将形成，揭示了营分血瘀的病理实质；脑脊液中 CK 含量明显升高，反映出脑组织受到了损害，这种变化可能是营热扰心导致神志失常的病理学基础。戴氏在复制温病营分证家兔模型的基础上，以清营汤为清营法代表方，以清营汤加丹参、丹皮、赤芍为化瘀法代表方，腹腔注射后观察脑脊液 LDH 变化，结果两种方法均使其降低，但化瘀液比清营液作用强。张氏用肺炎双球菌接种制造家兔气分发热模型，对解毒通腑法治疗气分发热进行了实验研究，结果表明，实验组在多数观察指标上疗效优于对照组且差异显著，提示解毒通腑法是气分发热的主要治法。

二、多指标综合分析的临床研究方法

由于证是综合的病理反应，揭示它的微观变化及其相互间的关系宜用多指标进行探索，以反映相关方面不同水平的微观变化。如能进行相应治疗的反馈，不但可以验证，且能观察它的演变与调控。证与法、证与方、证与药等的相关性，都是其重要的研究内容。其具体研究目标、方法和步骤可归纳为：

1. 研究目标　确定被研究病证的调控因素及其作用和相互影响关系。

第十五章　证候调控规律研究

2. 研究方法　病证结合，重点研究调控因素（如药物等）与证的演变关系。

3. 研究步骤　设计证候量表、用药量表等，在量表中包括通过传统中医四诊收集的信息，借用现代科技手段收集的信息（如 X 线、B 超、胃镜等），各种实验室检查指标（包括检查基因组学、蛋白质组学的相关指标）及用药信息等；确定该病证的数据采样周期，依据各量表设计要求采集资料数据信息，完成量表填报工作；在中医理论的指导下，对数据库资料进行数据分析研究，总结归纳该病证调控因素及规律。

如杨氏对脾胃实证（脾胃湿热）与虚证（脾胃气虚）研究的结果表明：脾胃湿热证有 29 种症状、14 种舌脉，其中主症候 4 种、次症候 6 种、兼症候 7 种；涉及中医 7个系统、43 种病，西医 11 个系统 72 种病。对慢性胃炎和久泄的脾胃虚实两证对比研究中，显示在病理组织、病理生理和微生物等多项指标都有相关性变化。初步认为，中医脾胃与消化系统关系密切，但与其他系统也有关系。它包括一定的器官、组织特有的病理变化，某些病的中等程度和发展过程的中间型。实证与虚证是病理的相对反应，具动态性。实证呈亢奋状态，虚证示减弱表现。

三、分子生物学、基因组学研究方法

20 世纪中期以来，人类进入了分子生物学时代。人类染色体上排列着为数众多、结构与功能各异的基因，它们储存着人类特有的遗传信息。在人的生长、发育、病变、衰老、死亡过程中，有关基因通过一系列复杂的转录和翻译反应，产生出不同的 RNA与蛋白质，有关蛋白质参与下又产生一系列的代谢产物，这样在为人类提供了重要的生命物质的同时，也通过这些产物决定了生物固有的形态与生物特性。按现代分子生物学的这种观点，人体的生命活动及其规律不外乎体现在如下几个层次。

代谢产物基因转录水平的调控→信使　RNA 翻译水平上的调控→蛋白质酶水平上的调控→物→细胞　细胞水平上的调控→组织组织水平上的调控→器官　器官水平上的调控→表现型（如四肢、头、生殖器官、内部器官等的外在表现）

近年来，很多学者利用基因技术进行了证候调控研究，例如刘氏等用造模方法探讨脾气虚证与胃黏膜癌前病变联系的相关癌基因机制。结果证实，脾气虚能加重慢性萎缩性胃炎的程度，与正常对照组比较，CAG 组与脾气虚型 CAG 组，胃体黏膜固有层厚度明显减少，胃体腺腺底相对厚度减少，胃体黏膜核分裂相频数显著增加与 CAG 组比较，脾气虚型 CAG 组幽门黏膜核分裂相频数显著增加，贲门固有层淋巴滤泡频数增加，小凹上皮异型改变明显。胃黏膜癌前病变中脾气虚证有 P53 基因的较强表达。说明 P53 基因的异常表达与胃癌前病变辨证中脾气虚证有一定关系，有利于中医对胃黏膜癌前病变的辨证施治。关于脾虚病人和脾虚模型动物的胃泌素水平各家报道很不一致。单纯测定血清或组织胃泌素水平的意义十分有限，尚不能作为脾虚证的诊断指标，还需从胃泌素受体数目、活性、基因表达以及受体后信息传递等方面去深入研究。同时还要研究其他胃肠激素、神经内分泌免疫网络与脾虚证的关系，注意脾的主运化以

外其他功能的研究，从不同层面和水平去阐明脾虚证的本质。姚氏等对补肾药剂固真方对大鼠肝组织与增殖密切相关的基因——原癌基因和抗癌基因表达的影响的研究证实了上述基因与衰老、肾虚的关系；吴氏等研究也证实了补肾生血药对肾虚老龄大鼠细胞、DNA 的甲基化水平的影响。沈氏的研究发现补肾中药二仙汤及其拆方（温肾益精方和益阴消火方）能明显降低老龄大鼠 LPO，提高 SOD、CAI 酶活性，这些酶活性的提高作用与编码这些蛋白质的基因表达水平增强有关，这些结果都从另一角度证明了肾虚、衰老与基因的关系。

四、中药方剂现代化研究方法

方剂学是中医药学的重要组成部分。方剂现代化的实施思路是首先建立和完善快速、高效的中药化学成分的提取、分离和纯化的方法。例如利用液相色谱—质谱仪、气相色谱—质谱仪和串联质谱仪等技术来建立一个中药代谢产物组，即化学成分指纹图数据库，结合中药方剂数据库，即方剂组来科学地揭示中药，尤其是中药复方药效物质基础，为今后科学用药提供理论依据。其次建立和完善适合中药的药物筛选方法。由于中药中的化学成分复杂，而且某一药效的发挥常常是多种成分的综合作用，因此仅用西药筛选的思路与方法难以完成。为此，应利用现代生命科学的最新成就，建立一种从分子、细胞、器官、整体水平上进行药效筛选的方法。因分子、细胞水平的研究易于大量、快速地进行初步评价，故可首先研究分子、细胞水平的药效评价方法。再次，进行方剂作用机制的研究。近年来，现代分子生物学、细胞生物学飞速发展，生命过程中的多层次现象及其调控机制被揭示，基因组学、蛋白质组学、代谢物质组研究的进展，使影响人类健康的重大疾病机制和有效药物的作用靶点、作用途径越来越明晰，这些都为中药作用机理研究提供了有力保障，也成为证候调控研究的有力武器。

第三节　方法学归纳与评价

总的来说，进行证的调控规律研究，首先要对证进行规范化，围绕中医望、闻、问、切四诊的手段和方法所获得的表现型组资料，引入临床计量医学的理论与方法，将证候的描述由定性转为定量，建立与证相关的各类量表和数据库系统。探索构建病证的数学模型及证候特征，制定出可计量、易操作的中医证的诊断标准；在证的演变规律及其影响因素研究的基础上，探讨其有效的可操作性强、重复性好的调控方法和手段。

目前的研究中还存在着一些不足和问题。比如说虽然证候的传统定义是基本清楚的，但证候的宏观（定性）标准不十分规范，证候宏观（定性）标准量化研究方法有待统一，这在一定程度上阻碍了整个中医药现代化的进程。另外，虽然基因工程在医学上的应用已取得了举世瞩目的成就，但在中医研究领域的应用还仅仅是一种尝试，至今尚未有公认的结论。主要存在的问题包括：不同人所选择的研究方法不同基因及相关研究指标不统一，以致可重复性不大；证候分类不规范，同一病种，不同学者辨证诊断不一致，缺乏可比性，甚至出现结论相互矛盾的现象；详于病而略于证，撇开特定的病，证的范围显得过大，但这也正是中医证的特色所在，单一病种不同证的检测结果不一定能反映证的特异性和证的本质影响结果的真实性；以证为纲的研究在证上选择了虚证为主，忽略了虚实的差异和寒热的区别，势必影响结果的准确性。以上问题都是中医工作者亟待解决的。但我们必须明确：证的现代研究，是以整体与局部、宏观与微观、功能与形态、机体与环境相合的思想为指导，以探索新的病理概念、发现新的发病机理为目标，所以绝不仅是阐明，而是孕育着创新。

第四节　典型案例

证候调控，是指在中医学理论指导下，根据临床病证诊断，在综合考虑了患者体质和所处外界环境因素等的影响，采用药物、针灸推拿等治疗手段对其演变进行调节控制（治疗），即对证的论治过程。证候调控规律研究目标是，通过什么方法和手段能有效控制和影响疾病状态的演变，即解决状态演变与干预因素之间的相关性问题。

本案立足于湖北省中医院肾内科以王小琴教授为首的肾病专家总结多年临床经验，结合中医学理论提出的难治性肾病难治机理的中医理论模型，是中医证候调控规律研究的典型案例。

一、难治性肾病综合征概述

根据 1985 年第 2 届全国肾脏病学术会议讨论的肾小球疾病临床分型意见，原发性肾病综合征分为Ⅰ型和Ⅱ型。Ⅰ型为：无持续性高血压，离心尿红细胞 < 10 个/HP，无贫血，无持续性肾功能不全，蛋白尿通常为高度选择性，尿 FDP 及 C_3 值在正常范围内。Ⅱ型为：常伴有高血压、血尿或肾功能不全，肾病的表现可以不典型，尿 FDP 及 C_3 值常超过正常，蛋白尿为非选择性。难治性原发性肾病综合征多数指Ⅰ～Ⅱ型之间，而其中也有一部分患者出现血尿，或尿 FDP 超过正常。患者经过强的松标准疗法（成人每天 1mg/kg，连续治疗 8 周）无效者，或经强的松标准疗法治疗缓解，但经常复发（1 年内复发 3 次或半年内复发超过 2 次以上）者。前者称为激素无效型，后者称为常复发型肾病综合征；激素依赖型可视为常复发型中严重的一类。激素无效型肾病综合征其病理类型大多为膜增殖性肾炎、膜性肾病、局灶节段性肾小球硬化。常复发型肾病综合征，其病理类型大多为微小病变型、系膜增生型肾炎。本病属于中医学"水肿""虚劳"的范畴。

难治性肾病综合征的中医辨证分型表现为下列几种：①湿热蕴毒型：症状为低热，

面部（严重者甚至在背部）出现痤疮，咽喉或皮肤化脓性感染，口干苦欲饮，舌质红，苔黄腻，脉弦滑或弦数。②阴虚内热型：表现为面色潮红，五心烦热，口干目涩，夜寐盗汗，舌质红绛或有裂纹，苔少而干，脉弦细数。③脾气不足型：患者每遇劳累即见浮肿及蛋白尿，神疲乏力，纳少便溏，小便清长，舌质淡，苔薄白，脉象细弱。④脾肾阳虚型：表现为面色白，形寒怕冷，神疲纳少，下肢水肿或全身水肿，舌淡胖，边有齿印，舌苔薄白或白腻，脉象沉细。

（一）难治因素分析

从中医理论出发，影响本病难治的因素主要有如下几方面。

1. 脾肾亏虚证 大量的临床研究资料显示，所有的难治性肾病综合征患者都存在有程度不同的脾肾亏虚证候。中医学认为：脾为后天之本，主运化水湿、水谷之精及统血。脾虚可致患者气血化源不足，湿浊潴留，而出现水肿、营养不良、血尿诸症。肾主水，司开阖，主人体水湿的排泄和精气贮藏，肾虚则气不化水发为水肿；肾失封藏，精气不固，蛋白精微漏泄则形成蛋白尿。因此，脾肾亏虚是难治性肾病综合征临床产生水肿、大量尿蛋白、低蛋白血症、高血脂等症之根。但由于本病临床往往虚实并现，一方面可因实致虚，损及脾肾；另一方面部分实邪又可影响脾肾亏虚的治疗，从而导致脾肾亏虚的病理迁延、治疗难于康复。

2. 湿浊或湿热证 它是难治性肾病综合征最多见的标实兼证之一，近年已引起广大中医肾病研究者的重视。湿邪致病多因使用大剂量免疫抑制剂（如激素、雷公藤制剂）、抗生素导致脾肾亏虚、水湿内生；部分则因饮食不节，或冒雨涉水、久居潮湿之地，外感湿浊而产生。湿热或湿浊既成之后，可伤津耗气，使脾肾更虚；或灼伤血络，或阻遏气机，脉络阻滞而形成瘀血；或深蕴于肾，胶结难清。这些影响和变化，均可致本病加重、病变迁延。有研究报告，原发性肾小球疾病湿热证组患者，其血清总胆固醇、甘油三酯含量、肾小球补体 C_3、$C1q$ 沉积，兼挟瘀血等明显高于非湿热组患者，进一步提示湿热或湿浊之邪可成为难治性肾病综合征病情加重，病灶缠绵难愈之因。

3. 瘀血内阻证 难治性肾病综合征患者中，瘀血的存在非常广泛。许多文献报道，本病患者多有血液黏度升高、微循环障碍、尿 FDP 增高，这些都从微观方面进一步证实了本病瘀血普遍存在的客观性。本病瘀血的形成，与湿浊或湿热内蕴、脾肾亏虚、气虚血瘀和久病入络等因素有密切关系。血瘀对本病亦可产生各种不良影响，如瘀血内阻经络，可致人体气血水液代谢更为失调；若瘀阻于肾，则可加重肾的损伤，使肾的藏精、分清泌浊功能更加失职。所以，有人认为血瘀是造成本病病情持续发展和肾功能进行性减退的重要原因。

4. 风邪侵袭证 难治性肾病综合征患者，由于肺肾亏虚，卫表不固，故病程中常受到风邪侵袭，而出现感冒、咽炎、扁桃体炎、肺炎或泌尿系感染、皮肤疮疡等。并引起肺脾肾功能的失调，从而导致病情加重或复发，临床常见水肿复发或加重，尿蛋白增多。故风邪侵袭可被认为是诱发本病反复发作和病情加重的重要因素。

由于上述因素的存在和相互影响，故给本病的治疗带来诸多困难，从而出现病情易复、病变迁延难愈的临床特征。

（二）治疗对策

难治性肾病综合征属本虚标实疾患，上述因素在临床常常相互夹杂，在治疗上，我们可循"急则治其标"、"缓则治其本"的原则，针对以上因素采取相应对策。

1. 补益脾肾　脾肾虚亏是本病临床产生诸症之根，因此在扶正治虚方面必须把补肾健脾作为基本治法，不仅非水肿阶段如此，即使在水湿壅盛或外感期间亦要贯穿这一原则，处方用药处处顾护脾肾，做到祛邪勿伤正。大量临床实践证明，只有患者的脾肾气化功能恢复正常，其治疗结果才能得到稳固。补益脾肾，具体可据脏腑辨证而施治。如脾肾气阴两虚者，可用参芪地黄汤加减。

2. 祛除湿瘀　湿热（湿浊）、血瘀几乎存在于本病患者的整个病程，又是加重或影响脾肾亏虚恢复、造成本病病变迁延病情恶化易复发的重要原因。所以对本病的治疗应在强调补肾健脾法同时，亦要重视对湿热血瘀的治疗，特别是祛湿化瘀法，可贯穿于本病治疗始终，在湿瘀矛盾突出阶段，甚至可作为主要治法。临床证明，治疗中我们若能注意应用清热祛湿、活血祛瘀、祛风之品，将可大大提高本病的治疗效果。

3. 预防外感　预防外感是减少本病复发或加重的重要环节，应引起患者及医护人员的高度重视。可引导患者注意起居、饮食、情志、环境等，并注意锻炼身体、增强体质；对于那些体虚易感者，平时可服用玉屏风散制剂以益气固表，这对减少外感的发生具有重要意义。

综上所述，难治性肾病综合征之所以难治，从现代医学的角度考虑，其主要与患者的感染、血液高凝状态、血浆蛋白低下等难治因素有关。从中医角度考虑，其主要与湿热、瘀血等邪气侵袭及正气不足（脾肾气虚）有关。针对患者的难治因素，采用中西医结合的治疗对策，互相取长补短，可以提高难治性肾病综合征患者对激素的敏感性、耐受性，控制难治性肾病综合征患者的顽固症状如水肿，蛋白尿等，从而减少难治性肾病综合征患者的复发率，最大限度地提高患者的疗效。

二、临床中医辨证治疗

纵观国内，目前中医辨证治疗难治性肾病综合征主要有以下几种方法。

（一）分阶段辨证治疗

临床将应用激素早期（1～2周）和中期（2～8周）定为大剂量阶段，激素应用后期（包括激素减量及维持期）定为减量阶段和维持量阶段，最后为激素停用阶段。中医辨证用药有两种方法。中医学认为，激素大剂量应用阶段患者属阴虚阳亢证和湿热毒邪壅滞证两类。阴虚阳亢者采用滋阴降火方，多以黄柏、知母、生地、旱莲草、丹皮、泽泻、白芍组方；湿热毒邪壅滞者用清热利湿、凉血解毒方。以白花蛇舌草、水牛角、赤芍、野菊花、半枝莲、白茅根、生地等组方。维持量和减量阶段患者出现脾肾气虚甚至阳虚时，治宜健脾益气、温补肾阳。方药多以黄芪、金樱子、菟丝子、党参、仙灵脾、枸杞子、山茱萸肉组成。主张停服激素阶段长期服用玉屏风散。亦有在大剂量激素阶段用养阴抑阳汤，方由生地、知母、旱莲草、生牡蛎、地骨皮、白茅根、车前子组成。减量和维持量阶段用温补肾阳健脾汤，方由党参、白术、仙灵脾、菟丝子、仙茅、车前子、山茱萸、甘草组成。停用激素阶段用固本益气汤，方以党参、黄芪、生地黄、白芍、当归、茯苓、白术、杜仲、防风组成。亦有在大剂量激素阶段用温阳健脾利水法，对阴虚阳亢者用滋阴降火，主方以知母、地骨皮、生地、赤芍、麦冬、女贞子、旱莲草、白茅根组成。对心火旺者加生栀子、龙胆草；兼有湿热者加黄柏、石苇；热毒明显者加五味消毒饮；兼瘀者加当归、益母草、川芎、红花；兼有气阴两虚者加党参、黄芪。在激素减量和维持量阶段用益气健脾补肾方，以太子参、黄芪、仙灵脾或菟丝子、补骨脂组成。气虚明显时以党参易太子参；阳虚明显者加炙附片；气虚明显者加山茱萸肉。停服阶段服玉屏风散。

（二）按症状分型，经典方辨证治疗

根据治疗过程患者出现的症状进行辨证治疗。对阴虚火旺湿热互结型，以知柏地黄汤加龙胆草、车前子、细木通；气阴两虚型、水湿留恋型，服四君子汤合参芪地黄汤加减；脾肾两虚、血瘀水停型用实脾饮合二仙汤、四物汤加减。属肺脾两虚型，用参苓白术散合玉屏风散加减以补脾益肺；对脾虚湿困型用参苓白术散合五苓散加减，以益气健脾，温阳化水。

（三）一方为主，辨证加减

康肾汤由玉米须、黄芪、益母草、石韦、茯苓、薏苡仁、蒲公英、车前子、鸡内金、泽泻、大黄、三七、水蛭、冬虫夏草组成。阴虚者加知母、黄柏、阿胶、熟地黄；肾虚者加桑寄生、芡实、杜仲；气虚者加山药、白术、党参；湿热内蕴者加栀子、生地、白花蛇舌草；恶心、纳呆、呕吐者加半夏、砂仁、厚朴、藿香。

利水消肿方：由蝉蜕、泽泻、苏叶、茯苓、地肤子、石韦、益母草、玉米须、丹参、泽兰组成。临床辨证有阴虚、阳虚、气虚型，并兼有气滞血瘀者，辨证加黄芪、桂枝、生地黄、知母、黄柏、茵陈。

清热活血汤由白花蛇舌草、益母草、黄芩、知母、生地黄、丹参、猪苓、茯苓、太子参、生山栀、红花、丹皮、甘草组成。气虚明显者加生黄芪，太子参易潞党参；阴虚火旺者加龟板、麦冬，因为太子参、生地具有养阴益气、扶正固本作用；佐以清热利湿药后又可拮抗激素所致阴虚火旺及气阴虚损。

健肾汤由党参、丹参、黄芪、补骨脂、女贞子、旱莲草、山茱萸、川芎、仙茅、仙灵脾、水蛭组成。脾虚甚者加白术、砂仁；脾肾阳虚者加桂枝、熟附子；水肿者加泽泻、车前子；大量血尿者加白茅根、血余炭、仙鹤草。

脾肾双补汤方由党参、山药、茯苓、杜仲、益母草、连翘、山茱萸、莲肉、薏苡仁、蒲公英、白茅根、甘草等组成。水肿明显者去茯苓加茯苓皮、猪苓、泽泻；炎症明显者加金银花、黄芩、蒲公英；纳差、腹胀不适者去连翘、益母草、蒲公英加山楂、谷麦芽。

　　益气活血壮腰利湿方方由黄芪、白术、防风、鸡血藤、牛膝、杜仲、续断、桑寄生、防己、石韦、土茯苓组成。阴虚内热者加生地黄、知母、生甘草。

　　肾综汤方由熟附块、黄芪、人参、当归、丹参、肉桂、益母草、茯苓、杜仲、赤小豆、薏苡仁、白术、汉防己、甘草组成。肝肾阴虚者加知母、黄柏、鳖甲，或用知母地黄丸。从治疗之日服至激素停用后，再服药半年。

　　益气养阴活血化瘀汤方由黄芪、党参、生熟地黄、山茱萸、淮山药、丹皮、泽泻、益母草、丹参、当归、大腹皮、厚朴组成，是参芪地黄汤加活血化瘀利水剂的组方。临床辨证肾阴虚者加女贞子、旱莲草、枸杞子、龟板；肾阳虚者加菟丝子、补骨脂、仙灵脾；水肿甚者去熟地，黄芪减半，加薏苡仁、赤小豆。作者提出停用激素之后须长期服用玉屏风散。

　　益气养阴活血清利方由黄芪、党参、麦冬、玄参、熟地黄、益母草、丹皮、穿山甲、黄芩、丹参、车前子、土茯苓、薏苡仁组成。兼有外感者加麻黄连翘赤小豆汤；有浮肿者合五苓散或己椒苈黄丸；有疮毒者合五味消毒饮或仙人活命饮；瘀血征象明显者加水蛭、土鳖虫；湿浊内留恶心呕吐者加黄连、苏叶、大黄；阴虚阳亢，头晕耳鸣者加生龙骨、生牡蛎、天麻、钩藤；阳虚征象明显者加仙茅、仙灵脾、杜仲、仙鹤草；表虚不固，屡感风寒者合玉屏风散。

　　加减六味汤由生地黄、茯苓、白术、泽泻、丹参、山茱萸、山药、黄芪、防风、桃仁、红花组成。肝肾两虚、脾胃虚弱者加六味地黄丸滋阴补肾；肝肾阴虚者加知母、黄柏、旱莲草、女贞子；出现脾虚证加党参、补骨脂、薏苡仁、芡实；出现血瘀证加益母草、川芎、泽泻、水蛭；停用激素阶段出现阳虚者加淫羊藿、仙茅、附子、肉桂等。此方益气补肾，活血化瘀，具有拮抗激素不良反应、减少尿蛋白、恢复肾功能的作用。

　　苓桂术甘汤加味以苓桂术甘汤为主方，脾虚甚者加党参、黄芪、砂仁、陈皮；肾虚甚者重用桂枝，加熟附子、巴戟天、补骨脂；肾阴虚火旺者加熟地黄、淮山药、知母、黄柏；血瘀者重用茯苓、白茅根、紫珠草；血压高者加石决明、怀牛膝、钩藤。此方以脾肾气虚阳虚贯穿病程始终，故补脾肾、化气行水为根治之本。

　　（四）中药制剂根据临床用药

　　将有效处方制成不同剂型用于临床治疗，例如温肾消肿丸：用山茱萸、生地黄、仙茅、仙灵脾、党参、黄芪、红花、水蛭炼蜜为丸，每丸9g；日服3次，每次1丸。和雷公藤煎剂，配合激素治疗44例，总有效率95.4%。温肾消毒丸有调和阴阳、益气养阴、活血化瘀、健脾利水之功，对重度水肿和蛋白尿治疗有显著疗效。又如复方参芪片由黄芪、太子参、生地黄、蒲公英、知母、黄柏、丹参、当归、防风、红花、甘草制成浸膏片，每服 20 片，日服 3 次。复方参芪片能调整免疫功能，又具抗凝作用，从而提高难治性肾病综合征的疗效。复方丹参注射液由丹参和降香组成，此方有扩张血管、改善微循环、缓解肾小球动脉收缩、使毛细血管的损伤和肾小球滤过率得以恢复等作用。肾病散由赤小豆、白扁豆、白术、茯苓、桂枝、附子、细辛、麻黄、水蛭等 18 味中药组成，粉碎后制成胶囊剂。此方有扶正祛邪，健脾益肾，温阳利湿，活血化瘀，补气祛风等功效。至灵胶囊：由人工发酵的冬虫夏草菌丝制成。虫草菌丝与天然虫草具有相同的免疫增强作用，对体液有调节作用和促进 T 淋巴细胞转化作用，从而增强机体抵抗力。虫草肾康胶囊：是含有冬虫夏草的纯中药复方制剂，具有补肾益肺，健脾益气和化瘀利水之功效。雷公藤制剂：主要是雷公藤水煎剂和雷公藤多甙制剂，配合激素和中药治疗，可减少皮质激素的用量和顺利撤减。总之，目前治疗难治性肾病综合征仍以激素类为主，同时进行中医辨证治疗。临床实践证明中医辨证用药有调理阴阳平衡、提高机体对激素敏感性及增强激素疗效等作用，同时具有防止或减少激素撤减过程出现的反跳现象，并改善临床症状，提高疗效和缓解率。值得注意的是有些中药在临床治疗中具有十分重要的作用，如活血化瘀药、温肾药、冬虫夏草、玉屏风散、苓桂术甘汤等。因此应该重视中医药在治疗中的作用，加以研究和开发。

三、中医外治法

中医外治法，是在常规治疗基础上，引入中医经络理论，内外并治，使药直达病所，以达到治疗目的。目前采用较多的主要是穴位中药外治疗法。穴位中药外治疗法的种类，主要有穴位敷贴法、穴位发泡法、穴位药物离子导入法、穴位药物按摩法、穴位药物搽涂法、熨帖法、药液浸泡疗法等。该疗法使用方便，一方面刺激穴位，另一方面药物可以从毛孔、汗腺渗透，穿皮肤，过穴位，入腠理，通经络，调脏腑，驱病邪，治其外而通其内，更好地发挥药物与穴位治疗的双重作用。采用外治疗法治疗难治性肾病的研究刚刚开始，主要以临床观察为主，缺乏对照组的比较，疗程亦长短不一。就病因病理、分证治疗以及治疗机理等方面的研究还不够系统、深入。应加强科研设计的严密性，并深入研究其作用机理，为难治性肾病患儿摆脱激素依赖、耐药病人恢复激素效应、诱导缓解、减少复发开拓新的治疗途径。

四、改善患者生存质量

过去的研究中，测量健康的指标如死亡、发病都是简单的"有与无"，这丧失了大量有用的信息，皆只重视健康的负向一面而未能反映健康积极的一面，生存质量的研究部分克服了该缺点。Hornquict 指出生存质量即一个人对各种需求的满足程度。由于难治性肾病患者常出现不同程度的肾功能不良，因而长期造成不同程度的劳动力丧失、生活能力下降进而对患者的心理、情绪及生活信心产生不同程度的影响。我们应针对不同情况采取灵活措施以期改善患者生存质量。

（一）要提高患者的生活质量

必须注意：休息是难治性肾病患者的基本治疗措施之一；吸烟无论吸烟量的大小对人体的危害已很明确，因而难治性肾病患者有必要戒烟；适量的饮酒可以改善微循环而对身体有益，但饮酒过量则影响肝、肾、消化功能而对身体有害，因而对饮酒的患者必须控制其饮酒量；瘦弱或肥胖均表明身体状况不佳，因而有必要适当控制体重。

难治性肾病病人的生活质量不仅受上述各种因素的影响，而且生活质量各个方面之间也明显存在着相互影响，因而要提高患者的总体生活质量，必须对其以下几个方面加以注意：合理安排患者的睡眠，使其既达到充分的休息又不至于长时间处于睡眠状态之中；在患者力所能及的情况下鼓励其参与必要的家务劳动及社会工作，以促进患者自信心的恢复；注意患者解决问题的能力，帮助病人保持良好的记忆力；注意饮食的科学性，应当按医嘱进低盐、低脂、低磷、高维生素、优质低蛋白饮食。只有对病人生活质量的每一个方面均加以提高，才能从总体上改善其生活质量。

（二）心身并治的理论基础

中医学历来重视心理因素在治疗中的作用。《素问·汤液醪醴论》指出："精神不进，志意不治，故病不可愈。"清·赵彦晖说得深刻："无情之草木不能治有情之病，以难治之人，治难治之病，欲凭三寸不烂之舌以治之。"这就是历史医家总结的"心病还须心药医"的经验。整体观的中医心理学的基本观点，其中尤其强调心身统一。在中医治疗手段中，心理治疗与针药对躯体治疗的关系是极为密切的，有时甚至是难以分开的，通过调理生理机制而达到调理心理的目的，或通过调理心理而收治身之效，这是历代名医常见的治疗经验。如《素问·宝命全形论》曾明确指出这种利用心理原理治病的方法与药物、针灸等具有同样重要的意义，"一曰治神，二曰知养身，三曰知毒药为真，四曰制砭石大小，五曰知脏腑血气之诊。五法俱立，各有所主"。这不仅仅只是注重强调"心身并治"论，而主要的还是重视"形神相即"的统一思想。因为正常的脏腑生理可产生正常的生理活动，而良好的心理活动又可对人体脏腑生理产生有益的影响。由于心身之间的密切关系，同时心理治疗会产生生理效应，有时调整心理障碍也可借助于生理功能的调整。因此，中医心理疗法主张"心身并治"，在治疗方法上可以"治神"（使用心理学方法）与"治身"（使用针药等躯体疾病的治疗方法）并用；在治疗效果上追求"心""身"并调。

难治性肾病的发生、发展及恶化与机体免疫功能失调密切相关，而免疫稳定调控紊乱多导致病情久病难愈。又由于难治性肾病患者均伴有不同程度的心理障碍，且心理障碍不仅可以抑制机体的免疫功能，还可造成自身的免疫性损伤，不仅使病情雪上加霜，更使机体容易招致多种感染而使病情加剧。因此，心理调适与药物治疗具有同等重要的作用。难治性肾病患者不仅有躯体症状，如水肿、湿热、瘀血等是疾病的关键，且心理障碍常因躯体症状恶化而加剧。所以，此时应心身并治而以治身为主。疾病的后期，有可能上述病情加重，同时因症状恶化而出现严重的心理情绪障碍，所以治疗原则应以心身并重、心身并调，若此期躯体病证向愈，则应注意鼓励病人进一步树立战胜疾病的信心，循序渐进地积极配合药物等其他治疗措施，逐渐达到治愈难治性肾病的目的。

五、本研究的创新点

建立难治性肾病难治机理的中医理论模型：中医学认为，疾病的发生发展，是正气和邪气两个方面相互作用的结果，其中正气不足是疾病发生的内在因素，邪气是发病的外在条件，邪正相互作用的结果，不仅决定疾病的发生与否，也决定疾病的性质与转归。

人体阴阳互根、气血同源。疾病状态下阳损及阴、阴损及阳，气虚及血、血虚及气，日久必然在病程中逐渐形成阴阳两虚、气血同亏的多层次病理机制。

气与血、阳与阴是对立统一的两个方面，在生理上，相互滋生，在病理上相互影响，在各种慢性肾脏疾病漫长的病程中，是可以转化的，转化的过程，是气血阴阳盛与衰的变化过程。张景岳谓："凡自生而长，自长而壮，无非阳气为之主，而精血皆其化生也，是以阳盛则精血盛，阳衰则精血衰。"阳气化生阴精，是脏腑气化的作用，尤其是肾中之阳气的激发推动。水谷入胃之后，在肺脾肾等脏器的"蒸精液""化精微""泌糟粕"的气化作用下，生成卫气、津液、营血、精髓以滋养脏腑，充实形体；其浊者，经三焦气化，外敷于皮毛，下行于二便，从汗、尿、大便排出，保持出入平衡。若阳气虚弱，阴寒之气内盛，脏腑气化失调，肾失温化开阖，则水谷代谢障碍，产生水湿浊邪，而阴血（精）的生成不足，必然向血虚、阴虚转化。

难治性肾病病机演变的总体规律，是从初期的以肺肾气虚、脾肾阳（气）虚为主，到后期肝肾阴虚、气阴、阴阳两虚。病情的转变、症状的出现与激素的用量密切相关。激素为纯阳燥热之品，大剂量激素造成阴虚阳亢，而当激素减量时，又导致阳虚而阴弱，机体的阴阳难以达到平衡状态，当属最关键的难治根源。水湿之邪是初期的主要病理产物，水湿停留日久，酿生湿热，逐渐加重脏腑虚损。随着病程的发展，邪留不去，正气日虚，正虚邪结，导致病情缠绵难愈。在病程中，风寒湿邪、疮毒之邪从咽喉、皮毛犯肺、扰肾、伤脾是导致疾病复发和加重的重要诱因。"水病不离乎血""血病不离于水"，血瘀是必然的病理产物，与水湿、湿热等邪胶结难解，水湿、湿热、瘀血久郁化热，热郁成毒，深蕴于肾。

在难治性肾病的病程进展中，由实转虚，因虚致实，标实与本虚间相互影响是难治的基本病机；长期大剂量激素的使用导致机体阴阳失衡是难治根源；其病变由气虚、阳虚转化为阴虚，脏腑传变由肾至肺、由肺至脾、由脾至肾，由水湿致湿热、瘀血、热毒是难治趋势；瘀、毒是难治环节（图 15 - 1）。

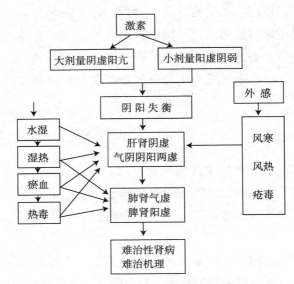

图 15 – 1　难治性肾病难治机理的中医理论模型

　　进行证的调控规律研究，首先要对证进行规范化，围绕中医望、闻、问、切四诊的手段和方法所获得的表现型组资料，引入临床计量医学的理论与方法，将证候的描述由定性转为定量，建立与证相关的各类量表和数据库系统。本案例从建立难治性肾病难治机理的中医理论模型出发，预备在今后的研究中依据国内外专家研究成果、借鉴优秀研究方法，逐步完善难治性肾病的中医治疗体系，早日实现中医证候规范化，具有较强的可行性和前瞻性。

第十六章 临床疗效评价研究

第一节 概 述

随着世界范围内对包括中医药在内的传统医学需求的增加，人们对中医药的临床疗效和安全性倍加关注。美国国立卫生研究院（NIH）成立了专门的评价工作小组，广泛收集世界范围内有关传统医学疗法的临床对照试验，开始重新审视并系统评价传统医学（包括中医药）的临床疗效。当前，中医药临床研究的广度和深度迅猛发展，在揭示和证实中医药对防治疾病的效能方面取得了显著的进展。但是另一方面，我们也必须看到，中医药的临床疗效尚未能得到广泛的认可。现阶段如何对中医临床疗效科学、客观地进行评价，已成为制约中医药发展的瓶颈问题。

中医临床医学是几千年来中医学赖以生存和发展的基础。20世纪50年代以来，中药学的研究有了长足的进步文献研究、理论研究、实验研究和方法研究都出现了十分活跃的局面，这些研究都是基于中医药的临床疗效。可以说，中医药临床疗效的提高是中医药学术发展的可靠保证。90年代初，随着GCP的引入，中药新药有效性和安全性评价率先展开；并在此基础上逐步形成中药临床药理学。它是中医临床医学和中药学相结合的一门新兴学科，中医药临床疗效评价的研究存在诸多问题，如缺少科学、系统地反映中医诊疗特色和复合干预策略的疗效评价方法，这一点严重影响了中医药新产品、新技术、新疗法的质量、水平及可信度难以得到国际同行认同。

随着疾病谱的改变、医疗模式的转化、健康观念的更新，中医的诊疗思路受到全世界越来越多的关注和重视。中医药以注重调节机体的状态平衡而彰显优越性，如何科学地回答"中医有效性"是促进中医药发展和推进中医药走向世界的关键。近几年，各地的中医药研究工作者在中医临床研究评价方法学上进行了大量的学术研究。他们正运用创新的科学观，不断探索中医药临床疗效评价的途径和方法，如证的命名和诊断标准不规范是当前证实质研究、临床规律研究、科学评价疗效的重大障碍。以证素为核心的辨证新体系，在原有中医辨证理论基础上的创新，较为深刻、具体地揭示了中医辨证的基本规律和基本原理。各种辨证方法必有对疾病本质认识的共同核心，这就是辨证要素（简称证素）。它先辨有限、固定的证素，再确定复杂、多样和动态的证名，在认识层次上清晰明了，符合中医临床辨证思维认识过程，充分体现了辨证的精髓。证素辨证新体系揭示了多种传统辨证方法的普遍规律，解决了各种辨证方法错杂重复、不易掌握的缺陷，又如在王永炎院士等倡导下，引进系统复杂性科学理念，继承并发展了辨证论治。对中医证候本质的研究需要用现代科学的多学科理论，尤其是适用于复杂系统和复杂现象研究的系统科学理论来研究和阐释。人体系统是复杂巨系统，证候是这一复杂巨系统所表现出的复杂现象，从证候的整体性、恒动性、模糊性、时空序列性等特征而言，证候具有复杂性特点，与这种复杂性相适应的新学科、新方法主要有系统论、信息论、耗散结构、协同论、非线性科学和模糊数学突变论，利用这些学科中的理论和方法来探讨与揭示证候的科学内涵是中医证候研究走出困境的希望。从中医学角度而言，证候不仅仅是结构的异常或失稳，更重要的是功能的失序，是系统内部各要素之间相互关系的失调。将耗散结构理论应用于中医证候研究中，不仅阐明了机体在疾病状态下的病理变化机制，同时也包含了机体在疾病之前的前趋性的功能失常的机制。证候的整体性、功能性特征使其不仅在疾病治疗中占据重要地位，同时也使其在养生保健中发挥作用，因为健康并不仅仅是没有器质性病理改变的状态，而应当是有序、稳定、和谐的状态。因此，证候疗效评价是体现中医临床疗效的关键，中医证候信息学是研究证候疗效的方法之一。

第二节　研究思路与方法

一、目标与发展思路

中医临床疗效系统评价体系的建立、推广和应用，是一项繁复的系统工程。其总体目标是：建立一个包括由中医临床疗效评价中心、资料中心在内，通过专业虚拟网络的连接、协作开放、资源成果共享的完整体系，科学、系统地评价中医药新产品、新技术和新疗法的临床疗效，全方位、多层面的服务于政府职能部门、国内外中医药临床和科研机构、企业和个人。其发展的思路是：

1. 在中医基础理论的指导下，从中医的临床优势和特色出发，应用包括临床流行病学、循证医学以及信息技术在内的方法和技术，借鉴现代西医学临床结局研究评价的方法学和成果，建立系统评价所依托的协作网络组织；

2. 开展符合现代医学模式，能够充分反映中医临床疗效优势的综合中医临床疗效评价方法、指标体系和标准等关键技术的研究；

3. 开展评价中心和资料中心的建设以及专业人员的培训，选择有代表性的重大疾病、疑难疾病及其相关证候为样板，系统、科学地开展中医临床疗效评价体系的研究。

二、重点任务和关键技术

1. 中医临床疗效评价方法、指标体系的建立和标准的研究　由于生物医学模式的影响，在相当长的时间里，西医学对于疾病的常规性疗效评价标准，着重于评价解剖学指标、病理损害指标、生化改变指标等。随着医学模式的转变，现代医学界逐渐重视对于人体功能活动、生存质量和影响健康等重大事件的评价。在疗效判断由"以病为本"渐向"以人为本"迁移的背景下，中医强调辨证论治，具有调整、改善人体脏腑、气血功能活动和整体机能状态，提高人体对社会和自然环境的适应能力的特点，在常规的西医"病"的疗效评定标准的基础上，建立适用于中医药发展需要，包括中医证候、生存质量评价在内的综合的临床疗效系统评价的方法、指标体系和标准，提供中医药对重大疾病、疑难病证和亚健康状态临床疗效的科学证据，有利于显示中医临床疗效的优势，科学评价中医药临床疗效。

2. 中医临床系统评价体系的操作规范及其软件系统的开发研究　为保证中医临床疗效系统评价的客观性、科学性，除了保证"病""证"的诊断和临床疗效评价标准的权威性、客观性之外，还必须重视临床评价过程中的规范操作，因此建立中医临床疗效系统评价体系操作规范又是一个关键环节。借鉴 GCP 有关原则和规范，应用 DME 和循证医学等有关的方法学，需要建立一整套具有科学性、权威性的中医临床系统评价体系的操作规范，并通过相应的计算机软件系统来规范操作行为和过程，为中医临床疗效系统评价体系服务。

3. 应用临床流行病学、循证医学方法开展中医药临床疗效的评价　应用临床流行病学、循证医学方法，结合重大疾病和疑难病证诊治方案及有代表性的中成药的再评价研究，系统地开展中医临床疗效的评价。这其中包括治疗性文献系统评价、开展多中心临床随机对照试验以及队列研究等。

4. 建立以中医药临床研究文献数据库为主的资源中心　医学文献的系统性分析是医学科研的基础性工作，对指导临床治疗决策具有重要意义。我国中医临床医学研究文献的系统性分析工作可以说还处于空白状态。医学文章的系统分析不同于传统的描述性论述，而是在对某一课题或项目所有的研究论文进行全面、系统的质量评估和定性分析的同时，对符合条件的研究论文进行定量的 Meta 分析，以期较全面准确地掌握该项研究的现状、临床疗效的真实性程度及其可应用性，为临床决策或医政管理以及为未来的研究决策提供依据。开展中医药临床研究文献的系统性分析是一项十分有意义的工作，它除了能够应用于全面评价中医药临床疗效之外，还可以对中医临床研究中科研方法学的应用状况、存在问题和研究质量的总体水平做出评估，指导中医药临床研究的进一步提高。

5. 评价和完善证候诊断标准，开展中医证候疗效评价方法和标准的研究　证候诊断的标准化是科学、客观、系统评价中医临床疗效的前提之一。辨证是在中医理论指导下，应用一定标准对于疾病或亚健康状态的思辨、分析、度量和归类的过程。从真正的科学意义上说，作为度量客观事物的标准，它必须具备准确性和可靠性的特点。20世纪50年代以来，我国卫生管理部门、中医界在证候的标准化、规范化方面做了大量的工作，并取得很大的进展。但由于这一工作的难度和研究方法学上的不尽成熟，还有许多问题尚待解决。有必要在原有基础上，制定和完善证候诊断标准，开展中医证候临床疗效评价方法和标准的研究。这不仅对于提高临床疗效有重要意义，更有助于得到国际医学界认识和接受，这将大大地推动中医药走向世界。

6. 组建专业机构和培养专业研究队伍　这其中包括组建全国临床疗效评价中心和专科疾病临床疗效评价分中心，编写培训教材，培养专业研究队伍，加强国内外交流等。即以国家科技部筹建的5个CCP中心为主体，组建全国临床疗效评价中心，选择优势学科单位，建立专科疾病临床疗效评价分中心，围绕CCP相关法规、操作规程、临床流行病学和循证医学等方法学为中心的学习内容，通过行业内外、国内外的培训和交流，尽快地培养一支具有高水平专业素质和职业道德的中医药临床疗效评价队伍，对提高中医临床研究质量和水平，以及推进整个中医药学的发展都具有深远的意义。

第三节　临床疗效评价的核心——证候评价

中医药学理论体系有别于现代医学，其中"证候学"是核心内容之一。"证"的多元性和动态性是其规范化和疗效评价的技术难点，同时，"中医病、证"是被公认的巨复杂系统，在这种条件下，不可能仅采用简单的方法来实现对中医临床疗效的评价，如现代医学评价疗效的终点"金指标"方法。为此提出，基于中医药学是状态医学、调节医学，且具有显著的信息学特征，采用"证候信息学"方法构建中医临床疗效评价体系，以病证结合为纲，通过文献研究和大量临床资料的回顾性和前瞻性调查分析，确证"证候"的分布规律、演变规律和调控规律，制订出"中医病证"状态演变标准曲线，并在临床中不断修订完善。因此，中医证候信息学研究是临床疗效评价的核心。

一、中医证候与维

（一）维的概念

维指连接、计度、隅（角落），可引为角度、视角方面之义。作为数学名词又称维数，是几何学及空间理论的基本概念。维度一是指次元数、维数、度数；二是指幅员或广延的状态。源于经验的欧几里得空间的维数都是整数：点是0维，直线是一维，平面是二维，立体是三维，加时间为四维。此后以豪斯道夫维数为基础，科学家们又根据不同的需要给出了很多分维的定义，如相似维数、关联维数、信息维数、容量维数、广义维数等。

（二）中医证候的高维特征

证候是机体内因和环境外因综合作用下的机体整体反应状态，同时在病证发展过程中，随着病邪的强弱、正气的盛衰而发生相应的证候变化，表现为证候的演变、转化或兼证。王永炎院士认为，证候具有"内实外虚，动态时空，多维界面"的特点，并从中体现出高维性。

1. 证候诊断资料的高维性　诊断证候既包括望、闻、问、切四诊资料，又有不断发展的实验室指标、影像学资料、生物学资料等。

2. 证候构成要素的高维性　《中国医学百科·中医学》认为，证候是"综合分析了各种症状和体征，对于疾病处于一定阶段的病因、病位、病变性质，以及邪正双方力量对比各方面情况的病理概括"。其内在因素包含了体质特征、机体脏腑、经络、气血、阴阳等的失衡及其相互间关系的紊乱。病因、病位、病变性质、邪正等不同维度又均包含了各自不同的表征信息。

3. 证候诊断方法的高维性　八纲（表里寒热虚实阴阳）、六经、三焦、卫气营血等辨证方法，对一些内伤杂病采用脏腑辨证。

4. 证候演变的动态时相性（动态时空）

证候是疾病过程中某一阶段（时点）机体对内外致病因素做出的综合反映，在疾病的发展过程中，证候处于动态变化。疾病的不同时点、不同阶段，可表现为不同的证候，体现出一定的证候演变。空间上的"证"、时间上的"候"既是不同的维度，又各含众多的组成因素。

证候的高维性具有其合理的一面，它符合了疾病、非健康状态的特征。现代医学与生命科学已认识到常见病多为复杂性疾病，存在多因素致病、多基因调控、涉及多个层次、临床表型复杂等特征；目前按临床表现进行分类诊断的一个疾病，实际上可能是由一组病因不同（致病基因或易感基因或环境因素不同）而表型相似的疾病组成（如糖尿病）。因此，随着多因素相关性疾病中遗传因素的作用以及遗传因素和环境因素互动认识的进一步深入，将有可能出现疾病新的分类方法。疾病的复杂性、多样性也为中医辨证治疗，以及证候的发生提供了潜在的依据和宽阔的研究空间。

另一方面，证候的"高维性"又是影响证候标准化、规范化的重要原因，并限制了对证候量化、证候机理的深入研究。在非线性复杂系统的数据处理中，维数越少则其描述与统计相对简单，维数多则处理比较复杂。如何在保持证候特色的前提下，对证候的高维性进行降维处理因此成为关键问题。

（三）证候的"降维"在于梳理主导因素

首先要认识中医证候究竟包含了多少维度，每个维度又包含了何种表征。亦即依据中医常见证候，辨别主要因素，伴随因素，级联反应，提取公认的特征性证候因素。然后对有关表征信息（如经典的四诊信息）的适用范围、诊断方法、有关定性定量描述等进行界定，依据临床调查验证其可重复性、敏感性与可靠性。例如辨证。八纲。各自概括了一方面的病理本质。从某种意义上说，六经辨证、卫气营血辨证，都可理解为是表里浅深轻重层次划分的辨证分类方法。脏腑辨证，则是根据脏腑的生理病理及经络循行的表现来判断病变的部位、以寒热虚实来辨别病性、以脏腑间的相互关系来分析病证的传变规律，即以脏腑的生理功能和病理变化反映于外的不同证候作为辨证依据。

机体是复杂的巨系统，在整体、器官、细胞、分子等各个层次均包含着多因素的问题。在非线性复杂系统的数据处理中，常需将高维数据投影到低维空间来进行描述和统计处理，以便进行综合评价及其他转换和利用。降维技术是目前处理高维数据的一些主要方法。常见的降维方法有：多因素分析统计方法（聚类分析、主成分分析、因子分析、典型相关分析、多维尺度分析等），同时，由于多元分析方法大多是建立在数据的正态假设的基础上，如果偏离正态假设，结果就可能产生畸变。为弥补这一局限，目前投影寻踪（PP）方法、切片逆回归方法等成为处理高维非正态数据的一种新兴的统计方法。其基本思想是将高维数据投影到低维子空间上，寻找出能反映原来高维数据的结构或特征的投影，以达到研究、分析高维数据的目的，并可用以解决一定程度的非线性问题。当然，在一定情况下，证候诊断数据过少而难以判别证候属性的事例中，亦可"升维"处理，如新兴的 SVM 方法就是将数据投射在高维空间而获得规律性认识。

二、中医证候与阶

1. 阶的概念 阶有不同层次、不同等级的意义，计算机领域中的树状结构包含了作为等级、层次的"阶度"概念。在数据处理中，阶又与非线性、复杂程度有关，数学中的阶（rank，level）分别可表示 n 个自然数的乘积（阶乘，n）、协方差矩阵的秩、方程的次方数、多项式乘方的次数等，一般是用以表示应变量与各自变量的关系。如一阶是直线，二阶是二次曲线，四阶是振荡。

2. 中医证候的阶度反映了各因素之间相互关系的复杂程度 证候的组成要素体现了证候的维度，证候的"阶度"则体现了临床实践中，证候有关各要素之间相互关系的复杂程度。人体大多数重要的生理或病理特征，都来源于复杂生物系统中多层次、各部分的相互作用。辨证论治的特点是在重视各种因素作用的同时，更强调各因素在整体中的作用与联系，且面临的更多是复杂的非线性现象。

3. 证候因素的相互关系及其复杂性

（1）证候间的相互关系：如证候相兼、证候错杂、证候真假、证候转化等。用八纲来分析、判断、归类证候，并非孤立、对立、静止不变的，而是相互间可有兼夹、错杂，可有中间状态，证候的演变可有临界状态，并随病变发展而不断变化。

（2）表征信息的相互关系：证候的表征信息，如症状、体征等即是主、客观交融的结果，同时症状之间存在复杂的、多层次的相互关系，不同的症状组合可以表征不同的证候状态。而证候有关的四诊信息、现代诊疗信息日趋丰富。阶度越高，复杂度越高，各因素之间的非线性关系越强。

（3）机体与环境、病因、病位、病性以及邪正相争的关系：证候是机体在致病原因和条件作用下，整体体质反应特征和整体与周围环境（包括自然环境和社会环境）之间、脏腑经络与脏腑经络之间相互关系发生紊乱的综合表现。

（4）主、客观因素的交融关系：在证候的辨析过程中，涉及医生的经验、直觉、感悟等不完全理性（有限理性）因素的作用，以及对病人情绪、偏好、意志等非理性因素的观察与总结，主、客观因素的交融，也是证候复杂性的来源之一。

三、证候诊断标准化

证候是由不同的要素（维），通过不同的关联（阶），达到的不同状态，提高中医疗效的可重复性，必以辨证治疗的标准化、客观化为基础。但是过于强调证候诊断的标准化、客观化，必将以弱化辨证论治为代价。如何解决这一矛盾？需要从以下两方面考虑：在什么阶度（层次）上进行规范，可以体现证候的共性？如何把握证候要素组合的复杂度，从而体现辨证论治的灵活性？

经典的辨证论治主要是透过错综复杂的四诊信息而得出"证候"的规律性认识，同时证候诊断客观上大多反映为特定的四诊信息组合，并由此表征出各类证候状态。随着研究的深入，有助于证候诊断的多层次信息已日渐丰富，主要有四诊信息（包括体征）、理化信息（实验室检查，影像学指标）、生物学信息（蛋白、基因）等。因此，在采集多层次信息的基础上，以名义数据、有序数据、区间数据等对症状等多类指标进行量化，通过不同指标或指标组合的证候贡献度分析，以相对标准化的有效信息组合刻画特征性证候因素，并辅以方剂反证，这是证候诊断标准化的有效途径。

第四节 体质与辨证论治

中医体质是对个体在未病状态下所表现的阴阳、精气血、津液偏颇状态的描述，如阴虚体质、阳虚体质、痰湿体质等；中医证候是对人体疾病状态下脏腑气血阴阳盛衰情况及病因、病位等方面的概括。由于中医体质理论中对病理体质现象的论述是应用中医的基本术语，证候的论述也是应用中医的基本术语，从而出现了对体质与证候关系的概念界定不清，如阳虚体质与阳虚证，阴虚体质与阴虚证，瘀血体质与血瘀证等。事实上，两者在概念及临床应用的目的等方面都有很大差别，因此两者不能混同。

体质与证候既有联系，也有区别。将辨体与辨证相结合，可以更准确地指导临床施治。从体质角度看问题可以把握复杂事物的共性，执简驭繁，即不同的人、不同的病，体质相同，则证候可能相同；而从证候角度看问题则能从相同的现象中把握特性，

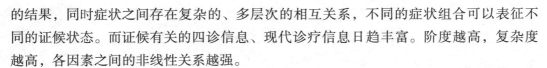

泾渭分明，即同样的人、同样的病，体质不同（如壮年、老年），则证候可能不同。从系统论观点来看，人体是一复杂的不断运动变化着的系统，而系统运动的最终结果取决于系统运动的初值。也就是说，每一个证的形成、发展、变化到最终结局，最初的值即包括体质的类型所包含的信息。正因如此，才需要针对不同体质类型，采取不同的方法，进行个体化诊疗。

一、体质与证候的关系

（一）体质与证候的发生

证候的发生与否，取决于致病因素对人体的刺激强度，及不同的人对致病因素反应的不同程度。而这种反应上的差异，正是由于体质因素所决定的。《灵枢·百病始生》云："风雨寒热不得虚，邪不能独伤人，此必因虚邪之风，与其身形，两虚相得，乃客其形。"《灵枢·五变》云："肉不坚，腠理疏松则善病风。"某些疾病的发生与体质因素有密切联系，《素问·通评虚实论》指出："消瘅、仆击、偏枯、痿厥、气逆发满，甘肥贵人则膏粱之疾也。"刘河间云："盖人之肥瘦，由血气虚实使然也……故血实气虚则肥……或言肥人多中风，由气虚，非也。所谓腠理致密而多瘀滞，气血难以通利，若阳热又甚而郁结，故卒中也。"指出了肥胖之人在内外因的诱发下，易发中风。同样道理，清代龚信《古今医鉴》也指出"心痹痛者……素有顽痰瘀血"，说明顽痰瘀血体质者易发胸痹。可见，外因通过内因起作用，"两虚相得，乃客其形"，准确指出疾病的发生与体质的内在联系。

（二）体质与证候的性质

体质的类型与证候的性质有密切关系，首先，同一致病因素作用于人体，由于体质的不同能够出现不同的证候。《灵枢·五变》云："夫同时得病，或病此，或病彼。"如同受寒邪，有人表现为恶寒、头项强痛、无汗、脉浮紧等"太阳伤寒证"；有的人出现恶寒、头项强痛、有汗、脉浮缓的"太阳中风证"。前者大多为表气不虚，腠理致密；后者大多为表气亏虚，卫气不固，腠理疏松。而有的人开始并不见恶寒发热等表证，却呈现恶寒四肢逆冷、下利清谷、脉沉细的"三阴证"。常因其人阳气素虚，抗病力弱，以致病邪长驱直入，顿陷三阴。说明邪气伤人，因体质不同，而出现不同的证候，所以感邪后的证候受体质阴阳属性左右。其次，不同类型的体质对某些性质的致病因素有易感性。例如阴虚体质多发温热病，《素问·金匮真言论》曰"藏于精者，春不病温"，若"冬不藏精，春必病温"。阳虚体质易受阴寒之邪，发阳虚之证。如"凡脾气稍弱，阳气素不强者，一有所伤，未免致泄泻"（《景岳全书·杂症谟》）。"未免"说明经常如此。另外"脾肾虚弱之辈，但犯生冷极易作痢"（《景岳全书·杂症谟》）。

由于每个人脏腑有气血阴阳多少和强弱不同，机体对病邪的反应也就不同，所以病邪侵袭人体后，随其体质阴阳变化不同而为病，可出现虚实寒热等不同证型。《素问·痹论》曰："其寒者，阳气少，阴气多，与病相益，故寒也。其热者，阳气多，阴气少，病气胜，阳遭阴，故为痹热。"《素问·逆调论》又曰："是人者，阴气虚，阳气盛，故逢风寒而如炙如火。"而"是人多痹气也，阳气少，阴气多，故身寒如从水中出。"《灵枢·刺节真邪》更明确指出："虚邪之中人也……阳盛则为热，阴盛则为寒。"所以《灵枢·五变》概而言之曰："一时遇风，同时得病，其病各异愿闻其故……凡此五者，各有所伤，况以人乎……肉不坚，腠理疏，则善病风……五脏柔弱者，善病消瘅……"说明虽然同时感受风邪，同时得病，但由于个人体质不同，所产生的证候性质也就各异。

（三）体质与证候的转化

体质因素制约着证候的转归和传化，例如气虚体质影响着气虚证的转归。气虚体质往往与血虚、血瘀、痰湿相互兼夹，这就导致了气虚证的转归易出现血虚证、血瘀证、痰湿证。《景岳全书·新方八略·热略》指出："夫今人之气有余者能十中有几？其有或因禀受，或因丧败，以至阳气不足者，多见寒从中生，而阳衰之病无所不至。"从"寒从中生"可以看出阳虚体质在前，而发病之后即"阳衰之病无所不至"。

体质对证候传变的影响还表现在它对疾病的"从化"具有内在的制约性。某种类型的体质在发病后，会表现出这种体质类型的疾病发展倾向，并结合着病理变化而表现出来。即在不同人群中，感受同一种病邪后，由于体质类型相同，因此发病后证候转化的结局往往相同，这就是证候的"从化"。阴虚或阳盛体质，邪多从阳化热、化燥；阳虚或阴盛体质，多从阴化寒、化湿。例如同是感受湿邪，正常体质者得之则表现为湿证；若阳热之体得之，则从阳化热而为"湿热"；阴寒之体得之，则从阴化寒，而为"寒湿"。这种转化规律是由于体质因素的影响，虽同为感受湿邪，而有湿热证和寒湿证之不同的证候转化结局。

二、辨体与辨证结合的临床创新思维

（一）辨体辨证，判断病性

临床诊疗实践中通过对体质类型的辨别分析，再结合证候特点和症状表现，能够为判断疾病性质提供更好的依据。这一点在《素问·经脉别论》即有论述，曰："诊病之道，观人勇怯骨肉皮肤，能知其情，以为诊法也。"是说诊病时要观察病人的体格形态和心理特点，目的是分析此人的体质特点。另外尚需了解社会环境对人体质的影响，《素问·疏五过论》曰："圣人之治病也，必知天地阴阳……从容之事，以明经道；贵贱贫富，各异品理；问年少长，勇怯之理；审于部分，知病本始。"《素问·征四失论》还曰："不适贫富贵贱之居，坐之薄厚，形之寒温，不适饮食之宜，不别人之勇怯，不知比类，诊不知阴阳逆从之理……不适贫富贵贱之居，坐之薄厚，形之寒温，不适饮食之宜，不别人之勇怯，不知比类，足以自乱，不足以自明。"以上说明在诊疗过程中，辨别体质因素是非常重要的，是诊断疾病的重要依据。临床中不仅需要了解疾病以外的因素对病人体质的影响，还要了解疾病本身对病人体质的影响。例如久病之后，或大病初愈，复感外邪。此时尽管邪气盛实，但体虚在前，证候病机或为虚证，或虚实夹杂。在治疗时，如需攻邪，必须攻补兼施，勿伤正气。吴又可指出：临证"但要谅人之虚实，度邪之轻重，察病之缓急，揣邪离膜原之多寡，然后药不空投，投药无太过不及之弊"（《温疫论·注意逐邪勿拘结粪》）把"谅人虚实"视为首要。

不同的人，同发一症，但证候表现寒热虚实之分不明显，此时辨别体质类型，可以准确判断疾病性质。因为体质不同，证候就可能具有相对的特异性。如头痛一症，患者在发病前后并无明显变化，发病之时亦无明显兼症，但病人体质类型的差异，可以提供诊断依据。如患者属阳虚体质，与他人同受风寒，而阳虚者病发头痛，此为阳虚复感外邪，证属虚实夹杂，此时治疗宜温阳散寒止痛。

（二）辨证辨体，把握先机

分析体质因素在疾病过程中的主导作用，可以预先判断疾病的发展趋势，为治疗争取时间。机体抗病能力大小，体内正气的强弱，是某种体质与某种致病因素互相抗争结果的一方面体现。若素日体质正常，气血阴阳平衡，则正气较盛，抗病能力较强。若素日体质表现为阴虚、阳虚等气血阴阳偏颇，则正气较弱，抗病能力不强。因此，体质状态对疾病的抵御能力与患者康复能力和预后有很大关系。《灵枢·论痛》云："人之病或同时而伤，或易已，或难已，其故何如？少俞曰：同时而伤，其身多热者易已，多寒者难已。"说明体质差异，导致了病性和转归的不同。平素体质正常，抗病能力较强，正气盛者，病易康复，"虽误治，未必先死"（吴又可《温疫论·妄投寒凉药论》）。但若素体阳虚，或阴虚，不能胜邪，则病多危重，"凡人大劳、大欲，及大病、久病后，气血两虚，阴阳并竭，名为四损。当此之际，忽又加疫，邪气虽轻，并为难治，以正气先亏，邪自内陷……"（《温疫论·四损不可正治》）。另外体质"素亏者易损，素实者易复"和"元气胜病为易治，病胜元气为难治"（《温疫论·四损不可正治》）。《温疫初起》篇更进一步指出："凡元气胜者毒易传化，元气薄者邪不易化，即不易传。设遇他病久亏，适又染疫能感不能化，安望其传？不传则邪不去，邪不去则病不瘳……"由此可见，体质偏颇的多少、正气的盛衰与疾病的转归是密切相关的。《灵枢·寿夭刚柔》还曰："必明乎立形定气，而后以临病人，决生死。"明确指出临证之时，首先确定形体的强弱，气分的盛衰，然后才能对疾病的预后作出判断。

禀赋较弱的患者，正气不足，抗病及自愈能力较弱，在感邪发病后，则因素日脏腑经络之虚损表现不同而出现不同的临床证候。在《温疫论·下后反痞》篇中，吴氏指出，凡素体脾虚，可导致邪气留恋而出现"痞满"之证。在《温疫论·药烦》篇中则指出，"中气素亏，不能胜药"者，若误服承气，易致"药烦"，出现"额上汗出，发根燥痒，邪火上炎，手足厥冷，甚则振战心烦，坐卧不安，如狂之状"的临床表现；《温疫论·虚烦似狂》篇告诫人们，若元气大虚而感受外邪，"因不胜其邪，元气不能

282

主持"，易出现"虚烦似狂"的危证，临床尤应注意。

第五节　中医生存质量量表的探讨

大量的中医临床实践和疗效评价研究，都报道了患者的生存质量对其疾病的发生，演变和调控均存在重要的作用和影响。近年来，将生存质量作为中医临床疗效评价体系的要素之一，已经形成共识。所以本节将重点探讨生存质量及其评价方法，并论述了以中医学理论为指导设计的中医生存质量量表的重要作用和价值。

一、生存质量评价的概况

生存质量评价已广泛应用于社会各领域，成为不可或缺的重要指标和评定工具。在医学领域 Cox 提出了四个方面的应用：①人群健康状况的测量。②资源利用的效益评价。③临床疗法及干预措施的比较。④治疗方法的选择与决策。后两条更重要，即用于药物疗效和治疗方案的评价和选择。通过对患者在不同疗法或措施中生存质量的测定和评价，为治疗与康复措施的比较提供新的结局指标。

二、生存质量量表的制定方法

根据测定的对象和目的不同，生存质量测定量表的构成略异，但一般均含条目（item）、方面（facet）和领域（domain）。方面由若干条目组成，领域由若干方面构成，量表由若干领域形成。可见量表的最小单位是条目，是不能再分割的最小构成单位。一个量表的好坏在很大程度上取决于条目的选择。广义而言，生存质量量表的制定方法是一个复杂的系统工程，包括从测定概念的确立及操作化定义、条目的形成及筛选、直到量表的考评及修订等过程中涉及的各种方法。但狭义而言，仅指明确制定概念并形成条目的方法，即从测量学原理出发，提出条目形成条目池的方法。从具体实施过程来说，最好采用结构化的决策方法来制定量表，即通过议题小组和选题小组又称核心工作组的交互方式来完成。

三、中医生存质量量表的必要性和作用

中医重视整体观念，其诊疗疾病的根本目的是从整体上对机体状态进行调整，从而解除病人的痛苦与不适，提高患者生存质量，恢复健康。中医诊察和治疗疾病的方法丰富多彩，诊治疾病过程中非常注意患者的主观感受（生存质量）即患者的各种痛苦和不适，注重考察自然、社会对人体的影响，这便是中医"天人相应""整体观念"的重要含义之一。它与现代生存质量采用多维评价（从生理、心理、社会等多个方面）、由患者填表来评价自己主观感受的方法相比较，内涵极为相似。

近几年，虽然中医药改善生存质量疗效的临床报道逐渐增多，但所采用的评价工

具即量表（问卷），多是直接采用国外生存质量问卷（经翻译），或经过国内专家改进的普适性量表，有的甚至不使用任何评价量表，单凭实验室指标和临床症状的改善，即判断其生存质量的改善，这显然是不科学的，其研究结果难以令人信服。生存质量测定的方法有多种，如量表测评（采用一般问卷或标准化量表）、访谈、信访等，评价尺度有数量估计法、配对比较法（A、B 状态）、图示类分级法、量表分类评分法等。而采用标准化量表（分类评分）测评是发展方向。目前较著名的生存质量量表多数出自欧美国家，由于东西方经济、文化、社会背景与价值观念的差异，国外引进的量表常要经过适当的改造，并经过预试和考评才能使用，而中、西医对疾病和健康的考察及认识方法不同，采用西医生存质量评价量表来直接评价中医药的疗效是否可行，目前尚无定论。

现在极为缺乏中医自己制定的具有中医特色的生存质量量表，很有必要根据自身的理论特点和临床优势，在遵循世界卫生组织（WHO）量表制定原则的基础上，采用现代生存质量量表制定方法来制定有中医特色的、可应用于中医药疗效评价的生存质量量表，以满足日益增加的中医临床与科研的迫切需求。另外，目前许多临床报道采用 WHO QOL、MOSSF－36、NHP 等普适性量表来评价上述疾病患者的生存质量，虽然这些量表具有能充分反映患者的生理、心理功能、社会关系、经济与环境条件等内容条目，但却没有能反映患者症状或特殊性不适等方面的内容，更谈不上有中医特色内容。而这些内容与患者的生存质量密切相关，是这类病人生存质量评价中不可缺少的内容。用普适性量表替代疾病专表的办法，或用西医量表评价中医药的疗效，只是没有恰当量表可用情况下的权宜之计。将其运用于临床，往往难以得到临床医生和患者的认可。

四、生存质量量表在中风病中医药疗效评价中应用

有学者借用国内、外量表学研究方法，根据量表的研究目标与原则，确立中风病生存质量的概念、维度内涵。其在广泛参考国内外较公认的、有较好信度、效度、反应度的量表条目的基础上，结合中医中风病的临床特征，筛选有关条目形成条目池；并确立问卷条目的问答形式、反应尺度及量表布局。通过专家评议与小范围预试、（正式）预试，对量表条目进行必要的处理，并采用一系列统计方法对量表预试结果进行全面分析，进一步精简和优化条目，从而形成中风病患者生存质量量表（QOLISP）。根据随机抽样、均衡、对照、重复等原则，严格遵照诊断标准、纳入标准，共收集中风病例 120 例（出血区、缺血区各 60 例），每一区内再分中药组和西药组（各 30 例），分别采用中医辨证治疗和西药治疗，28 天为 1 个疗程，治疗前后均用 QOLISP 进行生存质量测评（另有 1 次重复测量），并对部分患者进行 WHOQOL－BREF 或 SF－36 的测定。另外，尚采用 QOLISP 对 60 例健康的中老年人进行生存质量测评，以了解量表区分病人与健康人的能力。资料收集完后，采用统计软件对资料进行统计处理，并对量

表的可行性、效度、信度、反应度等进行考评。

总之，采用中医自己制定的生存质量疾病专用量表，不仅可以弥补目前临床疗效判断指标或传统结局指标的不足，从多维角度充分反映患者生理、心理功能、精神状态、社会关系、经济与环境条件；同时，可比普适性量表更加客观真实地反映患者疾病、证候、治疗满意性等有关内容，既符合 WHO 关于生存质量内容评价标准，又符合临床实际情况，尤其是采用标准化的生存质量量表来评价难治性疾病的临床疗效，更有利于突显中医药治疗这类疾病的临床疗效优势，体现中医理论特点，符合中医临床治疗宗旨。因此，将生存质量评价方法引入中医药临床疗效评价中是可行的、有益的，而采用规范的程序和科学的方法来制定中医的生存质量量表则是其中关键而重要的工作，十分必要，可为中医药的临床疗效评价提供新的手段和工具，从而推动中医药的发展。

第六节　构建中医临床疗效评价体系

一、体系概念与构成

中医临床疗效评价体系是对中医临床辨证论治效果进行科学、准确评估的一个工作平台，可提供根据规范的中医病证分类，制订的相应病证诊断和疗效评价标准，并提供建立这些标准的方法和程序；同时，在进行中医临床疗效评价时，其系统软件又具有信息处理的功能，可辅助完成中医病证疗效评价工作，并给出评价结果分析报告。即是一个具有中医药学相关知识库和知识处理工具的智能临床疗效评价系统。

二、中医临床疗效评价模型方法

证候信息学所创建的证候的标准化、证候的分布规律、证候的演变规律和证候的调控规律等研究思路和方法，为构建中医临床疗效评价体系提供了技术支撑和基础。通过对被研究对象的临床病证的演变曲线与相应标准曲线的拟合度的综合分析比较，进行中医临床病证疗效分析和判断，完成中医临床疗效的科学、动态评价。

现代实验科学研究中被广为使用的标准曲线拟合法，以实测曲线与标准曲线拟合优度综合分析来评判它们的相关性等是中医临床疗效评价方法学依据。通过证候演变规律的研究建立标准状态曲线和证候调控规律的研究确证干预方法与影响因素是应用这种方法实现中医临床疗效动态评价的技术关键。

（一）状态曲线体系的构成

中医病证的演变曲线（简称状态曲线）体系，采用三维结构，"X"轴示"证"的演变时间；"Y"轴示状态失衡度；"Z"轴示"疾病"序列。其中，状态失衡度由证候失衡度、体质失衡度和生存质量失衡度三个要素按一定的算法所确定，

其计算公式为：$Y = K_1Y_1 + K_2Y_2 + K_3Y_3$

式中，Y 为状态失衡度；Y_1 为证候失衡度；Y_2 为体质失衡度；Y_3 为生存质量失衡度，基于三要素的多因素，非线性特征，对"Yi"即失衡度的定量评定便成为一个极其复杂的过程，将在 2.5 失衡定量评价的方法学一节中进行探讨，临床上目前采用的最简单方法是采用专家分级定量的方法，即可由临床专家根据经验，制订判别患者偏离正常状态（轻重、强弱、好坏等）的程度分级量化标准。也可采用其他计量统计分析方法，如德尔菲法、量表评测、多元回归等方法，通过分析统计（计算）最终确定三要素偏离正常状态的程度（"失衡度"）等级或相对量值。

"K"为"失衡指数"，三要素的"失衡指数"之和，即 $\sum K = |\,K_1 + K_2 + K_3\,| = 1$。

每一个要素的"失衡指数"，应根据不同的疾病和不同的外环境因素由专家或其他综合分析统计方法来确定，并在实际应用过程中不断加以修正。当根据中医理论判断该病证的病性为阳、热、实，则"失衡指数 K"为正值，状态曲线（阳线）处于第一象限；若为阴、寒、虚，则"失衡指数 K"为负值，状态曲线（阴线）处于第二象限（图 16－1）。

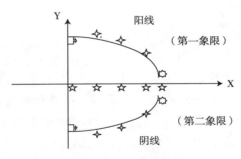

图 16－1　标准曲线示意图

（二）状态演变曲线生成方法

1. 确定所研究"疾病"，并给该疾病编排序号，即确定该疾病在状态曲线体系中的"Z"轴坐标位置。

2. 将所研究疾病的中医药治疗的病例，按"同质性"条件分组，在同一组内的患者，应是具有相同证候诊断、相同体质和生存质量，即处于相同疾病原态（原始状态），再依据事前制定的"证候、体质和生存质量"三个要素的"失衡度"评判标准和"失衡指数"标准，按上述公式的算法，计算出该组患者的病态偏离正常的程度，即确定该疾病在状态曲线体系中的"Y"轴坐标位置。

3. 按所研究疾病的每一个病例的证候演变特征，即状态变化时点，为该疾病在状态曲线体系中的"X"轴坐标位置。也可以专家经验决定采样时间周期，作为该疾病在状态曲线体系中的"X"轴坐标位置。

4. 按第一方案所研究疾病的治疗周期，将每一个病例的证的状态点（X、Y）连接成线，该曲线可表示该患者证候演变的轨迹。组内 N 个患者依据本方法，可在体系中生成 N 条证候演变的状态曲线。

（三）标准曲线系统生成

所谓标准曲线，是对所研究疾病的一个同质性群体的证候演变规律的计量描述，在中医药治疗条件下所获得的证候演变规律曲线，可反映疾病状态的转归情况和态势，可作为其疗效动态评价的标准。通过采用形态学描述、数学计算等方法，对前述 N 条证候演变的状态曲线的规律性总结，可获得该病证的一个同质性群体的标准状态曲线，所有同质性群体的标准状态曲线构成了所研究病证的标准状态曲线系统，可作为对中医临床疗效进行全面动态评价的工具和标准系统。这是生成中医病证疗效判断标准曲线的基本方法之一。

第二种方法是以与病程相关的"金指标"值，为该疾病在状态曲线体系中的"X"轴坐标的相对位置，展开同时点群体状态数据，获得该病证的演变趋势，确证其规律性。具体方法是：首先按所研究疾病的"金指标"值，确定每一个病例的病证状态点（X，Y），和在每一"金指标"分段值区间内，确定其标准（病例高度集中的）状态点位置（X，Y），再将每一标准状态点连接成线，该曲线可表示该病证的基本演变轨迹，也可作为该中医病证疗效判断的标准曲线。

（四）状态曲线参数说明

曲线象限：表示状态（证）的"阴阳、寒热、虚实"属性之分。

演变的方向：顺向（$Yt1 - Yt2 > 0$，好转）、逆向（$Yt1 - Yt2 < 0$，恶化）

演变的时段："A 状态"演变到"B 状态"所需的时间，$\triangle T = t1 - t2$。

演变的周期：完成整个动态演变过程所需的时间。

演变的速率：$V = dl/dt$

演变的斜率：$a = dV/dt$

演变的轨迹（包络线形态）

曲线积分（面积）

（五）失衡定量评价的方法学探讨

中医学将疾病视为一个巨复杂的病证状态体系，其复杂性体现在它的多元化、动态性和构成要素间的非线性关联关系，并以"状态"的失衡作为疾病发生的原因和标志，失衡的程度将影响疾病的演变和调控，所以我们引入"状态失衡度"概念，并将其作为状态曲线体系的要素。正因为"证候""体质"和"生存质量"自身的多因素、非线性特征，它们在影响同一个疾病的过程中相互间的关系也是极其微妙的，因此它们对人体"状态失衡"的影响的评测将是一个十分复杂的过程，对上述三要素（三个复杂系统）的"失衡度"的准确计算，将决定状态曲线体系的科学性和实用性。是一个构建中医疗效评价体系亟待解决的关键技术问题。

这个问题涉及生命科学、数学、物理、化学和计算机科学等多个学科知识，在方法学领域，就一个多因素、非线性的复杂生命系统问题至今还处于探索性研究阶段，归纳起来，其一，构建体系模型，并通过复杂的数学演算，来实现对体系的精确描述、评价和控制。如当今人工智能领域所采用的知识发现，数据挖掘的模型方法，其二，基于该类问题的复杂性和人们认知的缺失，暂时无法实现对问题的精确计算，则采取数理统计分析的方法，如各种统计学方法，对问题进行定性的描述和评价。其三，依靠专家，通过大量实践经验的总结，对问题进行描述和评价，如德尔菲法。

对生命体系中的证候、体质和生存质量等三个非线性复杂系统对人体平衡状态的作用和影响的评价方法，根据中医学术发展和其临床实践的现状，笔者认为，当前直接构建模型采用数学方法精确评价的条件和基础还不成熟，实施难度很大，他的问题不在于数学模型方法，而是中医学本身。所以在本章的中医临床疗效评价方法中，我们建议采用后两种方法来评价证候、体质和生存质量对人体平衡态的作用，确定各自的失衡度，以便构建中医临床疗效评价体系，实现对中医临床疗效的科学评价。

附：

一、各因素权重的确定

评价中涉及因素很多，各个因素在评价中表现重要程度不同，也就是说各个因素在评价过程中的"权重分配"也不相同。权重无论采用什么方法确定都将在评价中起着很重要的作用，它直接关系到评价的准确性和客观性。在评价中采用的方法主要有专家评定法、统计映射法和九标度层次分析法。

专家评定法是一种古典求权方法，由于该方法简便、容易操作，所以目前采用此方法仍较多。

统计映射法实质上是一种特殊的专家评定求权方法，它建立在大量调查各方面专家意见的基础上，进行统计归纳，再用映射的方法获取各专题在综合分类中的权重数量值。具体步骤是：首先把参与分类的各因子列成表格邮寄给全国（全系统）有关专家学者进行其重要性顺序调查，然后根据反馈调查信息进行统计分类归纳，采用百分比形成表示（实质上是同一专题的归一化处理）。

九标度层次分析法是多因子数据分类中目前采用较多的一种方法。该方法是把各个因子两两相互比较（包括因子自身比较），按比较重要性大小在一个九标度表进行仿数量化，各因子数量值构成一个"构造判断矩阵"，该矩阵在一致性检验后，其最大特征值向量为对应各专题因子的权重向量。该方法可明显看出数学性强，因而得到普遍的应用。但突出的缺点是当专题因子甚多，两两比较时难以掌握九标度表中的具体数值，因而构成的判断矩阵所求得最大特征值也有人为的因素。

德尔菲法本质上是一种反馈匿名函询法。其做法是，在对所要预测的问题征得专家的意见之后，进行整理、归纳、统计，再匿名反馈给各专家，再次征求意见，再集中，再反馈，直至得到稳定的意见。其过程可简单图示如下：

匿名征求专家意见——归纳、统计——匿名反馈——归纳、统计……若干轮后，停止。

总之，它是一种利用函询形式的集体匿名思想交流过程。它有区别于其他专家预测方法的三个明显的特点。它们是：匿名性、多次反馈、小组的统计回答。

二、层次分析法模型

层次分析法（AnalyticalHierarchyProceF，AHP），是美国运筹学家 A. L. Saaty 于 20 世纪 70 年代提出的一种多层次权重分析决策方法。其特点是具有高度的逻辑性、系统性、简洁性和实用性。

AHP 法的基本原理，是把所研究的复杂问题看作一个系统，通过对系统的多个因素的分析，划分出各因素间相互联系的有序层次；再请专家对每一层次的因素进行客观的判断后，相应地给出相对重要性的定量表示，进而建立数学模型，计算出每一层次全部因素的相对重要性的权值，并加以排序，最后根据排序结果进行对系统的评价和选择解决问题的措施。

层次分析方法的基本过程，大体可以分为六个基本步骤：

1. 明确问题 弄清问题的范围，所包含的因素，各因素之间的关系等，掌握充分的信息。

2. 建立层次结构 将问题所含的因素进行分组，把每一组作为一个层次，按照最高层次，若干中间层次，以及最低层次的形式排列起来。

3. 构造判断矩阵 这是 AHP 方法的关键步骤。判断矩阵表示针对上一层次的某元素而言，评定该层次中各有关元素相对重要性的状况。有两种法：一是同一层次中的两两元素进行比较；二是专家直接给出权重。

4. 层次单排序 其目的是对于上一层次中的某元素而言，确定本层次与之有关的元素重要性权重值。其计算任务可以归纳为计算判断矩阵特征根和特征向量问题，即对于判断矩阵 B，计算满足 BW 二入 maxW 的特征根和特征向量。

5. 层次总排序 利用同一层次中所有层次单排序的结果，就可以计算针对上一层次而言的本层次所有元素的重要性权重值，这就是层次总排序。根据总排序的结果，就可确定所要研究问题的位次，从而确定研究的评价结果状况。

主要参考文献

[1] 李翰旻，毛树松．中医证候信息学概论．中华中医学学刊，2008，26（7）：1374－1377．

[2] 杨玲，程兰，姚怀国．数据仓库与数据库结合构建中医证候信息系统．医学信息，2008，21（6）：769－772．

[3] 张王奉，曹洪欣．证候信息基本特征．江苏中医药，2007，39（7）：51－53．

[4] 杜武勋，朱明丹，姜民，等．生物系统指导下的中医证候实质研究及其问题．中国中西医结合杂志，2011，31（3）：419－423．

[5] 孙静云，顾赛红，周仲瑛，等．"证"的研究中几个重要问题的反思与展望．中医杂志，2014，55（14）：1171－1175．

[6] 李亚果，张海燕，刘飒，等．转录组学在中医证候中的研究进展．中国中医药现代远程教育，2016，14（22）：143－145．

[7] 洪名超，毛竹君．蛋白质组学在中医证候学领域的研究．医学信息，2014（15）：650－650．

[8] 余王琴，郑小伟．基于代谢组学的中医证候研究．中医学报，2014，29（5）：673－677．

[9] 中医现代化科技发展战略研究课题组．现代中医信息技术的应用研究．世界科学技术——中药现代化，2001，3（6）：50－53．

[10] 徐玮斐，刘国萍，王忆勤，等．近5年中医证候诊断客观化研究述评．中医杂志，2016，57（5）：442－445．

[11] 朱洁华，阮邦志，励俊雄，等．舌诊客观化研究的一种图像处理方法．中国生物医学工程学报，2001，20（2）：132－137．

[12] 汤仁智，潘新，唐为勇．认识中医病证发生发展规律是辨证论治理论的升华．上海中医药杂志，2001，35（4）：6－7．

[13] 李晓玲．数据挖掘分类方法在中医证候研究中的运用探析．中医研究，2015，28（10）：1－4．

[14] 谭子虎，陈丽珠．基于古今医案数据挖掘的痉病中医证候分布特点研究．江苏中医药，2016，48（4）：65－67．

[15] 于彤，杨硕，贾李蓉，等．面向中医证候学研究的知识服务系统研发．中国医学创新，2014（21）：120－123．

[16] 孙喜灵，郑秋生，王振华，等．关于中医证候动态演化规律的关键科学问题研究．世界科学技术——中医药现代化，2014，16（9）：2042－2046．

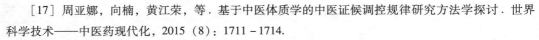

［17］周亚娜，向楠，黄江荣，等．基于中医体质学的中医证候调控规律研究方法学探讨．世界科学技术——中医药现代化，2015（8）：1711－1714.

［18］李沛，潘富伟．骨质疏松症中医证候分布规律及相关性研究进展．中国骨质疏松杂志，2014（1）：110－114.

［19］王俊文，赵英凯，王琦，等．中医个体化诊疗疗效评价现状、方法与思路．世界科学技术——中医药现代化，2016，18（1）：7－10.

［20］罗守江．生存质量疗效评价在中医肿瘤研究中的应用．临床医学研究与实践，2016，1（11）：92－92.

［21］董超，赵进喜．中医药临床疗效评价的研究进展．环球中医药，2016，9（1）：110－115.

［22］艾艳珂，文天才，何丽云，等．单个病例数据 Meta 分析在中医药疗效评价中应用的思考．环球中医药，2015，8（2）：190－194.

［23］高武霖，戴国华，史晓静，等．基于数学模型的中医临床疗效评价终点指标构建．中医杂志，2016，57（20）：1746－1749.

［24］王梅，王建华，张抗，等．中医药疗效评价队列研究的方法学质量评价．中医杂志，2016，57（16）：1379－1383.

［25］杨亚龙．中医药临床疗效评价若干关键环节的思考．中国处方药，2016，14（12）：109－110.

［26］林雪娟，朱龙，杨敏，等．中医药临床疗效评价参数及其分类．中医杂志，2016，57（2）：91－95.

［27］常凯，王茂，马红敏，等．中医药标准体系表研究．中医杂志，2014，55（2）：95－98.

［28］王永炎．加强中医药标准化建设的思考和建议．ChinaStandardization，2015（4）：50－53.

［29］李振吉，徐春波，包文虎，等．新时期中医药国际标准化的工作思路与任务．世界中医药，2016，11（9）：1683－1688.